临床护士礼仪及护患沟通技巧

徐 玲 等/主编

吉林科学技术出版社

图书在版编目（CIP）数据

临床护士礼仪及护患沟通技巧 / 徐玲等主编. -- 长春：吉林科学技术出版社，2020.10

ISBN 978-7-5578-7854-2

Ⅰ. ①临… Ⅱ. ①徐… Ⅲ. ①护士－礼仪②护士－人际关系学 Ⅳ. ①R192.6

中国版本图书馆CIP数据核字(2020)第213720号

临床护士礼仪及护患沟通技巧
LINCHUANG HUSHI LIYI JI HUHUAN GOUTONG JIQIAO

主　　编　　徐　玲　等
出 版 人　　宛　霞
责任编辑　　王聪会　穆思蒙
幅面尺寸　　185 mm×260 mm
字　　数　　336千字
印　　张　　17.25
印　　数　　1-1500
版　　次　　2020年10月第1版
印　　次　　2021年5月第2次印刷
出　　版　　吉林科学技术出版社
发　　行　　吉林科学技术出版社
地　　址　　长春市福祉大路5788号出版大厦A座
邮　　编　　130118
发行部电话/传真　　0431-81629529　81629530　81629531
　　　　　　　　　　　81629532　81629533　81629534
储运部电话　　0431-86059116
编辑部电话　　0431-81629517
印　　刷　　保定市铭泰达印刷有限公司
书　　号　　ISBN 978-7-5578-7854-2
定　　价　　65.00元

主编简介

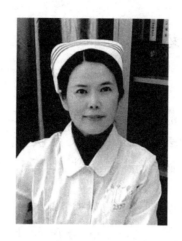

　　徐玲，女，1970年出生，硕士研究生学历，副主任护师。1990年参加工作，历任泰安中心医院重症医学科护士、呼吸重症科护士长、护理部副主任。

　　山东首届护理产业委员会副主任委员；山东省脑血管病防治协会脑血管病护理专业委员会第一届委员会副主任委员；山东省护理学会第四届护理管理专业委员会委员；山东护理学会第六届内科护理专业委员会委员；山东第一医科大学兼职副教授；中国整形美容协会护理分会第一届理事会理事。曾发表中华系列文章2篇，国家级以上文章6篇，参与省级科研1项，市级科研2项，参编著作5部。

编 委 会

前　言

现代社会科学技术发展日新月异,医学得到了巨大的发展,各种疑难杂症逐渐被攻克,新药物、新技术层出不穷,医学工作的内涵远远超出了疾病医学的范畴。护理工作主要是与患者及有关人群交往并为其健康服务。除了需要丰富的科学知识和实践积累,还需要具备丰富的人文知识与素养,其中包括很重要的两个方面:礼仪素养和沟通技巧。医患沟通和护患沟通的水平直接或间接地关联医学服务质量、效率和效益,影响到社会的文明与和谐。

本书以护理礼仪及沟通作为两大主线,分别阐述了护士仪容仪态礼仪、工作礼仪、应聘礼仪、日常社交礼仪、护理工作中的沟通礼仪、语言沟通以及非语言沟通等相关内容,并重点阐述了护患沟通的基本原理、技巧及护患冲突的防范。本书内容丰富、语言简练、层次分明、条理清晰,理论和实践紧密结合,着重体现护理服务的职业化及规范性,以提高护理工作人员的职业能力与职业素养。

护理礼仪与人际沟通的能力绝非一朝一夕之功,还需要广大医学工作者共同努力!由于编写时间紧促,知识水平有限,难免存在疏漏和不足之处,恳请各位读者给予批评指正,以便进一步修改完善。

目　录

第一章 总 论

第一节 礼仪概述

随着社会的发展和人类文明的不断进步,礼仪规范对人们生活的影响也越来越大,礼仪规范的要求遍及各行各业,尤其是在服务行业中已经把礼仪培训制定为岗前培训的最基本内容之一。随着现代社会科学技术不断进步,医疗手段不断提升,人类对健康的需求也日益提高,在作为特殊服务行业的医疗卫生体系当中,医务人员良好的职业礼仪素养对于满足人类健康需求及提高行业服务质量起着相当重要的作用。因此,在当前的高等医学教育中,培养医务人员礼仪的相关课程,已成为不可缺少的重要内容。

一、礼仪发展简介

礼仪是在人类历史发展的进程中逐渐形成并积淀下来的一种文化现象。它既是人类文化的组成部分,又是人类进步及文明提升的表现形式之一;它既可以真实反映一个国家、一个民族的社会风气,又可以用以衡量每个社会成员的道德水平。作为一个历史悠久的文明古国,中国素以"礼仪之邦"的美誉著称于世,中华民族重礼仪、守礼法的优秀特质在人们之间代代传承。随着社会的不断发展,文明的不断进步,礼仪也逐渐增添了新的规范及内涵。

(一)礼仪的起源

礼仪是由习俗演变而来的。自从有了人类的活动便有了习俗,故礼仪起源于原始社会。随着社会的发展,礼仪的内涵不断获得充实和丰富。

"礼"字最早是由甲骨文中的"禮"字演化而来的,其含义是指供奉神灵的仪式。在原始社会,生产力水平极其低下,人类认识世界的能力极为有限,对于风雨、雷电、洪水、干旱、瘟疫等自然现象并不能做出合理和科学的解释,于是便将这些现象视为崇拜和敬畏的对象。每当遭遇以上灾难时,人们就会举行一系列祭祀、供神、宗教、顶礼膜拜的活动。宗教礼仪便伴随着这些活动应运而生。当时,人类以群居形式生存,同一部族成员共同采集、狩猎、饮食,在这些活动中逐渐形成了一些惯性语言和动作,日积月累之后便成为了人们日常劳动和生活方面的礼仪;而不同的部族之间,为了达到某种目的而进行交往的过程中,为求得彼此间的信任、谅解和协作而经常使用的语言、动作等便逐渐形成了人们的对外交往礼仪。例如"握手"礼仪的起源:在远古时代,人类以打猎为生,人们经常会在手中拿着石块或者利器,每当在路上相遇,为了表示自己对对方的友好和信任,便会主动丢掉手中的石块或利器,伸出并张开双手让对方触摸、检查。此外,婚姻的产生及其形态发展,逐渐形成了现代的婚姻礼仪;等级关系的出现,又引发了以后的政治礼仪。

总之,与现代社会相比较,原始社会当中人类的生活相对简单,由此而产生的礼仪亦相对单纯,但正是这些单纯的礼仪萌芽,逐渐生长、壮大,形成了影响人类几千年的礼制礼俗。

(二)礼仪的历史演变

礼仪是随着人类的出现而出现的,同样,它也是随着人类社会的进步而不断发展和演变的。纵观人类历史发展,我国礼仪可分为以下四个阶段,在不同阶段,有其不同的发展特点和意义。

1.原始社会时期(公元前21世纪以前)是礼仪的起源时期

在夏朝出现以前,大约旧石器时代(即原始社会的中、晚期)出现了礼仪的萌芽。据有关材料显示,原始社会已经形成了具有很大影响的礼仪规范。它的特点是比较简单,还不具有阶级性。主要体现在宗教、婚姻等礼仪的雏形,如一些祭天敬神的祭祀仪式、一些原始的婚嫁仪式等,其中敬畏天神形成的礼仪是最早的原始礼仪。

2.奴隶社会时期(公元前21世纪—公元前771年)是礼仪的形成时期

随着夏、商和西周3个朝代的出现,人类社会进入奴隶社会,统治阶级为了维护自身利益,制定了一系列国家礼仪制度,用于约束被统治阶级的行为,从而进一步巩固自身的统治地位。此时,礼仪则由原始社会以宗教礼仪为主的礼仪形式发展成为一套为统治阶级服务的伦理道德观念。奴隶社会的礼,主题就是政治体制,即刑典法律。正是所谓的"礼,国之大柄也"。中国历史上记载最早"礼"的文字材料,出现在我国古代礼仪最具有代表性的西周时代,是由周公主持制定的论礼专著《周礼》,此专著比较完整地记载了当时统治阶级的礼仪制度以及生活方式,形成了我国奴隶社会最早偏重于政治制度的礼制。

3.奴隶社会向封建社会的转型期(公元前771年—公元前221年)是礼仪的变革时期

公元前771年左右,即春秋战国时期,作为奴隶社会向封建社会的转型期,社会经历了深刻的变革。此间,学术界呈现了百家争鸣的空前盛况,以孔子、孟子、荀子等为代表的儒家学派思想家系统地从理论上阐述了礼的起源、本质与功能,发展和革新了礼仪理论。

孔子作为儒家学派的创始人，提出"不学礼，无以立""质胜文则野，文胜质则史。文质彬彬，然后君子"（意即质朴胜过了文饰就会粗野，文饰胜过了质朴就会虚浮，质朴和文饰比例恰当，然后才可以成为君子）。他主张礼是衡量人们言行的基本准则，是治国安邦、平定天下的基本法度，要求人们用道德规范约束自己的行为，做到"非礼勿视，非礼勿听，非礼勿言，非礼勿动"。

孟子继承和发展了孔子的"礼治"，提出"仁政"，主张"以德服人""舍生取义"，讲究"修身"和培养"浩然正气"。孟子认为"恭敬之心，礼也"，即把"礼"看作是对尊长和宾客严肃而有礼，认为恭敬、辞让礼节是人类与生俱来的。他认为人要达到礼的标准，最根本的问题是主观反省自己，最大限度降低自己的各种欲望。

荀子主张"隆礼""重法"，他更倾向于建立新的封建等级制度。他认为"礼"的核心内容就是区别人的贵贱、长幼、贫富诸如此类的等级，提出礼法并用，更进一步指出了礼仪在治国安邦中的重要性，强调"人无礼则不生，事无礼则不成，国无礼则不宁"。他还提出"礼者，人道之极也"，表明了他将"礼"视为做人的最高理想，作为人生哲学的核心思想。

以孔子、孟子和荀子为代表，在历史上第一次全面而深刻地阐述了社会等级秩序的划分及意义，以及与之相适应的礼仪规范和道德义务。

在这一阶段出现了两部礼学著作——《仪礼》和《礼记》。《仪礼》简称《礼》，又称《礼经》，是出现于春秋战国时期的礼制汇编，主要偏重记载人们的行为规范。《礼记》则是由孔子的弟子等人撰写，以各阶层的生活习惯、教育原理、儒家政治、伦理等为主要内容，偏重对礼各分支做理论说明的珍贵史料。《仪礼》和《礼记》与西周时期的《周礼》并称为"三礼"，这"三礼"的出现，标志着中国古代礼仪进入了一个成熟时期。

4.封建社会时期（公元前 221 年—公元 1911 年）是礼仪的强化时期

封建社会的礼仪正式形成于秦汉时期，在其后的历朝历代均有不同程度的发展，特别是进入唐朝，封建社会礼仪得到进一步强化。封建社会长达 2000 多年，完成了历史上礼仪由奴隶社会礼制阶段向礼仪成熟阶段的转变。在这一时期，礼仪一直是维护封建社会等级制度秩序的工具，一直为统治阶级掌管、利用。

西汉时期著名的儒学大师董仲舒是形成封建礼仪的典型代表。他主张人与人之间的交往应该遵从"三纲五常"，"三纲"即君为臣纲、父为子纲、夫为妻纲，"五常"为仁、义、礼、智、信。他还提出"父慈子孝、夫唱妇随、兄友弟恭"等一系列道德规则，成为当时约束人们行为、维护封建统治的强有力的武器。董仲舒学说一直被人们视为日常行为的礼仪准则。

唐代社会极大繁荣，礼仪也有所改革和发展，但仍以沿袭旧礼为主。

宋代"程朱理学"兴盛，使得该朝代成为了封建社会礼仪的盛行阶段，素有"揭礼"之称。对女性提出了著名的"三从四德","三从"即在家从父、出嫁从夫、夫死从子;"四德"即:"妇德"——一切言行都要遵从忠、孝、节、义,"妇言"——说话要小心谨慎,"妇容"——容貌打扮要美观整齐,"妇功"——要把侍奉公婆和丈夫作为最重要的事情来做。

清代的《弟子规》当中也有很多关于言行有礼的要求。例如:关于尊敬长者——或饮食,或走坐,长者先,幼者后;关于注重仪表——冠必正,纽必结,袜与履,俱紧切;关于仪态端庄——步从容,立端正,揖深圆,拜恭敬;关于节制饮酒——年方少,勿饮酒,饮酒醉,最为丑;关于礼貌用语——刻薄语,秽污词,市井气,切戒之。

总之,封建社会礼教被刻上了严格等级制度的烙印,在一定程度上束缚了人的思想,甚至是阻碍了社会的进步,但对于礼仪的认识和作用又包含着积极的成分,同时为以后礼仪的进一步发展奠定了一定的基础。

5.现代礼仪发展时期(公元1911年至今)是礼仪的进一步发展和成熟时期

随着西方列强的入侵,中国沦为半殖民地半封建社会,此时,中国礼仪受到西方资本主义道德观影响,形成了礼仪道德观的大杂烩。直到辛亥革命一声炮响,人们受西方资产阶级"自由、平等、民主、博爱"思潮的影响,开始移风易俗,破旧立新,普及教育等,正式拉开了现代礼仪的帷幕。五四运动吹响了反帝反封建的号角,对维护尊卑、跪拜、缠足等传统礼仪进行了猛烈的抨击,特别是新文化运动的兴起,直接成为了现代礼仪产生的条件。符合时代要求的礼仪不断被完善、继承与流传,繁文缛节的封建社会糟粕被彻底摒弃,同时一些国际上通用的礼仪形式逐渐被人们所接受与使用。

1949年新中国的成立,人民当家做了主人。在社会主义国家形成了新型的人际关系,人人平等,彼此互相尊重、互相关心,礼仪不再是等级制度的体现,更不是统治阶级统治的工具,而成为了体现平等,维护社会秩序、和谐的行为规范,是社会主义精神文明的重要组成部分。从此,中国礼仪进入了一个崭新的历史时期。

现代礼仪通常被人们认为是国家政府机构或社会团体在正式活动中所采取的一系列行为规范。任何国家的礼仪、礼节均与本国的社会制度、民俗民风、文化背景以及社会精神文明、物质文明的程度密切相关。社会主义制度下的礼仪、礼节属于道德范畴,是社会主义公共道德的重要组成部分。

随着人类的不断进步,社会的不断发展,特别是人类生产方式和生活方式的不断变革,人们的思想也会随之不断更新和变化,礼仪、礼节也随之更加丰富,将更加有效地约束人的行为、言行,成为社会进步不可缺少的动力之一。

二、礼仪的基本含义和特征

中国作为历史悠久的"礼仪"之邦，自古以来就将"礼仪"作为典章制度和道德教化来使用。然而，最早人们将"礼仪"视为"礼"和"仪"两个词分开来理解。在古代文献记录中，"礼"有三等含义：第一，特指等级制度及与之匹配的有关礼节；第二，尊敬和礼貌；第三，专指礼物。"仪"在古代文献记载中也有三层含义：第一，特指人的容貌和外表；第二，特指礼节和仪式；第三，指准则和法度。据文献记载，最早将"礼"和"仪"联合起来使用是在《诗经·小雅·楚辞》一书中。该书将"礼仪"解释为"为宾为客，献酬交错，礼仪卒度"。中国古代从本质上讲礼仪就是道德教化，它不仅仅指礼貌、礼节、仪表、仪式等外在表面形式，更主要指道德的内涵。

（一）礼仪的基本含义

1."礼"和"仪"的基本含义

（1）"礼"的含义：古人云："礼者敬人也"。可见，礼是表示敬意的通称，表示尊敬的言语或动作，是人们在长期的生活实践中由于风俗习惯而形成的大家共同遵守的规范仪式。其本质是"诚"，有敬重、友好、谦恭、关心体贴他人之意。具体包括：①表示人际交往中相互尊重、亲善友好的言语或行为，如尊称、鞠躬等；②社会生活中约定俗成的生活习惯或大家共同遵守的仪式等，如典礼、阅兵式等；③社会生活中某些行为规范或道德规范，如行为准则等；④指礼物，如生日礼物等。

（2）"仪"的含义：①法度、准则。②仪式、程序等。③典范、表率等。④容貌、风度、气质等。⑤礼物。

"礼仪"的含义在"礼"和"仪"的基础上，研究者从不同的领域提出了不同的看法。从伦理道德角度，礼仪被认为是为人处世的行为规范；从个人修养角度，礼仪是一个人的内在修养和素质的外在表现；从美学的角度理解，礼仪则是一种形式美的表现；从公共关系学看，礼仪是一种交往的艺术，沟通的技巧；以法制的观点看，礼仪乃治国安邦之大法，从某种意义上说，在维护社会秩序方面，礼仪起着法律所起不到的作用；对社会来讲，礼仪是精神文明建设的重要组成部分，是社会的文明程度、道德风尚和生活习俗的反映；从内容上讲，礼仪是由主体、客体、媒体和环境四项基本要素构成。如在临床护理工作中礼仪的主体为护士；礼仪的客体即礼仪活动的指向者和承受者，包括患者、患者家属及相关亚健康人群；礼仪的媒体，即礼仪活动所依托的媒介，包括语言、行为、事件等；礼仪的环境，即礼仪活动得以进行的特定时间、空间条件，包括自然环境与社会环境。

总之，"礼仪"是人类社会生活中，在语言、行为方面的一种约定俗成的符合"礼"的精神，要求每个社会成员共同遵守的以"律己敬人"为核心的完整的行为准则或规范，是人类文明、进步的反映，同时也是一个社会、组织、个人形象的反映。

2.礼仪外在表现形式相关概念

礼仪具体表现为：礼貌、礼节、仪表、仪式等。

(1)礼貌：是人们交往时相互表示谦虚恭敬和友好的言行规范，指人们在语言、动作、表情乃至仪表、仪态等方面对他人表示谦虚、恭敬、友好的表现。它侧重于表现人的品质与素养，体现了时代的风尚与道德水准，体现了人们的文化层次和文明程度。礼貌是待人接物时的外在表现，它通过言谈、表情、姿势等来表示对人的尊重，可分为礼貌行为和礼貌语言。

(2)礼节：礼节是人们在日常生活中，特别是在交际场合相互表示尊重、友好、问候、祝颂、感谢、哀悼、慰问等给予必要的协助与照料的惯用形式，是礼貌在仪表、仪容、仪态及语言、行为等方面的具体要求，如鞠躬、握手、感谢信、致敬电、鸣礼炮、献花圈等。

(3)仪表：仪表指人的外表，主要包括一个人的容貌、体态、服装服饰以及个人卫生等内容，在一定程度上反映一个人的修养、性格等特征，是一个人内在素质的外在表现。

(4)仪式：仪式是指在一定场合，为了表示对对方的尊重、敬意、友好而举行的专门的程序化活动。

3.礼仪的主要内容

礼仪涉及社会生活的方方面面，表现为多种不同的外在形式，其基本内容主要包括以下几个方面。

(1)礼仪常识：包括礼仪的发展历史，礼仪的概念、涵义、原则、特点、内容等。

(2)礼仪修养：主要指人们按照一定的礼仪规范要求，结合自身特点，在礼仪品质、意识等方面所进行的自我培养、自我改造。其内容包括：礼仪修养的涵义、特征及方法，同时还包括礼仪修养与道德、美学等学科的关系等。

(3)个人礼仪：是一个人待人接物、言谈、举止、仪表等方面的具体规定，是社会个体行为规范及待人处事的准则，是个体文明行为的道德规范和标准，也是一个人文化素养、教养、品质的外在表现形式。总之，个人礼仪的内容包括个体仪表及仪容礼仪、言语礼仪、行为礼仪等。

(4)家庭礼仪：是指为了维持家庭幸福，各家庭成员在长期的家庭生活中用于沟通思想、传递信息、联络感情的行为准则和礼节的总称。家庭礼仪以血缘关系为纽带，以相互关心、相互扶持为原则，以建立和谐愉快的家庭关系为目的。主要用于父母、子女、夫妻和兄妹等关系之间。具体包括：家庭称呼礼仪、待客礼仪、家庭成员间沟通礼仪等。

(5)交际礼仪：是人们从家庭走向社会与他人发生交往时的礼仪，也是人们相互沟通时彼此必须遵循和掌握的礼节、礼貌。其目的是调节和增进人与人之间感情和关系,以确保人际交往的顺利进行。包括:握手礼仪、介绍礼仪、递接名片礼仪、餐饮礼仪等。

(6)公共礼仪:是指在公共场所个体在与人交往过程中应该遵从的礼仪规范。它是个人礼仪修养的真实写照,是一个人礼仪修养外在表现形式的主要内容,同时也是一个国家国民利益、文明程度的反映。包括:乘车礼仪、公共场所礼仪等。

(7)职业礼仪:又称为行业礼仪,是指专业人员在职业场所中,从事一定职业活动时应该遵从的行业礼仪规范。如服务礼仪、公务礼仪和商务礼仪等均属于职业礼仪。护理礼仪也是属于职业礼仪范畴,是护理人员在护理工作中为了取得最佳的护理效果,而应该遵从的包括仪表、姿态、仪容、语言等方面的规范和要求。

(8)服务礼仪:是指服务行业人员在自己工作岗位上应该严格遵守的行为规范。即服务人员在向他人提供服务时应该遵从的正确、标准的做法。该领域礼仪在实践中操作性更强,规范性更明确。包括:服务人员仪表礼仪、仪态礼仪或姿态礼仪、语言礼仪等。护理礼仪便属于该类礼仪。

(9)公务礼仪:是指在礼仪的一般原则指导下,公务人员在日常公务活动中应该遵从的礼仪规范。由于公务工作的特殊性,其礼仪要求也具有与其他礼仪不同之处。如求职礼仪、办公室礼仪、会议礼仪、公文礼仪等。

(10)商务礼仪:是指人们在从事商务活动时应该遵守的礼仪规范。商务礼仪在促进商务活动中起着巨大的作用。主要包括:洽谈礼仪、商业礼仪、柜台礼仪、商务仪表礼仪等。

(11)涉外礼仪:是指人们在对外交往过程中,为了维护个人和国家形象,向外宾表示尊重、友好的各种礼节、仪式和习惯做法。包括:服装服饰礼仪、餐饮礼仪、赠送礼仪等。

(12)礼仪文书:是指人们在日常生活中用书面文字来表达情感的礼仪方式,是用来调整、改善、发展人与人之间、个体与群体之间、群体与群体之间相互关系的书面材料和文字。包括:感谢信、邀请函、新年贺卡等。

4.礼仪的适用范围

礼仪的适用范围和场合是有限的,并不是随时随地都必须做到“彬彬有礼”。在特定的不同场合,应使用不同形式的礼节,一般在下述情况中,更应注意讲究礼仪的形式。

(1)初次交往:初次交往时,介绍的礼节、举止和谈吐等都应符合礼仪规范。如介绍互不相识的两人认识时,应先称呼长者、尊者或女性的名字,然后介绍对方,而不应反过来。握手亦应由长者、尊者或女性先伸出手,然后对方才可伸出手相握,否则就可能会失礼。

(2)因公交往:在因公交往中,为了本单位、本民族、本国的利益,必须讲礼仪。

这不仅影响个人的形象,而且反映一个单位、一个民族和国家的精神面貌和相互间的关系,影响到整个团体的工作成效。

(3)对外交往:在对外交往过程中,个人的行为举止不仅影响个人,而且会使个人所处的国家或工作部门因个人的行为举止而增添光彩或黯然失色。所以在对外交往中尤其应注意了解不同民族、不同国度的礼仪习俗。在对外交往中,要符合国际惯例,在很多场合还要懂得入乡随俗。

(4)正式场合:在各种庆典、工作场合都应根据自己扮演的角色、所处的场合,掌握恰当的礼仪原则。

总之,礼仪是社会人际关系中用以沟通思想、交流感情、表达心意、促进了解的一种形式,是人际交往中不可缺少的润滑剂和联系纽带。礼仪应成为人们交往沟通的桥梁,而不是一堵城墙。

(二)礼仪的特征

礼仪作为向他人表达敬意的行为规范和准则,是一种社会文化现象。受到各种各样社会因素的影响和制约。为了更好地理解和把握礼仪内涵,并在社会生活中实践,有必要对其特征做一了解。

特点或者特征是某一事物区别于其他事物的显著标志。与其他学科相比,礼仪具有一些自身独具的特征。主要表现为规范性、限定性、可操作性、共同性、差异性、统一性、传承性、通俗性、时代性等特点。

1.规范性

礼仪的规范性,不但约束着人们在一定交际场合的言谈话语、行为举止,使之合乎要求,而且也是人们在特殊交际场合必须采用的一种"通用语言",是衡量他人并判断自己是否自律、敬人的一种尺度。

2.限定性

礼仪主要适用于交际场合,适用于特殊情况的人际交往与应酬。在这个特定范围之内,礼仪肯定行之有效。离开了这个特定的范围,礼仪则未必适用。

3.可操作性

礼仪具有很强的实用性和可操作性。从某种意义上讲就是有关交际艺术科学的具体体现。

4.共同性

礼仪作为社会规范,它早已跨越国家和民族的界限,成为调整社会成员在社会生活中相互关系的行为准则,是全人类所共同需要的上层建筑。所以礼仪被广泛地应用于各种场合,可以说礼仪无处不在。大至政治、经济、文化领域,小至个人衣食住行;不论城市乡村、各行各业;不论干部群众、集体个人;不论单位家庭、繁简事务;不分国家、民族、地域、性别、年龄;不分大小场合、人数多少,只要存在交往,人们就需要通过礼仪来表达彼此的情感和尊重,礼仪就会作为一种不可缺少、不可逾越的行为规范被普遍地遵循。尽管不同的国家、不同的民族对于礼仪内容的理解不同、重视的程度不同、反映的形式也不同,但对礼仪的需要却是共同的。

5.差异性

礼仪的实质是人类历史发展过程中逐步形成的一种文化。由于民族信仰、习俗、地理环境和交通条件等因素的影响,不同国家、不同地区和不同民族有着不同的发展历史,各个国家、地区和民族都有一些自己的,区别于其他地域的礼仪表达方式。因此,礼仪也因区域、民族的不同而表现出形式上的差异性。

6.统一性

礼仪是道德的一种外在表现形式,道德是礼仪的前提。礼仪不仅是人们交际过程中的外在表现形式,而且必须要有内在的思想品德、文化艺术的修养作基础。只有具有良好的道德文化修养,才会使一个人自然地显示出优雅得体的举止、文明礼貌的谈吐,此所谓"诚于中而形于外"。若抛开道德而空谈礼仪,不注重道德品质的提高,不加强个人文化素质的培养,只在表面形式上下工夫,则难免落得"金玉其外,败絮其中"的下场。所以,学习礼仪应当把外在的礼仪形式同内在的道德修养紧密结合起来,使两者和谐统一,相互辉映,相得益彰。

7.传承性

任何一种文化现象都是具有传承性的。礼仪作为一种文化现象,当然也不例外。礼仪的形成要经过一个漫长的演变过程,一种礼仪形成后,便会在人们头脑中达成共识,被人们认同。礼仪的形成会有一个相当的延伸期,并且被一代一代地继承下去。只有在社会发生了重大变革,人们在观念上发生了重大的革新时,旧的礼仪才会逐渐以缓慢的速度消失。

8.通俗性

礼仪规范的产生和形成不是以个人的意志为转移的,而是在多种社会因素的共同作用下,由风俗习惯演进而来的,虽然有些并没有明文规定,但却是被社会成员所广泛认同与遵从的。这些规范往往简单、易学、易做,渐渐成为人人可用、人人必用的行为准则。

9.时代性

随着时代的发展和社会的进步,礼仪相关要求也有所不同。礼仪不断地在实践当中发展、完善,根据时代需要不断增添新的内容,以适应社会的新要求。

三、礼仪的作用及功能

中华民族拥有5000多年的文明史,素有礼仪之邦的美称,中国的"礼"在世界上享有盛誉。早在两千年前,孔子就提出:"不学礼,无以立"。《礼记》一书中则提到:"人有礼则安,无礼则危"。明末清初著名的哲学家、思想家、教育家颜元的表述更加的全面、具体:"国尚礼则国昌,家尚礼则家大,身有礼则身修,心有礼则心泰。"时至今日,礼仪对于我们每个人都非常的重要,不仅个人如此,一个企业、一个民族、乃至一个国家亦是如此,无一例外。

(一)礼仪的功能

礼仪的不断发展、强化是社会走向文明、进步的表现。其功能主要有以下几个方面。

1.社会规范功能

礼仪作为一种社会规范,是人们在长期社会交往活动中逐步形成的用来指导与约束人们交往行为的规范,是协调社会成员相互交往关系的行为准则,是维护社会秩序、治理社会风气的良药。在维护社会秩序方面,礼仪起着法律所起不到的社会规范作用。

作为社会规范,礼仪不同于法律规范。法律由国家制定,是统治阶级意识,是国家权力机关强制实施的社会行为规则,法律的强制性是以国家暴力为后盾的;礼仪规范则是非法律规范,是约定俗成的不成文的"礼法"。对违反了礼仪规范的人,不能用强制、判刑、坐牢的方法使其改过,但可以通过礼仪的无形约束力,通过家族、亲友、邻居、社会的舆论监督作用,即所谓的"道德法庭"的审判,使其良心受到鞭笞,以唤起其良知,规范其行为,迫使人们自觉、不自觉地遵守它,从而建立起融洽、和谐、美好的社会环境。

2.形象塑造功能

"形象"是在社交活动中一个人的外观、形体在交往对象心目中所形成的综合化、系统化的印象,是影响交往是否融洽、能否成功的重要因素。出于自尊的原因,人人都希望在公众面前有一个良好的形象,以得到别人的信任和尊重,使人际关系和谐、融洽。所以,人们非常重视为自己塑造一个良好的社会形象。

礼仪是塑造形象非常重要的手段。在社交活动中,言谈讲究礼仪,可以变得文明;举止讲究礼仪,可以变得高雅;穿着讲究礼仪,可以变得大方;行为讲究礼仪,可以变得美好……总之,一个人讲究礼仪,就可以变得充满魅力。一个单位、一个企业通过讲究礼仪,可以在公众心目中塑造出良好的社会形象,使自己在激烈的市场竞争中广交朋友,办事左右逢源,产生出很好的社会效益和经济效益。

3.协调沟通功能

礼仪是人们交际生活中的礼节和仪式,是开启社交之门的金钥匙,是社会活动的润滑剂,是人际沟通的"纽带""桥梁"和"黏合剂",是事业成功的必要手段。

对人际关系的调节是礼仪的重要功能之一,人们在交往中按照礼仪规范行事,恰当的礼仪、热情的问候、友善的目光、亲切的微笑、文雅的谈吐、得体的举止等有助于形成人们之间的相互尊重、友好合作的新型关系,也可以减少某些沟通障碍,使一切不快烟消云散,冰消雪融。在激烈的市场竞争中,各个市场主体之间为了自身利益,必然不断产生矛盾。解决矛盾的方法,可以通过诉诸法律。但是,有些矛盾如果通过"礼仪"的方法,双方都持真诚、理解的态度,通过摆事实、讲道理、平衡利害关系,动之以情、晓之以"礼",互谅互让,那么,不但矛盾会合理解决,双方不伤和气,取得一个"双赢"的结果,或许还会成为更加亲密的合作伙伴。这相对于通过打官司,双方反目,效果要好很多。所以,解决人际关系间的矛盾,首选考虑采取"礼仪"的方式。

在人际交往中,每个人都要自觉地执行礼仪规范,这样便容易使人们之间的感情得以沟通,交往易于成功,进而有助于每个人的生活、工作。一个人只有待人谦恭有礼,才能得到别人的帮助,才能在工作与生活中得到广泛支持。"张良纳履""不耻下问""廉蔺交欢""三顾茅庐"等典故均反映了这个道理。

4.社会教育功能

礼仪蕴含着丰富的文化内涵,是一种高尚、美好的行为方式,它潜移默化地净化人的心灵,陶冶人的情操,提高人的品位,完善人的人生。一个人讲究礼仪,会使自己遵守纪律、心胸豁达、谦虚诚恳、乐于助人。在礼仪的熏陶教育下,提高修养,改正缺点,成为一个道德高尚的人。如果人人都能注重自身礼仪,全民的素质自然会提高,一个具有良好的道德风尚的社会就会呈现在我们面前。

礼仪通过评价、示范、劝阻等教育形式去矫正人们的不良行为习惯,倡导人们按照礼仪的规范要求去协调人际关系,维护健康、正常的社会生活。遵守礼仪原则的人,客观上在起着榜样的作用,无声地影响和教育着周围的人们。

各种礼仪仪式,更是一种具有强化教育作用的活动。比如婚礼,可以教育新婚夫妇忠于爱情、互敬互爱、尊敬老年人、和睦邻里。参与婚礼的宾客,也会从中受到一种良好的现实教育。其他如开学典礼、誓师大会、开业典礼等,由于举行这些仪式的目的就在于统一意志、激励人心、振奋精神、做好工作,因此对与会者更是一种直接的教育形式。

综上所述,我们可以看到,崇尚礼仪是全体社会成员的精神需求和物质需求,是国家、民族兴旺发达、文明进步的标志,是全体社会成员具备良好的精神状态、道德水平、文化教养的反映,是优秀社会风尚的有力说明。所以,崇尚礼仪对促进社会的精神文明建设和物质文明建设有着不可估量的作用。

(二)护理人员学习礼仪的作用与意义

随着医学模式和护理专业的发展,卫生服务范围也发生了相应的改变,由传统的单纯的生理服务扩大到心理、社会服务,由医院内服务扩大到医院外服务,由医疗服务扩大到预防服务,由技术服务扩大到社会服务。护理模式的转变更为突出,由传统的单纯疾病护理向系统化整体护理转变,将护理的中心从"疾病"转向了"人"。护理模式的转变,使护士的角色功能也发生了很大的变化:从过去单纯的疾病照顾者,转变为多功能的"健康促进者""疾病照顾者""患者权益维护者""平等合作者"及"健康教育者"等。这无不要求护理人员要更新观念、加强学习,提高综合素质,重塑护理人员良好的职业形象。现代护理模式的形成,使得过去单纯执行医嘱的护理人员形象发生了质的改变。因此机械地执行医嘱已经远远不能适应当代护理专业的发展。现代护理专业要求护理人员具有综合素质,其中礼仪教育恰恰是为了满足服务对象对护理人员的要求。养成良好的素质修养,成为树立良好的职业形象的重要手段。具备较好的协调能力、个性修养需经过长期的努力,是一个逐步熏陶、潜移默化过程。护理职业的特殊性,要求必须培养出一批富有爱心、耐心、细心和责任心的完美个性的护理工作者。

很多研究表明,护士的仪表和风度对患者有暗示作用:如一个亲切和蔼的微笑,可以使患者得到安慰,安心治疗;一个轻拍患者肩膀的鼓励动作,可以增强患者治疗的信心和忍受痛苦的毅力;一个严肃持重的表情可以使患者感受到自己受重视的程度和增加对护士的信任。护士的仪表和风度还具有与患者沟通的媒介作用:护士整洁的外表,热情、和蔼、诚恳的态度,熟练而轻柔的动作,可以缩短与患者或服务对象的距离,使患者或服务对象愿意与护士配合治疗、结交朋友。

护士的仪表和风度在医院工作中具有十分特殊的作用。因此,护士要特别注意自己形象的塑造,重视自己仪表和风度的训练与培养,以及不良行为的矫正,全面提高自身素质。

学习礼仪如此重要,那么作为一名护理专业学生又该如何学好礼仪知识呢?

第一,学习护理礼仪应从服务礼仪的理论学习着眼。首先要认真总结医院护理服务文化成果,学习内容包括护理人员语言服务规范,不仅规范日常礼貌用语,还应尽量详细地提供病区护士、门诊护士、手术室护士等的常用规范指导用语,并在每一个工作岗位中详细规范具体操作步骤。如病区护士日常用语,包括接待入院、给药治疗、手术前后、操作直至患者出院前的指导用语,充分体现"以人为中心"的服务观念,使患者或服务对象从入院到出院都得到系统的全程护理,并以此为基点,给患者传播护理专业的某些信息和理念。

第二,礼仪的学习还应当努力提高科学文化知识水平。在社交活动中,具有较高文化修养的人,往往容易成为受人欢迎的人。广泛涉猎各种文化知识、不断充实自己,既是加强自身修养的需要,也是人际交往的要求。有了丰富的科学文化知识,才能使自己懂礼貌、讲礼节,才能做到思考问题周到,处理问题妥当。护理是现代文明社会不能缺少的专业,但又不是一种简单的职业,它是在社会科学、自然科学理论指导下的一门综合性应用科学。如今系统化整体护理体系的建立,对护理人员提出了更高的要求,要求护理工作者必须从社会科学、自然科学等方面全面地学习掌握新的科学文化知识,才能真正做到"知书识礼"。

总之,学习礼仪,不是单纯的动作的表演、姿态的训练及语言的规范化,礼仪必须以良好的素质为基础,"慧于中才能秀于外"。一个人无论其具有多么优越的先天条件,无论经过多么精心的打扮,或受过多么严格的训练,如果不努力提高自己的内在素质,那么礼仪也只能是一种缺乏内涵的机械模仿。所以,加强礼仪修养必须把重点放在提高内在素质上。换言之,塑造良好的个人形象,需要在日积月累当中,注重细节,不断完善。例如,若想塑造良好的个人形象,应做到:适应所处的具体场合,适应个人特点,适应约定俗成的各种规范。切记:不要在公共场合进行个人修饰,即应避免在大庭广众之下,尤其是注意避免在陌生人和异性面前进行个人修饰。

四、社交礼仪基本原则

社交礼仪的基本原则,是对礼仪实践的高度概括。主要包括:遵守自律原则、真诚守信原则、尊重敬人原则、平等相待原则、宽容体谅原则、适度得体原则和入乡从俗原则等。熟悉和掌握了这些原则,有助于更好地学习和运用礼仪,做到触类旁通,在日常的学习、生活、工作当中起到规范交往言行,减少社交失误的作用。

(一)遵守自律原则

总的来看,社交礼仪规范包括对自身的要求和对他人的要求两部分。在交际应酬过程中,礼仪要求每一位参与者无论身份高低、职务大小、财富多少,都必须自觉自愿地遵守礼仪,按照礼仪的要求不断规范自己在交际活动中的言行举止。学习、应用礼仪,最重要的就是要自律,即自我要求、自我反省、自我检点、自我约束及自我控制,这也是学习礼仪的基础和出发点。要求别人做到的首先自己要遵守,这也是尊重对方的一种表现形式。

(二)真诚守信原则

真诚守信,是建立良好人际关系的前提条件。真诚是一个人外在行为与内在道德的有机结合。真诚就是要求在人际交往中务必待人以诚,诚心诚意,言行一致,表里如一。只有建立在真诚基础之上的人际关系,才可能是永恒的,交往才有可能是有效的。

守信是真诚的外在表现形式,是一种美德。它反映着一个人行为的规律性和稳定性。守信,就是言必信、行必果、重然诺。人们在交往中很难洞察一个人的内心世界,但通过了解其言行是否一致、对人是否守信,便可以判断其待人是否真诚。一个守信的人,在与人交往中一般表现为言行一致、表里如一、信诺、守约,承诺的事一定要完成。向他人做出承诺之前,首先要斟酌自己是否力所能及。一旦答应了,便应当保证兑现;万一出现特殊情况,不能履约时,应当尽早通知对方,说明情况并表示歉意,以获取对方的谅解和理解。

(三)尊重敬人原则

所谓尊重敬人的原则,就是要求人们在交际活动中,与交往对象不但要互谦互让,互尊互敬,友好相待,和睦共处,更要表现出将对交往对象的尊重、恭敬、友好。敬人之心常存,不可伤害他人,更不能侮辱对方人格。

尊重是礼仪的灵魂和基础,包括自尊和尊重他人。无论交往对象来源于任何国家、民族、地区,无论在什么时间、什么场合,各种各样的礼仪形式其根本就是时时、处处体现着"尊重"的理念。

自尊和尊重他人,是礼仪的感情基础,只有人与人之间相互尊重,才能保持和谐的人际关系。古人云:"敬人者,人恒敬之"。就是说只有懂得尊重别人的人,才能赢得别人的尊重。

(四)平等相待原则

平等是建立良好人际关系的必要条件、前提条件,同时也是礼仪的核心。在尊重交往对象、以礼相待的基础上,对任何交往对象都必须一视同仁,给予同等程度的礼遇,禁止因为交往对象彼此之间在年龄、性别、国籍、种族、文化、信仰、职业、身份、地位、财富以及与自己的关系亲疏远近等方面的不同而出现不同。

从礼仪的角度来看,只有辈分、长幼、主宾的不同,而无贫富、尊卑之别。孔子告诫人们"上交不谄,下交不渎"便是这个道理。即无论职位高低、权力大小、财富多少,在人品人格上都是平等的。讲究礼仪,在人际交往过程中要求不能嫌贫爱富,不能趋炎附势,不能以权取人,更不能对权大官高者阿谀逢迎、献媚取宠,对平民百姓趾高气扬、不屑一顾。

人们讲究礼仪,因为从一个人的仪表可以折射出一个人的内心深处。但是,讲究礼仪绝不能以貌取人。根据对方的外貌来决定自己对他要采取的态度,这是一种有悖于礼仪规范的不良行为,是不可取的,也是庸俗的,而且具有很大的交往风险性。对一个人的评价主要看其人品。相貌好看与否、衣着是否华贵,并不能代表一个人的人品、修养、文化水平等。

(五)宽容体谅原则

宽容体谅原则就是要求人们在交际活动中运用礼仪时,既要严于律己,更要宽以待人。民族英雄林则徐曾写下一副自勉的联:"海纳百川,有容乃大",就是说要拥有像大海能容纳无数江河水一样的宽广胸襟。在人际交往中,要多容忍他人,多体谅他人,多理解他人,要学会换位思考,多站在别人的角度考虑问题,千万不要求全责备,斤斤计较,过分苛求,咄咄逼人。

（六）适度得体原则

适度得体原则要求应用礼仪时,为了保证取得成效,必须注意技巧,合乎规范,特别要注意做到把握分寸,适度得体。如果在运用礼仪时,所作所为超过了一定的限度或者过了头或不到位,一方面会使对方有不舒适感;另外,更重要的是有可能因为过分或不适度使对方产生误会,甚至出现笑话,从而影响到交往效果或有效性。人际交往中做到适度要考虑以下几个方面:

首先,要求情感表达适度:在与人交往时,既要彬彬有礼,又不能低三下四;既要热情大方,又不能轻浮诌媚。

其次,要求谈吐适度:在与人交谈时,既要诚挚友好,又不能虚伪客套;既要坦率真诚,又不能言过其实。

最后,要求举止适度:在与人相处时既要优雅得体,又不能夸张造作;既要尊重习俗,又不能粗俗无状。

（七）入乡随俗原则

由于礼仪是人们在长期生活、生产过程中形成的约定俗成的原则或规范,而该规范是随着国情、民族、文化背景的不同而不同的,俗有"十里不同风,百里不同俗"的道理。所以,该原则要求人们在交往过程中要注意尊重对方的习俗,做到充分尊重对方风俗习惯,即入乡随俗。具体要求:首先,尊重对方的风俗习惯;其次,在交往中不要自高自大,唯我独尊,以我画线;简单否定他人不同于己的做法。中国古代《礼记》中有一句话:"入境而问禁,入国而问俗,入门而问讳"讲的就是入乡随俗的道理。

第二节　沟通概述

一、沟通的概念

沟通指信息的传递和交流的过程,包括人际沟通和大众沟通。人际沟通是个体之间的信息,以及情感、需要、态度等心理因素的传递与交流过程,是一种直接的沟通形式。大众沟通,又称传媒沟通,是一种沟通媒体中介的信息交流过程。本书中的沟通指人际沟通。沟通有以下4层含义。

1.沟通可以传递信息

沟通是将有意义的信息传达给既定对象。沟通的信息很多,在沟通过程中,人们相互之间不仅传递信息,还伴随一些表扬或不悦等感情的流露,并提出自己的观点、想法、意见等。因此,沟通传递的信息可分为:①语言信息,指口头和书面语言,两者都表达一个事实或一种个人态度。②非语言信息,指沟通者所传达的一种情感,包括肢体语言等。

2.沟通所传递的信息需要被充分理解

有效的沟通是将信息发出后,接收者感知到的信息和发出的信息完全吻合。因为在信息传递过程中,信息是通过一些符号进行传递的,而不是信息本身。首先传递者将所要传递的信息翻译成符号,然后接收者将符号翻译成可理解的信息。由于每个人对同一符号的理解不尽相同,因而不能保证对所传的信息完全理解。

3.准确理解信息是有效沟通的基础

有效沟通并不是使对方接受自己的观点。事实上,有时我们已经明确理解对方说话的含义,但不一定完全同意对方的观点。沟通双方能否达成一致意见,能否接受对方的观点,往往与很多因素有关,如双方的利益是否一致;世界观、价值观是否相似等。因此,准确理解信息的含义是沟通成功的关键。

4.沟通是通过信息传递、互动形成反馈的过程

虽然我们每天都在进行着沟通,但不一定都是一个成功的沟通者。因为沟通并不是一种单向活动,它需要沟通的双方进行信息互动并且反馈。沟通的目的不在过程,而在结果。假如没有产生预期的结果,接收者并未对所发出的信息做出反馈,就不能形成沟通。

二、沟通的结构

沟通过程由信息源、信息、通道、信息接收者、反馈、障碍与背景 7 个要素构成。

1.信息源

在人际沟通中,信息源是具有信息并试图沟通的个体,又称信息的发送者,是沟通过程中信息发出的源头。它确定沟通对象,选择沟通目的,发动沟通过程。沟通前人们一般需要一个准备阶段,个体明确需要沟通的信息,充分了解接收者的情况,选择合适的沟通渠道便于接收者的理解,如口语、文字、表情等。沟通的准备阶段,实际上是个体整理思路,对自己的身心状态更明确化的过程。

2.信息

信息是沟通者试图传达给他人的观念和情感。个体的感受要为他人接受,就必须将它们转化为各种不同的可以为他人觉察的符号。同样的信息,发送者和接收者可能有着不同的理解,这与发送者和接收者在经验、知识、沟通技能、文化背景等方面的差异有关,也可能与发送者传送了过多的不必要信息有关,因此,在沟通中应根据沟通双方的具体情况恰当选择沟通符号。在沟通使用的各种符号系统中,最重要的是语词。语词可以是声音信号,也可以是形象符号;面对面沟通除了语词本身的信息外,还有沟通者心理状态的信息,这些信息可以使沟通双方产生情绪的互相感染。

3.通道

通道是沟通过程的信息载体。人的各种感官都可以接收信息。人接收的信息中,视听信息的比例通常较大,人际沟通是以视听沟通为主的沟通。沟通通道的选择对信息传递和沟通的效果有直接影响,不同的信息内容要求采取不同的通道进行传递。若通道不畅,信息的发送者和接收者之间就无法进行沟通。

4.信息接收者

信息接收者是沟通的另一方。个体在接收带有信息的各种音形符号后,会根据自己的已有经验把它"转译"为沟通者试图发送的信息或态度、情感。由于信息源和信息接收者是两个不同的经验主体,所以信息源发送的信息内容,与"转译"和理解后的信息内容是有差异的。沟通的质量取决于这种差异的大小。

5.反馈

反馈使沟通成为一个双向的交互过程。在沟通中,双方都不断把信息回送给对方,这种信息回返过程称为反馈。反馈可告知发送者,接收者所接收和理解信息的状态。此外,反馈还可能来自自身,个体可以从发送的信息过程或已经发送的信息中获得反馈。这种自我反馈也是沟通得以顺利进行,达到最终目的的重要前提。

6.障碍

人际沟通常常发生障碍。例如,信息源的信息不充分或不明确,编码不正确,信息没有正确转化为沟通信号,误用载体及沟通方式,接收者的误解及信息自然的增强与衰减等。此外,沟通双方的主观因素也可能造成障碍,如果彼此缺乏共同经验,会难以沟通。

7.背景

背景是沟通发生时的情境。它影响沟通的每一要素,以及整个沟通过程。沟通中,许多意义是背景提供的,语词和表情等的意义也会随背景不同而改变。沟通的背景包括心理背景、物理背景、社会背景、文化背景。

三、沟通的功能

(1)沟通是获取信息的手段。

(2)沟通是思想交流与情感分享的工具。

(3)沟通是满足需求、维持心理平衡的重要因素。

(4)沟通是减少冲突、改善人际关系的重要途径。

(5)沟通能协调群体内行为,促进效率的提高与组织目标的实现。

四、影响沟通的因素

(一)客观因素

1.噪声

安静的环境是保证口头沟通信息有效传递的必备条件。环境中常有很多噪声,包括隔音不充分的房间、汽车噪声、机器轰鸣声、人员频繁的走动声、公众的喧哗声、办公室打字机的敲击声等往往造成信息接收者无法听到或听清发送者的准确信息,直接影响口头沟通效果,甚至会因误听信息而产生矛盾或纠纷。因此,创造安静的沟通环境对保证沟通有效性非常重要。护士与患者进行沟通前,一定要排除噪声的干扰,积极创造一个安静的环境,以增强沟通效果。

2.隐秘

如果沟通内容涉及个人隐私,那么沟通环境的安全性和隐私性也是影响沟通效果的重要因素。若沟通环境中经常有人进出、频繁地走动及无关人员在场等都可以使接收者产生不安全的感觉,从而影响沟通的进行。因此,护士与患者交谈时,最好选择无人打扰的房间,若在大病房的话,说话的声音不可太大,避免他人听见。

3.氛围

沟通环境的温度、光线、气味及环境的美观程度等也可以影响沟通的效果。若环境中温度过高或过低,光线过强或过弱,有刺鼻的气味,环境杂、乱、脏等都会对沟通产生不利的影响。而色彩亮丽、活泼的环境布置,均能使沟通者轻松愉快,有利于沟通的顺利进行。

4.背景

沟通是在一定的背景下发生的,任何形式的沟通,都会受到许多环境因素的影响。沟通效果与参与者的经历、认识、能否达成共识等因素有关。例如,当我们和好友沟通时,常常不需完整的表达信息,对方就能理解所说的话,这基于双方已经达成的共识。而异性之间的沟通方式,与配偶在场与否有明显的不同。丈夫在场时,妻子与异性保持的距离较大,表情也较冷淡;而妻子在场时,丈夫与异性不只保持更大的距离,笑容也明显缺乏魅力,整个沟通过程变得短暂而匆促。因此,在某种意义上来说,沟通受到背景的控制。

5.距离

心理学家研究发现,沟通过程中所保持的距离不同,会产生不同的沟通气氛效果。在较近距离内进行沟通时,较容易形成融洽沟通的氛围;当距离较大时,则易造成敌对或相互攻击的气氛。同时由于沟通的距离不同,也会影响沟通的参与程度。

(二)主观因素

1.情绪

情绪是沟通过程中的感情色彩因素,它会直接影响沟通的效果。人们在参加沟通活动时总是带着某种情感。在某些情感状态下,人们容易吸收外界信息;而在另一些情感状态下,信息却很难输送进去。例如,急躁、骄傲、猜疑、妒忌等会使不良情绪的影响扩大,直接影响个人的沟通能力,妨碍沟通的进行。

2.心理

人的个性心理特征和个体心理过程有很大的差异性。日常生活中,沟通活动也常受到人的认知、情感和态度等心理因素的影响,甚至引起社会沟通障碍。心理学试验证明,人们往往是根据自己的经验、兴趣、身份、地位和职业等对作用于自身感觉器官的客观事物进行选择性的认识。

3.认知

日常生活中,沟通活动也常受到人的认知、情感和态度等心理因素的影响,甚至引起社会沟通障碍。由于个人经历、受教育程度或生活环境等不同,造成每个人的认知范围、深度、广度及认知领域、专业都有差异。因此,护士与患者沟通时,要注意护理对象的知识水平、职业,对于一些医学术语,应尽量选用对方能听懂的语言进行交流。

4.个性

个性是指人对现实的态度和行为方式所表现出来的心理特征。一个人是否善于沟通,沟通效果如何,与每个人的个性有很大的关系。例如,一个人热情、直爽、健谈、开朗、大方、善解人意,易于与他人沟通;而性格内向、孤僻、固执、冷漠、狭隘的人,很难与他人沟通。两个个性都很独立、主观性很强的人相互沟通时,常不易建立和谐的沟通关系,甚至会产生矛盾。但独立型个性的人与顺从型的人相互沟通,则容易建立良好的沟通关系。所以,护士在与不同的患者沟通时,应注意根据患者的个性特征做好相应的护理。同时护士还必须具有热情开朗的性格,当遇到不愉快的事情,也能正确对待。这就要求护士不仅掌握医学知识、护理技能,还要对自己的个性不断进行修正,使自己的情感、直觉、性格、品德更加符合护理职业的需要。

5.文化背景

文化包括知识、信仰、艺术、道德、法律、习俗及个人能力和习惯等,它规定和调节着人们的行为。来自不同文化背景的人,在沟通行为和沟通所赋予意义方面千差万别。一种文化的编码信息和另一种文化的解码信息差异会带来沟通困难。文化习俗,即风俗习惯,是在一定文化历史背景下形成的,具有固定特点的调整人际关系的社会因素,如道德观念、传统礼节等。风俗因约定俗成而世代相传,虽然没有法律的强制力,但通过家族、邻里、亲朋的舆论监督,往往形成一种强大的力量,入乡随俗。忽视文化习俗的因素,常容易导致沟通不良或失败。

6.价值观

价值观是人们对事物重要性的认识,或者说是人们对事物重要性的衡量标准,简而言之,价值观是指那些人们认为很重要的事情。在生活中,人们具有多种多样的感受和思想,这是由于人们的知识、经验、信念、看法和价值观所形成的。人们的行为常受价值观的影响而表现出多种多样的行为方式。每个人的价值观又受许多因素的影响,如文化水平、经济基础、生活环境、健康状况、年龄、性别、家庭、需求等。在沟通过程中,尊重他人的价值观是极其重要的。同时应善于分辨对方的价值观,以及分析其价值观形成的影响因素。避免偏见待人或将自己的价值观强加于人。只有这样双方才能相互理解和信赖,达到预期的沟通效果。

7.语言技巧

生活中,人们常常借助语言表情达意、交流思想、协调关系。因此,语言是很重要的沟通工具。然而,语言又是极其复杂的工具,在进行言语沟通时应注意语言技巧,否则会影响沟通效果。常见的影响因素:①语义不明造成歧义影响沟通;②语构不当造成费解;③用语习惯引起误会;④方言差异易引起隔阂,应尽量不用。

第三节　人际关系与人际沟通

一、人际关系的概念

人际关系是人与人之间借由思想、感情和行为而达到的相互交流的互动关系,包括亲属、朋友、同学、师生、雇佣、战友、同事及上下级关系等。

人际关系既是一种社会关系,也是一种心理关系。有相互认知、情感互动和交往行为三个基本内涵。增进有效沟通能力,是维系良好人际关系的首要条件。认识人际交往的基本原则,了解其各种心理效应,了解人际吸引的主要影响因素,有助于我们提高人际沟通能力,建立良好的人际关系。

二、人际关系的特点

人际关系具有社会性、目的性、多重性、多变性和复杂性等主要特点。

1.社会性

人是社会的产物,社会性是人的本质属性,是人际关系的基本特点。具体表现在三个方面。首先,人际关系是客观存在的社会现象,其形成和发展都遵循社会发展的规律;其次,人际关系是在人们赖以生存的社会劳动中结成的相互依存的关系,人们通过这种关系实现、满足各层次的需求,实现自身的角色价值;再次,人际关系的社会性还体现在人们运用在社会生活中产生并发展起来的语言系统作为主要交流方式。而随着社会生产的发展和科学技术的进步,现代社会人们的活动范围更加广泛,频率增加,内容日趋丰富,人际关系的社会属性也日益增强。

2.目的性

人际关系的建立和发展,均具有不同程度的目的性。交往总是建立在一定的需要和动机基础上。人有自然需要和社会需要,有精神需要也有物质需要,美国心理学家马斯洛提出了"需要层次理论",将人的需要从低到高分为五个层次:生理需要、安全需要、爱和归属需要、尊重需要、自我实现需要。这些需要的实现,充分体现了人际交往的目的性。随着市场经济的发展,人际交往的目的性更为突出。

3.多重性

多重性是指人际关系具有多因素和多角色的特点。人际交往是多因素综合作用的结果。当个体根据他在社会中所处的地位实现自己的权利与义务时,就会呈现出相应的角色。每个人在社会交往中呈现着不同角色:一个人在职业岗位上可呈现护士角色,在同事面前呈现朋友角色,在丈夫面前呈现妻子角色,在子女面前呈现母亲角色。社会对各角色有着相对清晰的角色期待和要求,并提出相应的行为方式或标准。个体在完成社会化过程中接受角色规则训练和教育。因此,偏离了社会角色规则会受到不同程度的排斥和制裁。人们在呈现各种角色的同时,可能会因物质利益或精神因素导致某种角色的强化或减弱,这种集多角色、多因素的情况,使人际关系具有多重性。

4.多变性

俗话说,没有永远的敌人,也没有永远的朋友。人际关系的发展同样呈现出多变性的特点。客观上说,随着个人所处环境、条件及社会角色的变化,人际关系也会发生变化。特别是重组家庭的出现,导致各种关系的多变性更加明显。

5.复杂性

人际关系的复杂性体现在两个方面:①人际关系是多方面因素联系起来的,且这些因素均处于不断变化的过程中;②人际关系还具有高度人性化和以心理活动为基础的特点。因此,在人际交往过程中,人们交往的准则和目的不同,交往结果可出现心理距离的拉近或疏远、情绪状态的积极或消极、交往过程的冲突或和谐、评价态度的满意或不满意等复杂现象。

三、人际关系与人际沟通的关系

人际关系与人际沟通既有联系,又有区别。

(1)建立和发展人际关系是人际沟通的目的和结果任何性质、类型人际关系的形成都是人与人之间沟通的结果,建立良好人际关系正是人际沟通的目的所在。

(2)良好的人际关系是人际沟通的基础和条件:沟通双方关系融洽、和谐,将保障沟通的顺利进行和有效性。

(3)人际沟通和人际关系在研究侧重点上有所不同:人际沟通重点研究人与人之间联系的形式和程序,人际关系则重点研究在人与人沟通基础上形成的心理和情感关系。

四、人际沟通的基本原则

1.诚信原则

"精诚所至,金石为开"。诚信是人际沟通最基本的要求,是人际沟通得以延续和发展的保证,真诚、团结是现代社会事业成功的基石。其具体表现是呈现真实自我、实事求是、胸怀坦荡,言必信、行必果。

2.平等原则

在现代社会里,人们只有社会分工和职责范围的差异,无高低贵贱之分。平等原则表现为:尊重他人的自尊心和感情,不干涉他人生活;在沟通中,人格对等,懂得关心、体谅、理解他人。

3.相容原则

学会宽容,善于原谅。我们要懂得大千世界、芸芸众生,每个人生活和教养的环境不同,不能只用一种标准去要求他人,何况"人非圣贤,孰能无过"。要善于"心理换位"思考,这样不管在平常交往还是在利益博弈中发生矛盾、产生冲突时,都能妥善处理,化紧张为圆融舒适。

4.互惠原则

人们在交往中总是在交换着某些东西,或物质,或情感,或关系等。人们都希望交换对自己来说是有价值、有意义的。因此,在人际沟通中必须注意互惠互利,让别人觉得与我们值得交往而更愿意保持交往。

5.赞美原则

人际关系的基础是人与人之间的相互重视、相互支持,赞美原则就是真诚地欣赏对方的行为和价值。赞美能释放出一个人身上的能量以调动其积极性,而训斥会使人情绪低落、体力下降。

赞美需要艺术。充分地、善意地看到他人的长处,适时、适当、真诚的赞美,不管是直率、朴实,还是含蓄、高雅,都可收到很好的效果。赞美不等于虚夸,更不等于讽刺挖苦。

五、影响人际关系的主要因素

在茫茫人海中,有人彼此一见如故,很快成为知音,有人彼此认识数十年却两情淡漠。这是因为人际吸引力大小是影响人际关系的主要因素。所谓人际吸引力(魅力),是指人与人之间彼此注意、欣赏、倾慕等现象。在人际交往中,人际吸引力是受很多因素影响而形成的一种动力,包括个体内在涵养,外在仪态、仪表以及社会角色、地位等各种因素。正确认识人际吸引因素并积极践行,有利于提高自身的人际吸引力,增强沟通能力。概括起来,影响人际关系的主要因素有以下六种:

1.仪表吸引

仪表是指人的外表,主要包括相貌、服饰、仪态、风度等,可影响人们彼此间的吸引。

在首因效应中,仪表因素在人际关系中占重要地位。虽然外表吸引是人际吸引的重要因素,但不能夸大外表和容貌的作用。因为随着相互认识的加深,仪表因素对人际关系吸引的作用可逐渐缩小。

2.接近吸引

有两层意思:①时空的邻近;②熟悉的程度。很明显,空间距离与熟悉度可影响人际关系的亲疏。一般而言,人与人在空间距离上越近,交往频率越高,越容易创造了解、熟悉的机会,从而对人际关系起到促进作用。

3.相似吸引

一般人们越相似,最初的人际吸引力就越强。其表现有三个方面:一是个人背景相似,包括性别、种族、宗教、社会阶层以及年龄;二是态度相似;三是外表相似。其中态度相似是最具吸引力的,即志同道合。现代社会的"闺蜜和铁哥们"多半受相似性和互补性吸引的影响。

4.互补吸引

是指双方的需求或个性互补时,易形成强烈的吸引力。需求的互补性在交往过程中可获得互相满足的心理状态。如一个支配欲强的人易和被动型人相处,因为彼此间可以取长补短,互相满足对方的需求。一般而言,人际吸引中的互补因素,其作用多发生在交情较深的朋友、恋人、夫妻间。

5.个性品质吸引

个性品质是影响人际关系的重要因素。优良品质,如正直、真诚、善良、热情、宽容、幽默、乐于助人等,具有持久的人际吸引力。个性优良品质可以说是人格美的具体表现,外表美可能是一时的,而人格美往往稳定、深刻而经久不衰。研究结果发现,真诚是最重要的特质,评价最高的词语有真诚、诚实、忠诚、值得信赖、可靠等,另外两项特质——温暖及能力评价也很高。在一项对大学生欣赏的人格品质调查中,待人诚恳、坦率,遇事积极、充满自信,善于团结协作,幽默、谦逊有礼排在了前几位。

6.才能吸引

研究表明,在其他条件都相同的情况下,才能的吸引力是相当复杂的。并非能力越高、成就越大,人际吸引力就越强。事实上,最被人欣赏的,是才能高而有缺点的人。心理学研究表明,犯过错误、能力超凡的人被认为最具吸引力;犯过错误、平庸的人被认为最无吸引力;而没犯错误、能力超凡的人吸引力排在第二位。这一发现被阿伦森称为"犯错误效应"。

六、常见的沟通困难原因分析及有效沟通技巧

1.沟通中产生歧义理解，导致沟通困难

沟通中混淆你、我、他在具体意义上的不同，导致沟通产生歧义理解，进行困难。

有效沟通技巧：理解你、我、他在性格特点、表达方式、信念价值及行为标准等方面的不同，及时探讨沟通双方对目标的一致性理解，沟通中重复对方信息并阐明自己对信息的理解，确认理解没有歧义，完成沟通。

2.沟通中过分关注自我，导致沟通困难

沟通中陷入自我表达状态，忽略感受及观察对方是否在接收信息或沟通中陷入自我沉思，而忽略接收对方向自己传递的信息，导致沟通困难。

有效沟通技巧：沟通中保持与对方互动和互换信息，询问并识别对方对沟通内容的回馈态度，及时反馈自己的态度，完成双向沟通。

3.沟通中过于强调权威，导致沟通困难

沟通中陷入自以为是的状态，以为可以控制对方，态度强硬地向对方传递信息，或者把自己当作绝对的权威者，不给对方回馈和表达的机会，导致传递信息完整却收不到沟通的效果。

有效沟通技巧：理解"一个人不能控制另一个人"的含义，懂得心灵成长的规律之一是"每个人都要成为自己"。找到让对方更容易接受的方式传递信息，完成沟通。

4.沟通中知识贫乏、能力欠缺，导致沟通困难

沟通中双方层次不对等或意见不一致，陷入"沉默僵局"，造成沟通不畅或终止。

有效沟通技巧：提高沟通素养，做好应对沟通中可能出现僵局的准备，学会用幽默或调侃的方式让双方放松下来，也可诚实地告知对方沟通困难，先暂停沟通，再去探索继续沟通的合适方法以完成沟通。

5.沟通中过度自我保护，导致沟通困难

沟通中设置自我防御、死要面子，明知对方不接收信息，仍旧强行表达，导致沟通不欢而散。

有效沟通技巧：沟通中保持互相尊重，借由赞美或表示理解打破双方的自我防御，勇于承认自己在沟通中可能的失误，学会调节情绪，完成沟通。

6.沟通中思路狭隘，导致沟通困难

沟通中陷入自我限制，缺乏开放思维和创造性思维，思维直接被不可能、没办法所限制，导致沟通无法继续。

有效沟通技巧：沟通中保持目标明确、思维开放的状态，时刻提醒自己，凡事至少有三个以上的解决办法，遇有思路受阻，可巧妙地将话题交予对方，给自己足够的思考时间并找出解决方法，完成沟通。

7.沟通中男女思维模式差异，导致沟通困难

沟通中男女性别不同，思维模式、行为风格、各自擅长等有着巨大差异，双方目标一致却无法找到共同的沟通模式，导致沟通长期无果却束手无策。

有效沟通技巧：了解男性擅长系统思维，女性更擅长情感沟通。系统思维是指在周围事物发生变化时，能够发现其中的规律，看清其中的内在联系，从而使用概括性语言进行思维和沟通。情感沟通是指从对方的角度出发去体谅别人的想法或情感的能力，并且根据这种理解作出带有感情色彩的反应。男女沟通中不仅要了解自己的思路，同时要考虑到对方的沟通思路，及时调整自己的信息通道，与对方保持同步从而完成沟通。

8.沟通中混淆过去、现在和未来，导致沟通困难

沟通中带着过去的成见，忽略现在的事实，预设未来的沟通结果，坚持使用最习惯而没有效果的沟通方法，导致反复沟通无效。

有效沟通技巧：没有人能两次踏入同一条河流，也没有人的今天和昨天完全相同。当今社会是一个日新月异的时代，因此应及时发现每个人的成长和进步，打破成见和习惯，带着全新的态度去面对每一次沟通，时刻洞察沟通中的微妙变化并及时调整，以合适的方式完成沟通。

9.沟通中忽略代沟问题，导致沟通困难

不同时代的人们，思想观念、表达模式、世界观、人生观、价值观等都有所不同，形成代沟，导致沟通困难。

有效沟通技巧：代与代之间的沟通要克服以自我为中心的心态，学会了解所谓代沟的具体内容，积极改变沟通方式，采取双方认同的有效方式完成沟通。

七、建立良好人际关系的基础

实现建立良好的人际关系，让大家身心健康、事业顺达的愿望需要具备良好的人际沟通能力。综合起来，建立良好人际关系的基础有四个方面：

（1）树立人人都需要沟通的理念，时时处处把握与人沟通的机会。

（2）积极参与沟通实践，在实践中及时调整自己，提高综合沟通能力。

（3）明确自己的定位，善于了解他人、关心他人。

（4）了解和遵循沟通的相关规律，为建立良好的人际关系奠定基础。

第四节 医患沟通与护患沟通

一、医患沟通的概念及基本理念

(一)医患沟通的概念

"医"的含义:狭义上指医疗机构中的医务人员;广义上指各类医务工作者、卫生管理人员及医疗卫生机构,还包括医学教育工作者。"患"的含义:狭义上指患者和家属亲友及相关单位利益人;广义是指除"医"以外的社会人群。

医患沟通,就是在医疗卫生和保健工作中,医患双方围绕伤病、诊疗、健康及相关因素等主题,以医方为主导,通过各有特征的全方位信息的多途径交流,科学指引诊疗患者伤病,使医患双方达成共识并建立信任合作关系,达到维护人类健康、促进医学发展和社会进步的目的。

由于"医"和"患"都有狭义与广义的区分,因此,医患沟通也有狭义与广义的内涵。狭义的医患沟通,是指医疗机构的医务人员在日常诊疗过程中,与患者及家属就伤病、诊疗、健康及相关因素(如费用、服务等),主要以诊疗服务的方式进行的沟通交流,它构成了单纯医技与医疗综合服务实践中十分重要的基础环节,也是医患沟通的主要构成。

广义的医患沟通是指各类医务工作者、卫生管理人员及医疗卫生机构,还包括医学教育工作者,主要围绕医疗卫生和健康服务的法律法规、政策制度、道德与规范、医疗技术与服务标准、医学人才培养等方面,以非诊疗服务的各种方式与社会各界进行的沟通交流,如制定新的医疗卫生政策、修订医疗技术与服务标准、公开处理个案、健康教育等。它是在狭义医患沟通的基础上衍生出来的医患沟通,由许多未处理好且社会影响较大的医患沟通(关系)个案所引发,但广义的医患沟通产生的社会效益和长久的现实意义是巨大的,它不仅有利于医患双方个体的信任合作及关系融洽,更重要的是它能推动医学发展和社会进步。

(二)医患沟通的基本理念

(1)沟通是以人与人全方位信息交流所达到的人际间建立共识、分享利益并发展关系的状态。

(2)医患沟通应是人们医学实践的思维方式和行为准则,是医疗卫生过程的重要环节。

(3)医患矛盾的直接原因是经济发展转轨和社会转型造成的利益格局调整及新旧观念的碰撞,而根本原因则是医患对人自身全面认知的不足。

(4)医患沟通是多学科的综合学问,是处理好医患关系的关键。医患沟通必须从思想观念、知识结构、机制制度及法规上整体构建。

（5）医方应以人为本，责无旁贷地承担起社会责任，以医方为主导来重建医患信任合作关系，并全面实施生物-心理-社会医学模式。

（6）医患沟通实际上是人与人之间的沟通，是人对自身的认知和觉醒：医患一体——人人皆患者，人人皆医者。

二、医患沟通的新理念

（一）以人为中心——医院的新宗旨

为了真正实现生物-心理-社会医学模式，应该更新"以患者为中心"的医院宗旨，确立医院以"以人为中心，一切为了人的生命安全和健康"的全新宗旨。在理解这个新的医院宗旨方面应注意以下 5 个方面。

1. 医学的目的

要求医院维护所有人的生命与健康，而不仅仅是患者的生命与健康。如果我们医务工作者只关心患者，工作的重点就是治愈疾病，就容易忽视正常人的疾病预防和健康维护，容易忽略对正常人群（潜在的患者）的关爱，只见"病"不见"人"的思维方式和工作模式难以让患者和社会真正满意，难以真正实现医患沟通。

2. 新的健康概念

要求医院关注所有人的所有健康因素。众所周知，世界卫生组织提出的健康概念是"健康是指一种身体、心理和社会的完善状态，而不仅仅是没有病或虚弱"。显然，医院和医务工作者不仅要关心人的身体病患，还要关心人的心理、社会、环境、技术（医疗）等影响人身心健康的各种因素，以自身特有的职业优势条件，去解决或帮助政府和社会解决各种复杂的损害健康的因素。

3. 患者的概念

进医院看医者的人不一定都是患者。人到医院就诊，在没有做任何问诊和各种检查之前，我们不能断定他是患者。他可能有病，也可能没病，或仅是亚健康状态，或是心理问题。所以，我们不能无根据地把他们认定为患者。对前来就诊的人（包括正常人）及他们的亲友，要用耐心的交流和温馨的服务体现出医者的仁爱之心。

4. 患者的愿望

没有人内心希望自己被确定为患者。人被医者认定"有病"是迫不得已的，人人都向往身心的健康及所伴随的快乐。因此，医院和医务人员面对前来就诊的人应始终坚持一个理念：为人的健康而工作。围绕这个理念，医院和医务人员在语言、行为、环境等方面要尽量创造出轻疾病、重健康的背景，减轻疾病给人带来的强大心理压力。

5.医者的培养

以人为工作对象的医务人员是更需要提高综合素质的人。医务人员承担着艰巨繁重的维护人健康的责任。因此,医务人员需要相当高的综合素质和能力,需要医院高度重视对他们的关心和培养。

同时,医院又是个特殊的单位,兼有企业和事业的性质,医院需要有以人为本的文化建设,医院的文化内涵不应是"患者文化",而是"人的文化"。所以,医院的核心理念应面向所有人,应体现出爱护人、救助人、服务人、尊重人、关心人、理解人、依靠人、凝聚人、培养人。

在市场经济条件下,医院如何处理好人与利、治病与保健的关系;如何实现现代医学模式;如何重树医务人员形象及如何提高医疗卫生事业地位,医院的宗旨是关键。医院的核心理念:唯人不唯利;以救死扶伤和维护健康为根本;以基本医疗和优质服务为基础;以高难诊疗和特需服务为发展。

(二)医患一体——医务人员的觉醒

医患沟通,首先要实现医患双方真正的理解。怎样才能达到这样的境界呢?医务人员首先要建立"医患一体"的思想认识。所谓医患一体,即人人皆患者,人人皆医者。

1.人人皆患者

俗话说:人吃五谷,谁能无病? 生老病死,是人生的规律,是每个人的必经之路,是大众的体验。任何一个健康的人,随时都可能被各种致病或伤害因素所击中而成为患者。现代关于健康的定义更是科学地说明了影响健康的复杂因素。要么今天是患者,要么明天是患者。每个人都"患"有不同程度的"亲人疾患综合征",即当亲人患上重病后,几乎人人都会表现出一定的身心不良反应,如焦虑、恐惧、判断力低、情感失控、失眠、食欲减退、疲劳等。

2.人人皆医者

从医学心理看,心理因素既能致病又能治病。当疾病发生后,如果个人能调整好心理状态,抱着积极的态度去抗击疾病,康复的时间会明显缩短;如果调整不好心理状态,就会延长疾病的康复期,严重者还可能引发身心疾病。现代医学已证明,健康的心理是维护人体免疫力的基础。

从社会角度看,千百年来传统医学模式中医者的绝对权威,在现代社会正逐渐被削弱,患者的自主维权意识和行动已渗入到医疗实践的全过程。政府和社会也开始动用政策、法律和舆论的力量来降低医者的权威。而医者也开始局部地自觉还权于患者,给患者更多的选择权和决定权。医者的诊疗方案需要患者的"批准"和支持才能全面有效地实施,疗效如何,取决于患者支持的程度。

（三）沟通共享——医疗体系的"神经和血液系统"

我们都知道，人体的神经系统和血液系统对于机体的健康生存和功能发挥至关重要，同理，医患沟通就如医疗体系中的神经系统和血液系统一样重要。一方面在发挥着信息收集、分析、综合、传导、传递、反馈并以优化的信息来领导、管理整个机体的功效；另一方面在发挥着机体内部物质和能量的产生、更新、流通、交换、储存等功能。它表明只有沟通，才能共享。

1.医疗体系的构成与运行规律

医疗体系的构成要素包括医务人员、医疗机构、患者及家属、伦理和价值观、医学科学与技术、药品、医疗设施和设备、经费、政府管理部门、相关政策法规与制度规范、相关市场机构、媒体等。这是一个庞大的、多变的活动体系，每一个要素都有自己的活动规则，这些规则有的部分相合，有的互不相容，有的则对立排斥，形成了极为复杂的矛盾群体。

2.沟通共享是医疗体系高效运行的动力

在市场经济条件下，医疗体系变得越来越复杂和多变，利益的冲突在加大，似乎医疗体系是个巨大的"黑洞"，无法捉摸。其实不然，医疗体系就如人体，是个整体运行的有机体，各要素是互相支撑、互相合作的，谁也离不开谁，它们是矛盾的统一体。当这些要素与系统互不相容、互相牵制、低效运行时，说明它们缺乏沟通，信息、物质和能量不能有效传递、交换、更新及融合。人体的结构是十分科学的，神经系统和血液系统就是沟通、协调整个机体的网络和能源系统，并确保了人体的高效运行。

（四）共担医疗风险——医患合作的基础

1.医学的未知和人的差异就是医疗的风险所在

这个道理医务人员似乎人人都懂，但领悟的程度却有很大差别。一般来讲，高年资的、年长的医务人员感受很深，看病越多，胆子越小，诊疗就越谨慎。因为他们知道，医学有很多未知的东西，人的身体和心理没有任何两个人是完全相同的；人的疾病又随时在变化之中，医务人员自己的状态也在变化之中。所以，医疗不成功的可能性随时存在，医疗的风险大即在于此，它不以人的意志为转移。

2.主动还权于患者，共担医疗风险

无数医患纠纷的事实告诉我们，医务人员不能再抱守"权威"之位，要顺应社会民主发展的趋势，积极主动地维护患者的生命健康权、平等权、知情同意权、参与权、隐私权等。为了人民群众的健康，为了医学事业的发展，仅靠医务工作者的"孤军奋战"已是不现实的，医务人员和患者及全社会应共同承担起人类抵御疾病、维护健康的社会重担，共同分担医学的高风险。放权和还权，是医务工作者当今的正确抉择。

（五）医疗活动有市场特征——医学实践的新规则

医疗活动是一种极为复杂并且需要很多相关资源支持的社会行为，其中凝聚了无数人的劳动价值。不管医学自古以来承担了多少社会责任和义务，也不管今天我们在讨论医疗卫生的公益程度如何，我们必须面对一个现实：我们处在全球市场经济的环境下，经济运行规律渗透到社会生活的每一细微之处。所以，今天的医疗活动有着显著的市场特征。

每一个医疗机构，不管是公立的还是私立的或是福利性的，医务人员（劳动）和医疗项目都是有价值的。患者既是顾客，又是市场，服务、质量、管理、声誉、项目、创新、营销、宣传等是医疗机构的基本行为要素，与企业行为要素相似。这不仅是当今社会新的规则，也是医学实践活动新的规则。

但是，我们在确定医疗有市场的观念时，千万不能把医疗活动完全等同于企业的市场行为，因为企业的基本目标之一是追求利润的最大化，而医疗活动的目标是救死扶伤、维护人的生命健康。因此。摆在我们医务人员面前的历史性课题是，怎样把传统医疗行为中的社会责任与现代医疗行为中的市场规律有机结合起来，产生富有时代意义的全新医学模式？简而言之，在抱守社会责任的基础上遵守市场经济的各项规则，是医疗活动立足与发展的唯一途径。

三、护患沟通的概念及重要性

（一）护患沟通的概念

护患沟通，主要是指护士与患者及其亲属之间的沟通。护患沟通是医患沟通的重要分支之一，也是医患沟通的重要内容之一。护患沟通是护士人际沟通的主要内容，是建立良好护患关系，圆满完成护理工作的重要环节。

近期的一项有关对护理人员在护患沟通中的负面经历状况的调查结果显示，87.3％的护理人员曾有过护患沟通的负面经历，提出护士在护患沟通过程中出现的高频率的消极体验对构建和谐护患关系有一定的影响，强调应加强对护患沟通的关注和培训。

（二）护患沟通的重要性

1.实施生物-心理-社会医学模式的需要

现代医学护理观认为，在对患者进行治疗和护理的过程中，不能用传统的生物医学观点把人当作单纯的自然人，而应研究人的精神世界，在懂得人、理解人的基础上进行治疗和护理，从而达到生理、心理和外在环境的平衡。

2.推进整体护理模式的需要

整体护理是以现代护理观为指导，以患者为中心，护理程序为方法，对患者进行全方位的护理。传统的护理技术服务已不能满足患者的需要，他们希望得到更高层次的服务,即健康促进的需要。而护理程序的第一个步骤是护理评估。评估要收集资料,收集资料有很多方法,与患者沟通是主要的方法。若没有沟通,护士就无法评估患者,给予照顾或评价护理效果,成功的沟通使双方均可获得重要的信息。没有沟通,护理就不易达到具体目标,实施整体护理更是一句空话,所以为达到高质量的护理,每一位护士都应掌握并在护理实践中运用护患沟通技巧。

3.护理人文关怀的需要

现代护理以人为本,人文关怀在护理中的体现,是护士以人道主义的精神对患者的生命与健康、权利与需求、人格与尊严的真诚关心与关注。人文关怀是护患沟通的重要思想基础,护患沟通是人文关怀在临床护理中的具体应用。

4.开展常规护理工作的需要

护士在实现从患者入院评估、确立诊断、制订计划、组织实施、效果评价的护理行为中需要得到患者的支持。无论执行任何技术操作,沟通在护理过程中都是不可缺少的要素。所以,在护士与患者互动关系中所发生的任何事件,如倾听家属的抱怨、给予患者护理指导、卫生宣教、进行护理活动等均包含沟通的成分。有效的护患沟通对于提供成功的护理照顾是很重要的,既维护了患者的利益,又有利于护理工作的开展。

5.融洽护患关系的需要

护患关系是患者与护士在护理过程中形成和建立起来的人际关系,它直接影响着患者的心理变化,与患者的康复有着密切的联系。护患沟通是处理护患之间人际关系的主要内容,没有护患沟通,就不能建立良好的护患关系,良好的护患沟通能够缩短护患间的心理差距,最终达到心灵沟通,使护患间多了一分真诚,少了一点猜疑。良好的护患沟通能够缩短护患间的认知差距,可以增加患者对护士的信任和理解,进一步完善护患关系,提高护理质量。

6.妥善处理护患矛盾的需要

在医院这个特殊环境下,护士、医生、患者相依共存,彼此的交流紧密不可分。尤其是护士,接触患者最早,也最多,其一言一行都被患者深深地关注。患者可以从护士说话的内容、表情等方面产生喜悦或厌恶、满意或恐惧等不同的体验;护士亲切诚恳的语言可以为治疗创造先决条件,而简单不慎的语言刺激,比其他感官刺激更为强烈。相当一部分的护理纠纷,不是因护理技术服务引起的,而是护患之间沟通不畅或是交流质量不高造成的。成功的沟通可以增强与患者和家属间的亲和力,避免许多护患间潜在的冲突,防止护患纠纷的发生。

第二章　护士仪容仪态礼仪

第一节　概述

仪容是人际交往中展现个人形象、反映个人内涵品质的重要因素。健康、优美的仪容不仅能使自己保持自信乐观的心态,也可给他人带去美好、舒适的感受。

一、仪容美的内涵

仪容是指人的外貌、容貌,主要包括人的头面部。仪容美是个人仪容礼仪的首要要求,有三个层面的含义:①仪容的自然美,是指仪容的先天美,即天生丽质,主要受遗传因素的影响;②仪容的修饰美,是指依照个人特点,规范地对仪容进行必要的修饰,扬长避短,设计并塑造出美好的个人形象;③仪容的内在美,是指通过后天不断地学习,提高自身道德水准和文化艺术修养,显现出优雅的气质与美好的心灵。综合来说,仪容美的真正内涵应是上述三个层面的协调统一,秀外慧中,表里如一。

二、仪容修饰的原则

适当的仪容修饰可使个人形象得以美化。仪容修饰一般应遵循以下原则:

(一)适度性原则
要求仪容修饰在修饰程度、修饰技巧和修饰用品上,应把握分寸,自然适度,追求虽精心雕琢而又不露痕迹的效果。

1.适度的修饰程度

仪容修饰旨在使人更加美丽,因此应注意修饰得当,以自然为本,根据个人的先天容貌、肤色等进行适宜妆点,以体现真实、自然之美。而不应过度寻求新异,将自己怪异化、丑化,过度的修饰不但不会使人产生美感,反而会给人留下矫揉造作的不良印象。

2.适宜的修饰技巧

成功的仪容修饰技巧是注重整体协调之美,达到浑然天成、清新自然的效果。修饰的技巧在于虽经过精雕细琢但看上去却了无痕迹,尽显自然之美。

3.适当的修饰用品

在选用各类修饰用品时,应结合个人特征及饰品的品性和特点,恰当使用。比如,口红的色彩有多种,在选用时应注意与个人肤色相协调,以达到自然美、整体美的视觉效果。

(二)适体性原则

仪容修饰应顾及整体,达成修饰与个人自身之间的协调一致,使其浑然一体,营造出整体风采。仪容修饰必须与自身的性别、年龄、服饰、职业、身份、个性、气质等相适宜、协调。

1.与性别、年龄相适宜

仪容美首先应与性别相一致,注意男女有别,男性仪容修饰应保持和体现阳刚之气,女性则应注意自然表露柔美秀丽。同时,不同年龄阶段仪容美的标准也会不同。仪容修饰应与个人的年龄相吻合,并突出这一年龄段的特征美:少女有纯情可爱之美,中年女性有稳重成熟之美,而老年女性则有和蔼端庄之美等。

2.与服装、服饰相适宜

仪容修饰应与服装的类别、颜色相协调统一,以达到整体美的效果。如身着朴素的服装时不宜浓妆艳抹,而身穿华贵的礼服时则应精心修饰仪容。

3.与职业、身份相适宜

仪容修饰应充分考虑是否与自身的身份和职业相匹配,不同的职业、身份有与其相适应的妆容和发型,能更好体现职业和身份特点。

4.与个性、气质相适宜

在修饰前应先根据个人的性格特质进行整体形象设计,对个人形象进行美化和塑造,充分体现自身风格、气质和良好的个人魅力。这就要求修饰者不仅要掌握修饰的原则和技巧,还需要具有较强的审美能力和分析判断能力。

(三)TPO 原则

即时间、地点、目的原则。要求仪容修饰应与时间、场合和目的相一致。

1.时间原则

是指要注意把握时代、季节时令以及早晚时间的差异。修饰应注意符合时代的潮流,不可过于超前,也不能过于滞后,否则会让人产生怪异感,拉大与人群的心理距离。

2.地点原则

注意与地点和环境相适宜。仪容修饰应与所处的地点、场所相适宜,如参加宴会或演出时可化浓妆,而在办公室等严谨的工作场所则禁忌化浓妆。

3.目的原则

仪容修饰在某种程度上可体现个人一定的意愿,反映个人内在素质,并有一定预期,即通过仪容修饰,期待给他人留下怎样的印象。因此,仪容修饰应注意适应自己的社会角色和预期目标,以达到理想的预期效果。如在参加应聘会前应精心修饰,以展现自身端庄、美好的形象,若此时不修边幅,则让人感到应聘者根本不在意此次应聘。

(四)仪容修饰与素质统一原则

美好的仪容仪表会给人留下良好的第一印象,这种外在的仪容印象是表面的,会随着人际交往的不断深入而发生变化。而人的素质是深层的、内在的,包括品德、心理、科学文化知识等方面的综合品质及其所表现的能力,需要经过不断地学习,加强自身修养,才能得以提升。因此,仪容修饰应与其内在素质修养相统一,达到秀外慧中、表里如一的美好境界。

三、仪态的基本要求

我国古代以"站如松、坐如钟、行如风"来规范要求站、坐、行的姿态。仪态礼仪的基本要求有以下四个方面:

(一)举手有礼

人们在社会交往中应以礼相待,举止有度,举手有礼,彼此感受到礼仪给人带来的优雅与舒适。注意尊重习俗、遵循约定俗成的礼仪规范,努力营造和谐、文明、现代、进步的社会环境。

(二)站立有相

站立时应始终保持规范但不呆板,体现出健康稳重、积极向上而又诚恳谦逊的精神状态。站立姿态总的要求是:头端颈直,双眼平视,表情平和自然;挺胸收腹,两肩平行、外展放松,立腰提臀;双臂自然下垂,双手五指合拢垂放于大腿外侧;两腿并拢,两脚呈 V 形或"丁"字步(男士两腿平行,两脚微分开,略窄于肩宽),重心落稳;全身挺拔向上、自然舒适。

(三)落座有姿

规范的坐姿:在站立姿态的基础上,右脚后移半步,待腿部接触座位边缘后平稳落座。女士着裙装落座时,应先用双手拢平裙摆后落座于椅面的 2/3 处,挺胸收腹抬头,目视前方,躯干与大腿、大腿与小腿均形成直角。双腿并拢(男士就座后双腿可分开,不宽于其肩),双手掌心向下,叠放于一侧大腿中部(男士双手可分别放于两腿之上)。

(四)行走有态

规范的行走姿态:精神饱满、步态稳健、步幅适中、步位平直、步速轻快。在站立姿势的基础上,脚尖朝向正前方,挺胸收腹,双目平视,两肩平稳,双臂前后自然摆动,前后摆幅为 30°～40°,步履矫健、从容不迫、充满活力。

四、仪态的功能

仪态是人在社会活动或交往过程中所表现出的各种姿态,也称举止、动作、举动。仪态是一种无声语言,具有真实性、可靠性的特点,又称为身体语言、第二语言或副语言。英国哲学家培根说:"在美的方面,相貌的美高于色泽的美,而优雅合适的动作美高于相貌美。"可见仪态美的重要性。仪态的主要功能有以下三个方面:

(一)传递信息

仪态可传递口语或书面语不可替代的作用,能更真实地反映出人的内心世界、情感和思想。在人际交往中,会因特定的交际环境不便采用其他信息传递方式,而某种体态、举动恰能清楚地表达其意。有研究表明:在人们的沟通过程中,约有2/3的信息都是通过身体语言来表达的。可见,仪态的作用甚至能超越语言交流。

(二)表达情感

仪态能表达有声语言所不能表达的情感,或对有声语言的信息起到补充和强化作用,使有声语言更具有表现力和感染力,从而更真实地表达特定的情感,使交际语言更加生动。

(三)体现素质

仪态在人们初次交往时,能发挥重要的作用,给人以深刻的第一印象。一个人的仪态在很大程度上可反映出个体的内在素质和个性修养。因此,仪态美极富魅力和感染力,能在动静之中展现出人的气质、修养、品格等内在素质。

同时,良好的仪态不仅带给人美的感受,还有利于个体各脏器功能的有效发挥,有利于身体的健康。

护理工作不仅需要护士具备丰富的专业知识,而且因为劳动强度较大,还需要护士具备良好的身体素质。因此,护理工作是展现女性的力与美的职业。训练有素的举止、优美的姿态、得体的风度,能显示出护士良好的素质和职业特点,并给人们留下温和、善良、仁爱的"白衣天使"形象。对护士而言,良好的体态可增加患者对护士的信任感,唤起患者的美感,使患者能更好地配合治疗和护理,促进患者的早日康复。

第二节　护士的仪容礼仪

一、护士的仪容美

(一)护士发部修饰

护士的发部修饰可展现护士职业魅力,体现护士优雅干练的气质。因此,护理人员应掌握头发清洁、保养和修饰的知识与技巧。

1.头发的清洁与保养

秀美的头发需要从梳理、修剪、按摩、洗发、养护等方面进行保养和护理。健康的头发是有光泽、柔顺、富有弹性和韧性、不易折断和脱落的,头发应注意时刻保持整洁、干爽、无异味、无头屑,以维持完美的个人形象。头发的清洗次数可根据环境、季节、发质来确定,一般夏季出汗较多应每天至少清洗一次,冬季则每1～2天清洗一次。洗发时使用适合自己发质的洗发剂,可以指腹按摩头部发根及发梢,按摩方法:十指张开、微曲,沿发线从前额向头顶再到脑后,然后由两鬓向头顶做环形按摩,用力适度,不可过重或过轻,然后用清水漂洗干净。保持健康的头发还需要补充富含维生素、微量元素和蛋白质的食物,如芝麻、香菇、紫菜、绿色蔬菜、水果、鸡、鱼、肉、蛋、牛奶等美发食品。同时防止头发过度日晒、过度烫染等,以免头发干枯变黄。

2.发型的选择

发型能反映出一个人的文化修养、精神状况以及社会地位。发型的选择应根据个人的发质、脸形、体型、年龄、职业、服饰及颈部等特点而定,以做到扬长避短、和谐统一、美观大方。一般来讲,头发稀少者适于留长发,梳成发髻。椭圆形脸是东方女性的标准脸形,可选择任意发型;圆形脸可将顶部头发梳高;长形脸可留刘海,或将两颊两侧的头发梳成饱满的形状;方形脸可将头发紧贴于头部,利用刘海遮住额头,两侧头发遮盖住较宽的脸部。身材高大者一般宜留简单的短发;身材瘦长者宜选择波浪式长发,不宜将头发盘高;身材矮小者宜选择短发型或将头发高盘,避免留长直发或披发。青年女性适宜简洁、流畅的发型;老年女性适合花型大的简单短发。职业女性适合明快的发型,给人以干练、成熟、值得信任的感觉;职业男性不宜留长发或剃光头,否则会让人感到滑稽古怪。穿着晚礼服时可将头发挽成发髻,显得端庄高雅;运动时宜将头发束起,给人以活泼、富有活力的感觉。颈部短粗者宜将头发盘起或留短发型,颈部细长者则不宜选择高而短的发型。

3.护士工作发式

护士在岗时头部必须佩戴护士帽,因此护士工作发式应体现护理职业特点,要求整洁、简练、方便、自然,最好不烫发、不染色彩鲜艳的发色。总的原则:头发前不过眉,侧不过耳,后不过领,并与佩戴的护士帽相协调。如留长发,应将其紧紧盘挽在脑后,或使用头发网罩,原则上不宜佩戴色彩艳丽的发饰、发网,固定头发的发夹应与头发的颜色相近;如留短发,应不超过耳下3cm,否则也要盘起或使用发网。燕尾帽要戴稳戴正。男护士不宜留长发,鬓角不应盖过耳部,头发前不触及眉眼,后不触及衣领,也不宜剃光头。工作时戴圆帽,头发不能外露,帽缝在后,边缘平整,帽顶饱满。

（二）护士面部修饰

面部仪容是个人仪容的重点。保持端庄健康的面容,进行适当规范的修饰,是护士展现良好职业形象美的关键。护士面部修饰的总原则是:整洁自然、端庄得体。

1.面部清洁和保养

面部皮肤状况可反映出人的健康状况、情绪和年龄等信息。健康的皮肤是光滑滋润、富有弹性的。面部保养首先要保持面部的干净清爽,无污垢、无汗渍、无分泌物、无异味,不佩戴面部饰物。男护士要经常剃须修面,清洁得体。为保持皮肤光洁滋润,平时应注意多喝水,适时清洁皮肤,清洁不宜过频,以防止损害皮肤的保护膜,造成皮肤过敏或炎症。保持充足睡眠;夏季避免过多日晒,外出可打遮阳伞;冬季避免过冷刺激,外出时可戴口罩等防护品。护理工作的工作强度和压力大,应保持积极乐观的心态,及时解决面临的问题,坚持适当户外活动,保持健康的生活方式,拥有健康的人格和心理状态,以表现出神采奕奕、容光焕发的面部仪容。

2.面部修饰

(1)眉部:眉形的美观对人的整体形象至关重要,眉毛过淡、过稀或过短等都会影响一个人的整体形象。应根据个人脸形和眉形特点进行修饰,平时应注意对眉毛进行认真的清洗和梳理,及时去除灰尘和掉下的眉毛。

(2)眼部:眼睛是心灵的窗户,应重视眼部的清洁和保护。要注意及时去除眼睛的分泌物,如患有眼部传染病应及时治疗,并自觉回避社交场合,以免失敬于人。佩戴眼镜的护士要注意选择美观、方便和舒适的透明眼镜,并随时擦拭和清洗,保持镜片清洁、视物清晰。工作时不宜戴墨镜或色彩较重的镜片,因镜片色彩过重会给人以拒人千里之外的感觉,同时也会影响真实、清晰的视物效果。

(3)鼻部:对容貌的影响非常重要,挺直的鼻梁可增加鼻部的立体感。在清洁面部时应注意认真清洁鼻部,保持鼻腔清洁、无鼻毛伸出。注意不要当众挖鼻孔、擤鼻涕或挤黑头,特殊情况下清理鼻涕应以纸巾辅助,并尽量避开旁人,避免发出过大声响。

(4)口部:护士要注意保持口腔清洁、无异味。每天认真刷牙,做到"3个3":每天刷牙3次,每次刷牙3分钟,饭后3分钟刷牙。经常用爽口液漱口,必要时洁牙。上班前避免吃气味较重的食物,如葱、蒜、韭菜、洋葱等。避免当众发出打嗝等不雅声音,并注意保持唇部的清洁湿润,避免嘴唇干裂、脱皮。男护士不要蓄胡须,应及时剃净。

(5)耳部:注意保持耳部清洁,及时清除耳垢,如有耳毛要及时修剪。护士不要在上班时间或当众掏耳朵。工作时护士最好不戴耳饰,如因民族习惯确须佩戴,应尽量戴较小的耳钉。

(6)颈部:是面容的自然延伸部分,要注意清洁和保养。颈部如佩戴项链不应暴露于护士服之外。

3.护士职业妆

俗语说"三分长相,七分打扮"。容貌的先天不足可通过化妆修饰,以及通过提高自身文化知识和内涵素养来弥补。护士职业淡妆主要目的是展现护士美好的职业形象,带给服务对象愉悦的心情。护士职业淡妆遵循的基本原则是自然朴实、素净雅致、协调得体、扬长避短。

(1)护士化妆的基本程序为以下七个步骤:

①洁面护肤:用温水洗净面部和颈部,可根据个人肤质选择合适的洁面产品,必要时洁面前先用卸妆油,用清水洗净后,使用化妆水或爽肤水轻轻拍打至吸收,再使用乳液或护肤霜按摩至吸收。

②底妆:粉底可美化肤色和修饰脸形,使皮肤看上去更加光洁、细腻,同时可阻挡外界环境和其他化妆品对皮肤的直接刺激。通常要注意选择适合自己肤色和肤质的粉底,用海绵从上至下、由内向外均匀涂抹,并注意不要遗忘对眼窝、鼻沟、脖子和耳朵等部位的适当涂抹,以免出现妆容残缺。

③眉妆:描眉前应根据自己的眉形、脸形和年龄特点对眉毛进行适当修饰,用眉钳或眉剪将杂乱的眉毛修理掉,然后再描眉。眉毛化妆应注意确定好眉头、眉峰和眉梢三个位置,眉头在内眼角上方偏里侧,眉峰在眉梢到眉头的 1/3 处,眉梢在鼻翼与外眼角的延长线上,把三点连接起来,就可描画出较为标准的眉毛。描画时应以自然为主,眉头一般不需要描画,从眉头 2cm 处开始起笔,用与眉毛本色及肤色相协调的眉笔或眉粉沿眉形逐根描画,最后用眉刷轻刷双眉。描眉切忌一笔画过、眉毛不宜修得粗重、过长、过黑。

④眼妆、涂眼影、刷睫毛:画眼线可修饰眼形、美化眼睛。描画时应紧贴睫毛,画上眼线时从内眼角向外眼角描画,画下眼线时从外眼角向内眼角描画,并只画眼睛外缘的 2/3。涂眼影可选用浅咖色等与肤色接近的眼影,并注意涂抹时色彩均匀。刷睫毛膏前,可用睫毛夹稍夹卷睫毛,然后从上睫毛根部向末端"之"字形涂刷,避免刷好的睫毛凝结成团。一般工作妆可不画眼线、不涂眼影、不刷睫毛膏。

⑤唇妆:选择接近唇色的唇线笔和口红,先用唇线笔勾画唇线轮廓,然后将口红均匀涂抹在上下嘴唇上,用纸巾或棉棒拭去多余的唇膏。忌用大红等鲜艳颜色和颜色过于明亮的唇线和口红。如唇部较干燥可先使用润唇膏。

⑥腮红:腮红涂抹的位置应以人发笑时脸部肌肉隆起处为基点,稍向四周抹开,注意上不过眉,下不过口,并与肤色自然过渡。腮红涂抹的形状,以及腮红颜色的选择应与脸形、肤色、眼影及口红的颜色相协调一致。

⑦定妆:检查整体妆容是否对称、自然、协调,如有需要加以修补,然后用粉扑

或粉刷蘸上粉饼或散粉定妆,在脸上做轻柔、均匀的按压,以吸去脸上多余油脂,扫去浮粉。

(2)护士化妆礼仪中应注意以下四个禁忌:①不能当众化妆,化妆应在上岗前完成,办公场所或其他社交场所均不宜化妆,如有必要补妆,应在休息室等无人场所进行。当众化妆有碍于人,尤其是有男士在场时,会有故意吸引异性注意之嫌。②不借用他人化妆品,化妆品是密切接触个人皮肤的私人用品,借用他人化妆品,既不卫生又失礼貌。③不使妆容出现残缺,化妆后应仔细检查和定妆,在出汗或用餐后应及时在休息室补妆,以保持妆容完美。④职业淡妆忌离奇出众,护士工作妆主要是为体现护士良好的精神风貌,切不可化浓妆,或化怪异、离奇的妆容。

(3)脸形轮廓及化妆技巧:①圆形脸:面颊较丰满,化妆时可在耳中至下颌用深色粉底修饰,上额、鼻部、下巴以浅色或亮色粉底修饰。描画眉毛时眉梢上升,眼影用深色。腮红切不能涂成圆形,宜在面颊两侧打纵长形腮红。②方形脸:前额宽,下巴方平,双颊腮骨较突出。化妆时要增强面部柔和感,宜选用色彩较暗的粉底,配以暗红色腮红,以使面部有缩小感。眉毛描画成弧形略粗的形状,适当突出眼影与唇部色彩,从而通过强调五官来减弱面部的轮廓。③长脸形:额部较高,整体长度比标准略长。可选择淡红色腮红,在下巴和额头上以暖色粉底施阴影效果,以从视觉上缩短脸的长度。眉毛修饰成平弧状较长的缓和曲线。④菱形脸:其特征是额头和下巴较窄,颧骨突出,两颊不够丰满。可在额头、下巴上用浅色粉底,颧骨外侧涂深色,腮红涂在颧骨稍偏内侧自然匀开,眉毛描画成圆弧形以使面部线条显得柔和。⑤倒三角形脸,其特征是额头宽,颧骨不明显,下巴较尖。可在额部用深色粉底,下巴及两侧颊部用明亮色,描画眉毛时以缓和的平弧形前粗后细的眉形为宜。⑥椭圆形脸:是一种标准的脸形,化妆时一般不需特别修饰。

(三)护士肢体修饰

很多礼仪形式都需通过肢体动作来展现,肢体的修饰同样很重要。护理工作强调"动手"能力,对手臂的修饰有其规范和要求。

1.手臂的修饰

(1)手臂的清洁与保养:手是人的第二张名片。在护理工作中,护士需要通过手来完成各种护理操作。因此,要严格做好手臂的清洁、卫生和健康的维护。在进入和离开病房时,执行各项护理操作前后,接触无菌物品前、污染物品后等都应进行规范的洗手,必要时用消毒剂洗手、泡手或擦手,以防止交叉感染或医源性感染。洗手后要及时涂抹护手霜,以保持手部皮肤滋润和健康。如果因洗手过频,尤其是秋冬较干燥的季节,手部皮肤很粗糙时,可在晚上睡前用温水洗手后,涂擦较多的护手霜,再戴上干净的手套睡觉,第二天手部粗糙便会有很大的改观。同时,护士在工作时不要用手揉眼睛、抠鼻孔、剔牙齿、搔头发等,以免造成不雅形象或引起交叉感染。

（2）手臂的装饰：自古女性的手臂常以佩戴手镯、戒指等饰品来增加美感。但由于护理职业要求的特殊性，护士的手臂应以朴素、庄重、便于护理操作为宜。注意经常修剪指甲，不留长指甲，不涂有色彩的指甲油，也不宜戴戒指、手镯或手链等首饰。修剪指甲不能在公共场所进行。手臂汗毛及腋毛较多者，尤其是夏天穿短袖衣服时，最好剔除或脱毛。有腋臭者应给予适当处理，不应选用味道过浓的香水，用量也不宜过多，宜选用植物类清淡香型，取少量点涂在颈部、腋下及手腕等处。护士在工作场所统一着护士工作服，一般主张护士生活装也应端庄大方，不宜穿无袖或吊带衣等裸露臂膀较多的衣服。

2.下肢的修饰

俗话说"远看头，近看脚，不远不近看中腰"。由于护士在工作时间与服务对象近距离接触，所以下肢的修饰不容忽视。首先，应保持足部卫生，勤洗脚、勤换洗鞋袜。夏季护士应穿过膝裙装，不可穿超短裙或过短的短裤，以免过多暴露腿部。穿裙式工作服时应配上肉色长筒袜，并注意袜口不能外露，不要穿破损的袜子。腿部汗毛较重者应穿长裤，如穿裙装则应去除过浓的汗毛。上班时按规定穿护士鞋，并注意保持鞋子清洁、美观。不能穿拖鞋、凉鞋上岗。

二、护士的表情

表情是指人的面部情态，是在神经系统的控制下，面部肌肉及其各种器官所进行的运动变化和调整，以及面部在外观上所表现出的某种特定形态，主要由目光、笑容等组成。表情是一种无声语言，是非语言信息传播系统的核心部分。表情能真实可信地表达出人们的思想、情感、意志等各种复杂的心理活动。通过人的表情，可以传达出愉悦、满意、肯定、悲伤、生气、害羞、恐惧等各种情绪。护士在工作时的表情应体现热情、友善、真诚、亲切、自然、沉稳，给服务对象以安全和值得信赖的感觉。

（一）目光

"眼睛是心灵的窗户"，目光又称为眼神、眼语，是指人们在进行目光交流时眼部所进行的活动，以及在这一过程中所表现出的神态。护士护理患者时，眼睛的作用要比有声语言显得更为重要。护理工作中，护士双眼应自然有神，善于用眼睛和视线与患者交流，这样既能体现护士对工作的专注、对患者的关心，更能赢得患者对护士的尊重和信赖。

1.目光传递信息

目光接触通常是人们传递信息、进行思想交流的有效方式，是希望交流、表示尊重并愿意倾听的信号。此外，通过目光的接触还可以判断患者的需求。目光接触的水平也影响沟通的效果,护士最好坐在患者的对面保持和患者的眼睛在同一水平线上,这样既可以表达对患者的尊重,也体现出护患之间的平等关系。护患交往中,护士仪表姿态、举手投足都直接影响护理信息的接收与传递,而护士在与患者交往中往往处于主导地位,多数患者是以求助者的身份来医院就医,他们的医学知识较少,即使有医务人员的解释,患者也难以理解疾病治疗的所有信息,如护理过程中护士与患者保持目光接触传递鼓励关怀的眼神可以缓解患者的紧张情绪,使其获得安全感,增强护理人员的亲和力。

2.目光交流情感

目光接触是非语言交流的主要信息通道,可以表达有声语言难以表达的意义和情感。一个心胸开阔、健康向上的人,他的目光一定坦荡、明亮和自信。相反,一个心胸狭隘、心怀叵测的人,他的目光往往狡诈、阴暗和游移。目光是最富有表现力的身体语言。护士与患者的目光接触,可以产生许多积极的效应。如亲切、友善的目光,可以给患者带来良好的心境;镇定的目光,可以给恐慌的患者带去安全感;鼓励的目光,可以给沮丧的患者重建自信;专注的目光,可以给自卑的患者带去尊重。相反,若护士与患者谈话时,几乎不看患者或注视时间不足,患者会认为护士对自己漠不关心,职业素养低下。

(二)微笑

微笑是人际交往中最具吸引力的面部表情。微笑是世界通用的语言,是美的象征、礼貌的表示、爱心的体现、自信的源泉。微笑服务是优质护理服务的重要内容。

1.微笑的作用

微笑是护理人员在工作中最常用的表情,微笑不论对自己还是对他人都能发挥良好的作用。微笑是一种积极乐观的情绪,可以传递高兴、赞许等多种情感,营造出和谐融洽、亲切友好的氛围,并可将良好的情绪感染在场的人,在一定程度上能驱散忧郁、不安等不良情绪。护士热情友善的微笑,可以缓解服务对象的紧张、陌生、恐惧、焦虑感,带给他们温馨、安全、亲切和信任的感觉,增进护患之间的感情,增强患者战胜疾病的信心和力量,促进患者的身心康复。同时,微笑可为自己营造良好的人际关系,时刻保持良好的心境,可使自己更加快乐和美丽。

2.微笑的特征

微笑是乐观豁达、友好诚信、信心充足、爱岗敬业的具体表现。护士在工作中应养成良好的职业微笑,做到表里如一、精神饱满、气质典雅。护士在微笑时嘴角微微上翘,嘴唇略呈弧形,注意不出笑声、不露牙齿。微笑应发自内心,自然大方、真诚甜美。

3.微笑的训练要领

微笑时应做到眉笑、眼笑、面笑、口笑和心笑,应"发乎情,出乎心",展现得体协调、和谐统一的完美微笑。

(1)微笑的要求

①眉笑:微笑时,额部肌肉收缩,使眉位略有提高,眉毛微弯呈弯月形,眉头自然舒展。

②眼笑:双眼目光亲切柔和、蕴含笑意。

③面笑:两侧面颊部肌肉收缩,并稍稍向上提拉,使整个面部呈现笑意。

④口笑:双唇自然闭合,不露牙齿,嘴角微微上提,唇形略为弯曲呈弧形,同时自觉地控制发声系统,不发出笑声。

⑤心笑:内心充满和善、真诚和关爱,表现谦逊,蕴含智慧。

(2)微笑的训练方法:①练习嘴角上翘:对着镜子,双颊肌肉上抬,口里发"一"字音,用力抬高口角两端,注意下唇不要用力过大。②练习眼中含笑:取一张厚纸,遮住眼睛以下部位,对着镜子,心里想着让人高兴的事情,使笑肌抬升收缩鼓起双颊,嘴角上翘呈微笑的口形。这时双眼会呈现出十分自然的笑意。然后放松面容,眼睛恢复原样,目光仍脉脉含笑,这就是眼中含笑。

4.微笑的注意事项

护士在微笑服务中应注意以下五个事项:

(1)整体协调:微笑时笑容要亲切甜美,并表现出谦恭、稳重、得体、大方的良好气质,微笑应同时与美好的语言、端庄的仪表、规范的举止有机结合,声情并茂,展现微笑服务的完整、统一、和谐之美。

(2)表里如一:微笑是内心和外在真、善、美的自然流露和有机结合。护理人员要具有对护理专业的热爱和高度的敬业精神,在工作中才能表现出发自内心的职业微笑,体现出对服务对象的同情、关心和爱护、帮助之情。

(3)一视同仁:微笑服务要一视同仁,不能有所区别,切忌以貌取人。

(4)兼顾场合:微笑应适时适度,注意兼顾不同场合、情境下他人的情感状态。在日常生活中,在特别严肃的场合,当别人做错事、说错话时,当别人心情悲痛时均不宜微笑。护士如在急救室、手术室等特殊岗位,或遇患者病情加重、忧伤痛苦时,均不应面露微笑。

(5)克制自我:每个生活在现实世界的人,都不可避免地会遇到各种各样的烦恼,从而产生不良情绪。由于护理职业要求,护士必须学会克制自己的不良情绪,注意不要把自己生活中的不良情绪带到工作中,以免影响患者康复,损坏护士职业形象。一名训练有素的护士,就应该像演员一样,走上工作岗位,就必须扮演好自己所承担的救死扶伤的神圣角色,控制一切不良的自我情绪,以微笑服务为服务对象提供优质护理。

第三节 护士的服饰礼仪

服饰是人们对服装、饰物和携带品的总称。数千年来,服饰早已经脱离了遮羞避寒的原始意义,具有了丰富的文化内涵。服饰是一个人仪表的重要组成部分,对仪表有着强烈的渲染力。它可以美化人体、掩饰不足,塑造良好的个人形象。从宏观上讲,服饰能反映一个国家、一个民族的文化素养、精神面貌及物质文明的发展程度;从微观上看,服饰能表达个人的气质、性格、社会地位、文化品位、审美情趣和价值取向,也能表现个人对自己、他人以及对生活的态度。大方得体的服饰给人一种无形的魅力,有助于人们在人际交往中形成良好的第一印象。每一个护理人员的着装,既反映了护士自身的职业形象,同时又代表了所在单位的形象及其规范化程度。因此,有必要学习相关的服饰礼仪知识,做到服饰得体、协调。

一、着装的基本原则

着装既是一门技巧,更是一门艺术。着装应根据自身的个性、阅历、修养及自身的特点等选择恰当的服饰,在选择过程中需要遵循着装的基本原则。

(一)TPO 原则

着装要规范、得体,应牢记并严守 TPO 原则。所谓 TPO 原则,是世界上流行的一个着装协调的国际标准,也是有关服饰礼仪的基本原则之一。其中的 T、P、O 三个字母,分别是英文时间、地点和目的这三个单词的缩写。它的含义是:人们在选择服装时,应当兼顾时间、地点、目的,并应力求使自己的着装及其具体款式与着装的时间、地点、目的协调一致,才能获得和谐、得体的穿着效果。

1.时间原则

(1)符合时代要求:不同时代穿衣的要求不同,唐朝时人们穿宽袍大袖的服装,清朝时穿长衫马褂。即使同一个时代,潮流也在不断地改变。因此,着装既不能超前,也不能滞后,应把握时代的潮流和节奏。

(2)符合季节的更迭:一年四季中,随着季节的更迭,着装应随之而改变。夏天的服饰应以透气、吸汗、简洁、凉爽、轻快为原则;而冬天应以保暖、御寒、大方为原则。

(3)符合时间的不同:每天早、中、晚时间不同,着装也应不同。早上锻炼时可穿运动装;白天上班需面对职业对象,应选择合身而严谨的职业装;晚上可穿宽大、舒适及随意的服装,如需赴宴则应考虑穿宴会服。

2.地点、场合原则

(1)与地点相适应:着装的地点原则实际上是指着装要与环境相协调。无论在室内或室外、国内或国外、单位或家中,不同的地点,着装应有所不同。如护士在医院上班穿着白大衣,逛街购物穿休闲装,在家休息穿着家居服都是符合与地点相适应的原则。

（2）与场合相适应:选择服饰应注意与穿着场合及该场合的气氛相协调。在交际应酬中有公务、社交、休闲三种场合。公务场合对于服装款式的要求是庄重、保守、传统,具体款式有制服、西装、套裙、工作服;社交场合对于服装款式的要求是典雅、时尚、个性,具体款式有时装、礼服、民族服装以及比较个性化的服装等;休闲场合对于服装款式的要求是舒适、方便、自然,具体款式有家居服、牛仔、运动装、沙滩装。

3.目的原则

从目的上讲,人们的着装往往体现着其一定的意愿,即着装留给他人的印象是有一定预期的。着装应适应自己所扮演的社会角色。服装的款式,在表现服装的目的性方面发挥着一定的作用。一个人身着款式庄重的服装前去应聘新职、洽谈生意,通常表明他郑重其事、渴望成功。而在此类场合,若选择款式暴露、性感的服装,则表示自视甚高,对求职、生意的重视,远远不及对本人的重视。

（二）适应性原则

在着装的选择和穿着上应考虑与年龄、职业身份、肤色和体型相适应的原则。

1.与年龄相适应

年龄大小往往决定所着服装的风格和款式。年轻人可选择活泼多变的服装,体现青春和朝气,如牛仔装、迷你装、吊带裙和短裤等。中年人可选择较正式的西服、套装以及质地上乘的休闲装。

2.与职业身份相适应

不同的职业有不同的服装要求,体现职业特点。选择符合自己职业身份的服装既能表明职业人士的责任感和可信任程度,也能表现出对他人的尊重。护理人员的职业特点决定了着装应朴素、典雅和稳重。

3.与肤色相适应

人的肤色会随着所穿衣服的色彩发生变化,因此,在选择服装时,应该使得服装的色彩与个体的肤色相协调,从而起到相得益彰的效果。中国人是黄种人,其审美观认为健美的肤色应是白里透红、润泽光亮、富有弹性,这种肤色的人对服装的选择面较宽,色彩无论明暗、深浅都适合。肤色偏黑的人应避免穿过于深暗的服装,应选择浅色调、明亮些的服装,如浅黄、浅粉、奶白色等,这样可衬托出肤色的明亮感。肤色偏黄的人,应该避免穿黄色、土黄色、紫色、朱红色的服装,因为这些色彩与皮肤对比性弱,会使肤色看上去更黄。应穿蓝色或浅蓝色上衣,可使偏黄的肤色衬托得娇美洁白。

4.与体型相适应

着装也应考虑体型的差异,以扬长避短。身材较胖者,适宜穿 V 字领或纵方向开领、有细长感的衣服,注意选择线条简洁,色彩有收缩感的深色和暗色,如纵条纹服装使人产生修长感。身材比较瘦的人在着装上适当多用花边和折纹,在面料的选择上以色泽亮、能产生扩张感为佳。另外,大图案的服装对身材较瘦的人也能产生不错的效果。

(三)整体性原则

正确的着装应当基于统筹的考虑和精心的搭配,其各个部分不仅要"自成一体",而且还要相互呼应、配合,在整体上尽可能地显得完美、和谐。若是着装的各个部分之间缺乏联系、"各自为政",哪怕再完美也毫无意义。着装要坚持整体性,重点要注意两个方面:一方面应恪守服装本身约定俗成的搭配,如西服搭配衬衣、皮鞋。另一方面使服装各个部分相互适应,局部服从整体,展现着装的整体美,如装饰物的选择应同着装主色相近或呈对比色,以取得和谐与呼应的效果。

(四)个体性原则

每一个人的个性各不相同,在着装时,既要认同共性,又不能泯灭自己的个性。着装要坚持个体性,具体来讲有以下两层含义:第一,着装应当照顾自身的特点。要做到"量体裁衣",使之适应自身,并扬长避短。第二,着装应创造并保持自己所独有的风格。在允许的前提下,着装在某些方面应当与众不同。切勿紧追时髦、随波逐流,致使个人着装毫无特色可言。

(五)整洁性原则

在任何情况之下,人们的着装都应力求整洁,避免肮脏或邋遢。整洁性体现于下述三个方面:第一,着装应当整齐。不应又折又皱,不熨不烫。第二,着装应当完好。不应又残又破,乱打补丁。至于"乞丐装",在正式场合亦应禁穿。第三,着装应当干净。不应当又脏又臭,令人生厌。

(六)文明性原则

在日常生活里,应努力做到文明着装。着装的文明性,主要是要求着装文明大方,符合社会的道德传统和常规做法。它的具体要求是:第一,忌穿过露的服装。尤其是在公务场合,袒胸露背,暴露大腿、脚部和肩部的服装,均应忌穿。在大庭广众打赤膊则更在禁止之列。第二,忌穿过透的服装。倘若使内衣、内裤"透视"在外,令人一目了然,当然有失检点。第三,忌穿过短的服装。不要为了标新立异,而穿着小一号的服装。更不要在正式场合穿短裤、超短裙之类过短的服装。它们不仅会使自己行动不便,频频"走光"、"亮相",而且失敬于人,使他人多有不便。第四,忌穿过紧的服装。不要为了展示自己的线条而有意选择过于紧身的服装;更不要不修边幅,使自己内衣、内裤的轮廓在过紧的服装之外隐约可见。

（七）技巧性原则

不同的服装有不同的搭配和约定俗成的穿法。例如,穿单排扣西装上衣时,两粒纽扣的要系上面一粒,三粒纽扣的要系中间一粒或是上面两粒。女士穿裙子时,所穿丝袜的袜口应被裙子下摆所遮掩,而不宜露于裙摆之外。穿露趾凉鞋时,一般不宜穿袜子。穿西装不打领带时,内穿的衬衫应当不系领扣,等等。这些要求,都属于着装的基本技巧。着装的技巧性主要是要求在着装时依照其具体的穿法而灵活改变,要学会穿法、遵守穿法。对此既不可以不知,也不可以另搞一套,免得贻笑大方。

二、着装礼仪

日常生活中,每个人的服装都会给他人留下深刻的印象。服装是由面料、色彩、款式三个基本要素所构成,此外,穿着方法也甚为重要。一般而言,人们的服装留给他人的印象,或者说每个人对自己服装应予重视的要点,主要指的就是这三个方面的问题。

（一）服装的面料

面料就是用来制作服装的材料。作为服装三要素之一,面料不仅可以诠释服装的风格和特性,而且还直接左右着服装的色彩、造型的表现效果。

从总体上来讲,优质、高档的面料,大都具有穿着舒适、吸汗透气、悬垂挺阔、视觉高贵、触觉柔美等几个方面的特点。制作在正式的社交场合所穿着的服装,宜选纯棉、纯毛、纯丝、纯麻制品。以这四种纯天然质地面料制作的服装,大都档次较高。有时穿着纯皮革制作的服装,通常也是允许的。

（二）色彩

服装的色彩通常给人们留下的印象最深,而且在很大程度上也是服装穿着成败的关键所在。在服装的三大要素之中,色彩对他人的刺激最快速、最强烈、最深刻,所以被称为"服装之第一可视物",故应引起高度重视。

人们在穿着服装时,在色彩的选择上往往既要考虑个性、爱好、季节,也要兼顾他人的观感和所处的具体场合。对一般人而言,在服装的色彩上要想获得成功,最重要的是要掌握色彩的特性、色彩的搭配以及正装的色彩选择三个方面的问题。

1.色彩的特性

(1)色彩的冷暖:每种色彩都拥有区别于其他色彩的独特的相貌特征,即色相。色彩由于色相不同,使人产生温暖或寒冷的感觉。使人有温暖、热烈、兴奋感觉的色彩,称暖色,如红色、黄色等;使人有寒冷、抑制、平静感觉的色彩,称冷色,如蓝色、黑色等。

(2)色彩的轻重:色彩明暗变化的程度,称为明度。不同明度的色彩,会给人以轻重不同的感觉。色彩越浅,明度就越强,它使人有上升感、轻感;色彩越深,明度就越弱,它使人有下垂感、重感。人们平日的着装,通常讲究上浅下深的搭配。

(3)色彩的软硬:色彩的鲜艳明亮度称纯度。色彩纯度越高,就越鲜艳,给人以软的感觉;色彩纯度越低,就越深暗,给人以硬的感觉。前者适用于喜庆场合的着装,后者则适用于庄重场合的着装。

(4)色彩的缩扩:色彩的波长不同,给人收缩或扩张的感觉也是不同的。一般来讲,冷色、深色属于收缩色;暖色、浅色则为扩张色。运用到服装上,前者使人苗条,后者使人丰满,二者皆可使人在形体方面避短遮羞。

2.色彩的搭配

不论是整体运用还是局部运用色彩,都应讲究科学搭配。科学的配色方法,能使人更好地表达个人气质,达到期望的效果。下面介绍几种常用的配色方法。

(1)统一法:即配色时采用同一色系之中各种明度不同的色彩,按照深浅不同的程度进行搭配,以便创造和谐之感。统一法配色适合工作场合或庄重的社交场合的着装配色。

(2)对比法:指的是在配色时运用冷暖、深浅和明暗两种特性相反的色彩进行搭配的方法。它可使着装在色彩上反差强烈,静中有动,突出个性,如红与绿、黑与白等。对比法搭配可适用于多种场合。

(3)点缀法:在采用统一法配色时,为了产生一定变化,在某些局部选用其他某种不同的色彩加以点缀,如袖边、领口、口袋或装饰等,起到画龙点睛的作用。这种方法主要用于工作场合的着装配色。

(4)呼应法:即配色时在某些相关的部位刻意采用同一种色彩,以使其遥相呼应,产生美感。如穿西装的男士讲究鞋与包同色,即为此法的具体运用。它也适用于各类场合的着装配色。

(5)时尚法:即在配色时酌情选用当时正在流行的某种色彩。它多用于普通的社交场合与休闲场合的着装,但在应用时应考虑场景和年龄等因素。

3.正装的色彩选择

(1)三色原则:三色原则是选择正装色彩的基本原则。它要求正装的色彩在总体上应当以少为宜,最好不超过三种色彩。遵守三色原则有助于保持正装的庄重感,在色彩上显得规范、简洁、和谐。一般正装的色彩若超过三种,会给人以繁杂和低俗之感。

(2)基本色彩:正装的色彩一般应为单色,无图案。最标准的套装色彩是深色,并应首选蓝色、灰色、棕色、黑色。衬衫以白色最佳,皮鞋、袜子、公文包宜为深色,以黑色最为常见。

（三）款式

服装的款式是指服装的造型、种类和式样。它既与着装者的性别、年龄、体型、职业及偏好有关,也受制于文化、习俗、道德、宗教及时尚流行趋势等。在服装三要素中,有关款式方面的礼仪规范最详尽、最具体、最严格,所以在社交场合,选择服装对款式方面的要求更高。根据礼仪规范在社交场合选择服装款式,最重要的是使之合乎身份,维护形象,并对交往对象不失敬意。按照风格的不同,服装可分为礼服、职业服装和休闲服装。

1.礼服

礼服一般在婚庆、访问、庆典和酒会等各种特别场合穿着。它能表达人际关系的婚、丧、喜、庆等各种特殊的感情。礼服突出华丽、隆重、优雅和庄重的气氛,因此礼服面料大多选用高级细致的丝绒、丝绸或织锦面料,呈现自然高雅的光泽与高贵质感。礼服的款式又随着流行趋势不断变化。民族服装在涉外活动中也可以作为礼服穿着。

礼服的选择应根据穿着的时间、地点、环境等综合因素确定。黑色是西式礼服常选用的颜色,但由于东方人是黑头发、黑眼珠。如果穿黑色礼服会使人显得暗淡,所以应注意搭配其他色彩醒目的配件,而且配件可以相对华丽些,以使人更为生动。在我国,正式场合可穿着传统旗袍,它能表现出中国妇女的婉约之美。

2.职业服装

工作时按照职业的要求穿着的服装称为职业服装。职业服装主要分为两大类:①工装或制服,如警察、工人、医生、护士等上班穿着的服装。这类服装的面料、色彩和款式统一,线条流畅,简洁明快,适应性强,能标志职业特色,体现职业形象。②适合办公室环境的服装,主要包括西服套装和女式裙、裤式套装。这类服装风格严谨,色彩素雅,制作精良,显得规范庄重,能体现职业人士的精明干练,让人产生信任感。

3.休闲服装

这类服装适合于在闲暇时间或非正式的场合穿着。面料多以棉、麻、丝等天然织物为主,讲究舒适自然,如运动装、牛仔装、毛衣、T恤衫等。休闲装没有固定的模式,可最大限度地发挥个人的爱好和个性。休闲服装能充分展示服装的无穷魅力,为在不同场合的着装提供了更多的选择。休闲装在穿着时应注意整洁舒适,同时配合自身的体型、年龄和身份,选择适合的款式和颜色,再搭配相适宜的饰品。使休闲装穿着得体和美观。

三、护士工作着装

护理既是一门科学,又是一门艺术。护理独特的艺术美是通过护理人员的形象来实现的,而护士的形象对护理对象的身心将产生直接或间接的影响,从而直接影响护理效果和质量。正确得体的着装不仅能体现护士良好的精神面貌和较高的文化修养,而且还可增强护士的自信,提高与人交往的能力。因此,护理人员的着装,除了应遵守着装的基本规则外,还应体现出护理人员的职业特点。

(一)护士服的着装要求

护士服是护士工作时的专用服装,是区别于其他医疗服务人员的重要标志,也是护理职业群体的外在表现形式,它代表着护士的形象,是白衣天使的象征。护士服的款式有裙式和裤式,色彩以白色居多,部分医院将儿科、妇产科的护士服改为淡粉色,急诊、手术室的护士服为绿色等,这是将色彩的特征用于护理实践中,使不同的色彩对患者的心理产生不同的影响。护士服的着装要求包括以下几个方面。

1.仅供上班时着装

护士服为护士的职业装,上班时间着护士服,这是护理工作的基本要求,非上班场合不宜穿护士服,以示严谨。护士身着醒目的护士服,一方面是护理工作的需要,另一方面也易使护士产生职业责任感和自豪感。

2.宜佩戴工作牌

护士身着护士服时应同时佩戴标明其姓名、职称、职务的工作牌。这样做,一方面可促使护士更积极、主动地为患者服务,认真约束自身的言行;另一方面也便于患者辨认、询问和监督。因此,每一位护士都应自觉地把工作牌端正地佩戴在左胸上方,避免反面佩戴。当工作牌损坏或模糊不清时应及时更换。

3.应整齐清洁

护士服应经常换洗,保持平整,忌脏、皱、破、乱等。护士服的清洁和整齐体现了护士严谨的工作作风和严肃的工作态度,显示着护士职业的特殊品质。

4.整体装束应力求简约端庄

护士服的样式应以简洁、美观、穿着得体和操作活动自如为原则。穿着护士服,应大小、长短、型号适宜,腰带平整,松紧适度。同时注意与其他服饰的搭配与协调,如护士服内不宜穿过于臃肿、宽大的衣服,如大衣、羽绒服和棉衣等,内衣的颜色宜浅,领边和袖边不宜外露于护士服外。夏季护士多着裙装,材质通透,可在护士服内穿着衬裙,但颜色宜选用白色或肉色,同时下摆不能超出护士服下摆。护士服有冬、夏装之分,当季节更迭时,应及时更换,不宜冬装夏用或夏装冬用。护士服应搭配平跟或坡跟、软底、白色或乳白色护士鞋,样式简洁,防滑舒适,不宜穿高跟鞋或走路时有声响的鞋。选择肉色或浅色袜子,袜口不宜露在裙摆或裤脚的外面。夏季护士应穿着丝袜,不可光脚穿鞋,使腿部皮肤裸露。

(二)护士帽的佩戴要求

现代的护士帽有两种,即燕帽和圆帽。戴燕帽时,如果护士是短发,要求前不遮眉、后不搭肩、侧不掩耳;如果护士是长发,则应梳理整齐盘于脑后,发饰素雅端庄。燕帽应平整无折并能挺立,应距离发际 4～5cm,戴正戴稳,高低适中,用白色发卡固定于燕帽后,发卡不得显露于帽的正面。戴圆帽时,头发应全部遮在帽子里面,前后左右都不外露头发,边缝应置于脑后,边缘整齐,帽顶饱满。

(三)口罩的佩戴要求

口罩的佩戴要根据护士脸型大小及工作场合选择。戴口罩时,首先应端正口罩,系带于两耳后,松紧适度,遮住口鼻,注意不可露出鼻孔。纱布制口罩应及时换洗消毒,保持口罩的清洁美观。一次性口罩使用后应及时处理,不应反复使用。口罩不用时应取下,折叠整齐,放入清洁的口袋中,禁止挂于胸前。口罩如有污渍或被污染应立即更换。

四、饰品礼仪

饰品是人们在着装的同时所选用、所佩戴的装饰性物品,如首饰、手表、领带、帽子、手套、包袋、眼镜、鞋袜等。它对于人们的穿着打扮可起到辅助、烘托、陪衬和美化的作用。饰品的实用价值不是很强,所以可以使用,也可以不用。然而,从审美的角度来看,它却与服装、化妆同时被列为人们用以装饰、美化自身的三大基本方法。在社交场合,饰物是一种无声的语言,可借以表达使用者的知识、阅历、教养和审美品位;同时,它也是一种有意义的暗示,借以表达使用者的地位、身份、财富和婚恋现状。

在现代,饰品的装饰意义更加明显。以下介绍有关首饰、手表使用方面的礼仪规范,因为它们是人们日常生活中使用最多的饰品。

(一)首饰

首饰以往特指戴在头上的装饰性物品,现在泛指各类没有实际用途的饰物。由于其装饰作用明显,因而受到社会各界,尤其是广大女性的青睐。学习首饰礼仪,需要掌握以下两点:一是使用规则,二是佩戴方法。

1.使用规则

(1)数量规则:以少为佳。在不必要时,可一件首饰也不佩戴。如果想同时佩戴多种首饰,不可超过 3 种。除耳环、手镯外,戴同类首饰最好不要超过一件,但新娘可以例外。

(2)质地规则:争取同质。若同时佩戴两件或两件以上首饰,应使其质地相同。戴镶嵌首饰时,应使其被镶嵌物质地一致,托架也应力求一致,这样总体上显得协调。

(3)色彩规则:力求同色。如同时佩戴两件或两件以上首饰,应使其色彩一致。戴镶嵌首饰时,应使其与主色调保持一致。

（4）身份规则：符合身份。佩戴首饰时，不仅要照顾个人爱好，更应注意与个人的性别、年龄、职业、工作环境等保持大体一致，而不宜使之相去甚远。作为一名护士，在工作场合不宜佩戴首饰。

（5）季节规则：与季节相吻合。一般来说，季节不同，所选戴的首饰也应不同。冬季，人们的衣物穿着较多，包裹严实，肢体暴露较少，适合佩戴耳环、胸针等；夏季的服装轻薄，肢体暴露较多，适合佩戴项链、手镯等。这样，首饰才发挥了它的装饰作用。

（6）体型规则：扬长避短。在选择首饰时，应考虑自身的体型、脸型等特点，以达到掩饰自身不足、增加美感的作用。

（7）习俗规则：遵守习俗。不同国家、民族和地区，其佩戴首饰的习惯多有所不同。对此，一方面应了解其不同，另一方面应尊重他人的习惯。

（8）搭配规则：力争与服饰协调。佩戴的首饰是服饰的一部分，要兼顾所穿服饰的质地、款式、色彩，并努力使之在风格上相互般配。如穿着运动服、工作服时不宜佩戴首饰；穿着考究的服装时，可以搭配昂贵的饰物；服装轻盈飘逸，饰物也应玲珑精致。

2.佩戴方法

（1）戒指：戒指又称指环，通常是戴在左手手指上，一般只戴一枚戒指，如果想多戴，最多也只戴两枚，可以戴在一只手的两个相邻手指上，也可以戴在两只手对应的手指上。戒指的戴法反映婚恋状况，如：戴在食指上表示求婚或想结婚；戴在中指上表示正在恋爱；戴在无名指上表示已经结婚；戴在小指上则暗示自己是一位独身者。拇指通常不戴戒指。新娘戴薄纱手套时，可将戒指戴任薄纱手套外或内，而其余人应戴在手套内。选择戒指的粗细应与所戴手指的粗细一致。护士在工作中不应戴戒指，因会影响护理操作的正常进行，同时也不利于对戒指的保护。

（2）耳环：又称耳饰，分为耳环、耳钉、耳链、耳坠等。一般为女性成对使用。不宜在一只耳上同时戴多只耳环。男子也可戴耳环，但习惯是左耳戴一只，右耳不戴。佩戴耳环，应兼顾脸型。不可选择与脸型相似形状的耳环，以防止同型相斥，使脸型的不足被夸大。如果没有特殊需要，不要同时戴链形耳环、项链和胸针，因为这三种首饰集中在一起，会显得过分张扬，而且繁杂凌乱。护理人员在工作时，不能佩戴耳饰，如耳环、耳坠、耳钉。

（3）项链和挂件：项链男女均可使用，但男士佩戴项链一般不应外露。佩戴项链一般不应超过一条，但可将一条长项链折成数圈佩戴。项链的长短应与脖子的粗细成正比。颈细长者可选用短项链；颈粗短者可选用长项链。短项链长约40cm，适合搭配低领上装。中长项链长约50cm，使用广泛。长项链长70cm以上，适合女士在隆重的社交场合佩戴。挂件又称项链坠，通常与项链同时配套使用。其形状、大小各异，常见的有心形、文字形、十字形、吉祥图案等。选择挂件，应考虑与项链是否搭配及协调一致。在正式场合不能选用过分怪异或带有令人误解的图形、文字的挂件,也不可同时使用两个或两个以上的挂件。护士在工作场合一般不宜佩戴项链和挂件,如要佩戴,也只能戴于工作服以内,勿露于外。

(4)胸针和领针:胸针和领针是别在胸前的饰物,多为女士专用。胸针因其图案以花卉为多,又称胸花。别胸针的部位,讲究颇多。穿西装时,胸针应别在左侧领上。穿无领上衣时,别在左侧胸前。发型偏左时,胸针应当偏右。反之,发型偏右时,胸针应当偏左。别胸针的具体高度,一般在从上往下数的第一粒和第二粒纽扣之间。领针是专用于西式上装左侧领上的饰物。它是胸针的分支,男女均可使用。佩戴领针时,数量以一枚为限。不宜与胸针、纪念章、奖章和企业徽记等同时使用。在正式场合,不能佩戴有广告作用的领针,也不要将其别在右侧衣领、书包、帽子、围巾等不恰当的位置上。

(5)手镯和手链:手镯是佩戴于手腕上的环状饰物。佩戴手镯时,强调手腕与手臂的美丽,所以手腕与手臂不美的人应慎戴。手镯可戴一只,通常应戴于左手上。戴两只时,可一只手戴一个,也可都戴在左手上,不应在一只手上戴多只手镯。男人一般不戴手镯。手链是一种佩戴在手腕上的链状物。与手镯不同的是男女均可佩戴,但是一只手只能戴一条手链,且通常戴于左手上。在一只手上戴多条手链,双手同时戴手链,手链与手镯同时佩戴等一般都是不合适的。手链与手镯均不应与手表同戴于一只手上。护士在工作时不宜佩戴手镯或手链。

(6)脚链:其是佩戴于脚踝部位的链状饰物。它是时下新兴的一种饰物,多为青年姑娘所喜爱,主要适用于非正式场合。佩戴脚链,意在强调脚踝、小腿等相关部位的长处,若此处缺点较多,则切勿使用。脚链一般只戴一条,戴在左、右脚腕上均可。脚链最好光脚佩戴,若穿丝袜,则应将脚链戴在袜子外面,使其醒目。护士在工作中不宜佩戴脚链,否则会给人以不够庄重之感。

(二)手表

在正规的社交场合,手表被视同首饰,可体现地位、身份和财富状况,同时还意味着佩带者时间观念强、作风严谨。

手表的选择,通常应注意种类、形状、色彩、图案和功能等方面。手表的种类一般以价格区分,选择时要量力而行,还要顾及职业、场合、服饰及交往对象。在正式场合所戴的手表在造型方面应庄重、保守,避免怪异、新潮,一般有正圆形、椭圆形、正方形、长方形及菱形等。颜色宜选择单色手表或双色手表,不应选择三色或三种以上颜色的手表。金色、银色和黑色是手表颜色的理想选择。图案除手表上的数字、商标、厂名和品牌外,不宜出现其他图案。查看时间是手表最主要的功能,因此,手表应准确到时、分,其功能应少而精。注意成年人通常不应佩戴失效表、广告表及卡通表等不符合礼仪规范的手表,以免给人以不严肃或是不修边幅、不尊重交往对象的感觉。

　　护士在工作场合一般不戴手表,而佩戴胸表,因为手表戴在腕部,易被污染又不便消毒处理,而胸表小巧别致可挂于左侧胸前。

　　护士在工作中,应尽量以美好的服饰礼仪展现护士的外在美,以良好的服务体现护士的内在美,使患者在美的感受下鼓起与疾病斗争的勇气和力量,从而更好地配合治疗与护理,以尽快地康复。

第四节　护士的仪态礼仪

　　仪态是一个人精神面貌的外观体现,是人的体与形、静与动的结合,更是人的形象的具体展示。人们通过仪态的不同,向外界传递了不同的精神面貌和文化教养,形成不同的气质和风度,向外界传递一个人的思想、情感和态度。良好的护士仪态常给人以亲切、端庄和文明的印象。在护理活动中,护士仪态礼仪可规范和调节护士的站姿、行姿、坐姿及手势等活动,它是护理礼仪的重要组成部分。护士的仪态作为一种无声的语言传递信息,成为护理活动的一种重要沟通方式。对护士而言,良好的仪态可增加患者的信任感,唤起患者的美感,并能更好地配合治疗与护理,促进患者早日恢复健康。因此,正确掌握和运用护士的仪态礼仪,在护理工作中显得非常重要。

一、护士的站姿

　　站姿又称立姿或站相,指的是人在站立时所呈现的姿态,是人们在生活中的最基本举止,是其他姿态的基础。站姿是人们常采用的一种静态的姿势,是培养优美仪态的起点。人们常说站要有站相,形容女子站姿美为"亭亭玉立",男子站姿美为"立如松",可见正确的站姿确实能衬托出美好的气质和风度,同时给人以庄重大方、精力充沛的印象。

(一)基本站姿

1.站姿的基本要求

　　站姿能体现护士的稳重、端庄、礼貌、挺拔及教养,显示出一种亭亭玉立的静态美。它是培养优美体态的基础,也是延伸出不同动态美的起点和基础。站立时,护士应头部抬起,面部朝向正前方,双眼平视,下颌微向后收,颈部挺直。双肩放松,微向后张,自然呼吸。提胸、收腹、腰部直立,并略收臀,上身自然挺拔。两臂自然下垂,处于身体两侧,手指自然弯曲,中指压裤缝。站立时应面带微笑,使规范的站立姿势与热情的微笑相结合。其基本要领包括:头端、肩平、提胸、收腹、身正、手垂、腿直;核心要领是挺、直、高、稳。

挺:护士站立时,身体各部位要尽量舒展挺拔,做到头平、颈直、肩平、背挺。

直:护士站立时,身体要尽量与地面保持垂直,注意收颌、提胸、收腹、夹腿、提臀。

高:护士站立时,身体的重心要尽量往上提,头端、提气、直腰、绷腿。

稳:主要体现在脚和腿上,两腿伸直,膝盖放松,脚的位置可以有以下几种形式。

(1)呈"V"形:即双脚的跟部并拢,两脚尖分开45°~60°,使身体重心穿过脊柱,落在两腿正中。

(2)呈丁字式:即两脚中间间隔1~2拳头宽,前脚轻轻着地,重心全部放在后脚上,两脚姿势像字母"T"。

(3)呈平行式:即双脚平行放在地上,女士两脚之间没有间隙,男士可两脚适当分开,两脚平行,比肩宽略窄。

护士站姿是否自然、得体、优雅,与手的摆放位置也有关。一般而言,手的摆放有以下几种形式:

(1)护士双手垂握于下腹部:站立时,双臂下垂,双手平展,一手叠放于另一手上,并轻握另一只手的四指。

(2)护士双手相握于中腹部:站立时,双臂略弯曲,双手四指相勾,轻握,放置于中腹部。

(3)护士双手分别置于身体两侧:站立时,两臂自然下垂,分别处于身体两侧,手指自然弯曲,中指压裤缝。

2.男女护士站姿的差异

由于性别的不同,男女护士在站姿方面也有不同。对男士要求稳健,对女士要求优雅。男女站姿的不同主要表现在手和脚所处的位置不同。

(1)男护士站姿:男士在站立时全身正直,头部抬起,双眼平视,双肩稍向后展并放松。可以将双手贴放于大腿两侧,也可双臂自然下垂,将右手握住左手腕部上方自然贴于腹部,或背在身后贴于臀部。男士站立时,一般应两腿平行,双脚可稍分开站立,大约与肩同宽,表现出稳健、潇洒、强壮的美感。

(2)女护士站姿:女士在站立时可将双手相握或叠放于腹前;双脚可在以一条腿为重心的前提下,稍许分开,但不超过10cm;可呈"V"形、丁字式、平行式站立。女性护士在站立时要注意表现出女性的轻盈、娴静、典雅的韵味,给人一种"静"的美感。

(二)站姿的变化

护士为服务对象进行不同的护理时,在保持基本站姿的基础上,根据本人当时的实际情况或工作需要,可适当调整自己的站姿。如果站立过久,可以双脚轮流后退一步,身体的重心轮流落在一只脚上,但上身仍保持挺直。脚不可伸得太远,双腿不可叉开过大,变换站姿不可过于频繁,膝部不应出现弯曲。在调整站姿的过程中,应注意:

(1)站姿的变化有其一定的规则必须遵守:变化的站姿实际上是在基本的站姿基础上做局部少许的调整。护士在站立时不允许变化幅度过大,使站姿变得不够优雅。

(2)在较为正规的场合,应尽可能采用基本的站姿:为了适应某些特殊服务的需要,护士在工作过程中,短时间内可适当采取变化的站姿,但是要注意该站姿不正式。

(3)在工作过程中以变化的站姿面对他人时,应坚持以礼待人这一服务宗旨。

(三)不良站姿

不良站姿是护士在工作过程中不应当出现的站立姿势。这些姿态给人以不雅观及不尊重人的印象。因此,在日常生活或工作中要加以克服,避免自己的形象及单位的形象受到损坏。常见的不良站姿有以下几类:

1.身躯歪斜

古人对站姿提出的基本要求是"站如松",要求人们在站立时,以身躯正直为美,不允许身躯歪斜。如果护士在站立时,身躯出现明显的歪斜(头偏、肩斜、身歪、膝盖不直等),不但可直接破坏人体的线条美感,而且还常常给人一种颓废消沉、萎靡不振等感觉。如果出现腰部弯曲、背部弓起、胸部凹陷、腹部挺出、臀部撅起等不良体姿,就显示出此人缺乏锻炼,健康不佳。

2.趴伏倚靠

一般来说,护士经过长时间的站立工作,在条件允许的情况下,可以坐下稍许休息。但护士不得在站立时随意地趴在某个地方或伏在某处四处张望,不得倚或靠在墙壁、门、桌柜等站立,不得随意扶、拉、踩、蹬、跨等。护士应注意切勿趴、伏、倚、靠,避免给人一种无精打采、自由散漫、偷懒等消极的印象。

3.两腿分开过大或交叉站立

无论是护士基本的站姿或是变化的站姿,站立时双腿可适当分开,可采用军队中"稍息"的姿势。但是,双腿分开的距离是有限的,不应超过肩的宽度,一般是越小越好。如果在他人面前双腿张开过大,就显得不文明、不严肃、不美观,女护士尤其应该谨记。双腿交叉站立也给人不美观的感觉。

4.身体抖动或晃动

站立是一种相对静止的仪态,护士站立时通常注意身体切勿抖动或晃动,避免手臂挥来挥去,腿脚不停地晃动。这样不仅使个人的站姿十分难看,还显示出此人对工作、生活漫不经心或没有教养。

5.手摆放的位置不当

护士站立时,正确的应该是两臂自然下垂,双手放于身体两侧,手指自然弯曲。如果手的位置摆放不当,同样也会影响站姿的整体效果。常见的有:

(1)将双手插在衣袋或裤袋内:这种姿势给人一种不严肃、拘谨小气的感觉。

(2)将双手交叉抱在胸前:这种姿势给人以消极、防御和抗议的印象。

(3)双手或单手叉腰:这种姿势往往含有进犯之意。

6.脚的位置不当

在站立时,双脚的具体位置是有规定的。一般双脚的位置可呈"V"字式、丁字式或平行式。如采用"内八字"、蹬踏式,则会给人留下不雅的印象。

(四)站姿的训练

练习正确的站姿,需经过相关训练。站姿的训练包括靠墙法、顶书法和对镜训练三种。

1.靠墙法

练习者将身体背靠墙站好,使自己的后脑、肩、腰、臀部及足跟均能与墙壁紧密接触。若练习者没有能紧密接触墙壁,那站立姿势练习不正确。

2.背靠背法

和靠墙法一样,两人背靠背站立,后脑、肩、臀及足跟彼此紧密接触,若未接触,证明其站姿练习不正确。

3.顶书法

练习者将一本书平放于头顶,上身挺直,下巴向内收,颈部挺直,避免将书本掉落下来。练习者若能长期练习,可使自己的站立姿态优雅而挺拔。

4.对镜训练

练习者面对镜面站立,检查自己的站姿及整体形象。练习者应关注自己是否有歪头、斜肩、含胸、驼背、弯腿等现象。如果发现不良站姿,应及时调整。

二、护士的坐姿

坐姿是人就座后身体所表现的一种静态的姿势,相对于站姿而言,是一种放松,但也不能过于随便。良好的坐姿应该像钟一样端正不斜。护士坐姿得当,不仅给人以端庄、沉着、冷静和稳重的印象,而且也是展现自己良好气质的重要形式。正确的坐姿,一定要兼顾角度、深浅和舒展等方面。角度:即坐定后就座者上身与大腿、大腿与小腿所形成的角度,随着这些角度的不同,而出现了不同的坐姿。深浅:根据就座时就座者臀部与座位所接触面积多少,可分为深坐和浅坐。舒展:即就座前后就座者手、腿、脚的舒张、活动程度。舒展与否,往往与交往对象有关,舒展的程度可间接反映交往双方关系的性质。坐姿的重点是坐定后的姿势。但是,就座和离座的姿势也不可轻视。

（一）就座

就座又叫入座、落座，是走向座位到坐下的过程，它是坐姿的重要组成部分，由一系列动作构成。就座时应注意以下几点：

1.注意顺序

若与他人一起就座时，则落座一定要讲究先后顺序，礼让尊长。如果对方是老年人或服务对象，应该在他人就座之后再入座；如果是平辈或亲友同事之间，可同时入座。切勿抢先入座而失去礼貌。

2.在适当之处就座

无论从正面、侧面或背面不同方向走向座位时，只要条件允许，都应该从座椅的左侧一方就座，从左侧一方离开自己的座位，称为"左进左出"，这是在正式场合一定要遵守的就座规则。如果与他人同时就座，应当注意座位的尊卑，主动将上座相让于人。

3.就座姿势优雅

就座时，应转身背对座位。如距离座位较远，可以右脚后移半步，待腿部接触座位边缘后再轻轻坐下。女性在着裙装入座时，应先用双手抚平裙摆，再坐下。

4.落座无声

无论是移动座位还是落座、调整坐姿，都应不慌不忙，稳重，且悄然无声。必要时可一手扶座椅的扶手，减慢速度放轻动作无声无息地坐下。

（二）坐定

就座者坐定后，人体重心垂直向下，腰部挺直，上身正直。其臀部不应坐满座位，大体占据座位 2/3 的位置。就座者双膝靠拢或微微分开，可视情况向一侧倾斜。女护士入座后双脚必须靠拢，双脚并齐，手自然放在双膝上、椅子扶手上或桌面上，女护士一般不架腿。

（三）离座

离座是采取坐姿的人要起身离开座位的过程。为了尊重他人，表示礼貌，在准备离座时要注意以下几点：

1.离座前要有表示

当有其他人在座时，离开座位前应该用语言或动作向其示意，随后方可起身离座。不要突然起身以免惊扰他人。

2.离座要有先后顺序

需要离座时必须注意起身的先后顺序，一般患者可先行离座。如果是同事，可允许同时起身离座。

3.起身离座要缓慢

起身离座时，动作要轻缓，无声无息，避免出现起身离座动作过快、过猛而发出声音或将物品弄掉地。

4.站立稳定后再行走

离开座椅时,应先采取基本的站姿,站立稳定后才可离去。避免起身就跑或起身与行走同时进行。

5.行走时应从左边离开

在条件允许的情况下,应该从左边离开,与左边进入一样,左边离开也是一种礼貌的表现。

(四)应该避免的坐姿

在护理工作中,可根据工作内容的需要采取恰当的坐姿,如与患者谈话、进行病案讨论、参加业务学习等。为了展示护士文明、端庄的仪态,就座后要注意避免以下不雅姿势的出现:

1.头部

坐定后,头不宜靠在座位背上或低头注视地面,左顾右盼,心神不定,摇头晃脑,闭目养神等。

2.躯干部

坐定后上身不宜过于前倾、后仰、歪向一侧或无精打采趴在桌上。

3.手部

坐定后,手部小动作不宜过多,应避免挖鼻孔、掏耳屎、剪指甲、两手抱头或抱膝盖,以及摸摸碰碰、敲敲打打、双手夹在两膝之间等不雅动作。

4.腿部

坐定后,双腿不宜分开过大或高翘"二郎腿",不宜反复抖动不止,或把腿架在别的凳子上;需要久坐时不能单腿盘坐或双腿盘坐在座位上;不宜勾脚尖,使对方看到鞋底或脚部摇动不止。

5.脚部

坐定后,不宜将脚过高抬起或以脚尖指向他人,不宜脱鞋子、脱袜子或两脚击打地面发出响声而影响他人。

6.腰部

无论是落座、坐姿中,还是离座时,就座者腰部肌肉均应保持紧张状态。应注意避免双腿分开过大、"二郎腿"、双腿直伸出去、腿部抖动摇晃、双手抱在腿上、将手夹在两腿间、头部靠于椅背及双手置于桌下等。

三、护士的行姿

行姿又叫走姿或行进姿势,是指一个人在行走时所表现的具体姿势。良好的行姿应是轻盈、敏捷的。步履轻盈给人以优美的感觉;步履敏捷给人以健康活泼、精神抖擞的感觉。行姿是站姿的延续动作,是在站姿的基础上展示人体动态美的姿势。无论是在生活或在工作中,走路最能表现一个人的风度、风采和韵味。

(一)行姿的基本要求

良好行姿的基本要点是从容、平稳、直线、均匀。在行走之时,应以正确的站姿为基础,并且要全面、充分地兼顾以下几方面:

1.方向明确、造型优美

护士在行进时,头部端正,目标要明确,面向前方,双眼平视,保持上身正直。注意挺胸收腹,腰部、膝部挺直避免弯曲,使身体形成一条直线,这样才能保持身体造型的优美。在行进过程中,注意方向要明确,避免身体左右摆动,脚尖正对前方,形成一条虚拟的直线,脚跟应落在这条直线上,使人行进在一条直线上。这样的行姿稳重而优美。

2.起步前倾,重心在前

起步行走时,身体应稍向前倾,身体的重心应落在反复交替移动的前脚的脚掌之上,身体随之向前移动。当前脚落地,后脚离地时,膝盖一定要伸直,踏下脚时再稍微松弛,并即刻使重心前移,使走动时步态优美。

3.脚尖前伸,步幅适中

在行进中,向前伸出的脚应保持脚尖向前,不要向内或向外(即内八字或外八字)。同时还应保证步幅大小适中(步幅是行进中一步之间的长度)。正常的步幅应为一脚之长,即行走时前脚脚跟与后脚脚尖之间相距为一脚长。

4.双肩平稳、手臂自然摆动

在行进的过程中,双肩应保持平稳,避免摇晃。两手臂应自然、有节奏地一前一后摆动。在摆动时,手要协调配合,掌心向内,自然弯曲。摆动的幅度以 30°左右为佳,不要横摆或同向摆动。

5.直线行进,自始至终

行进时,双脚两侧行走的轨迹大体上应呈现为一条直线。同时,应避免身体在行进中左右摇摆,并使身体始终都保持直线移动。

6.全身协调、速度均匀

在行走时,要有节奏感。特别是女性着裙装时,裙子的下摆与脚的动作力求表现出韵律感。避免在短时间内速度时快时慢。在行进时,应使身体保持和谐优美,身体的各个部位相互协调。使行进的姿势优雅稳重,表现出动感之美。

(二)不良行姿

在日常生活和工作中,应坚持优美的行资,避免不良行姿。常见的不良行姿有:

1.瞻前顾后

在行走时,不应左顾右盼,瞻前顾后,尤其是不应反复回过头来注视身后。另外,还应该避免身体摇晃。

2.声响过大

在护士工作过程中,应脚穿软底平跟鞋行走,步态轻稳,避免用力过猛,声响过大。如果走路时声响过大,不仅会妨碍或惊吓他人,还常给人留下粗鲁、没教养的印象。

3.八字步态

在行走时,若两脚脚尖向内侧伸构成内八字步,或向外侧伸构成外八字步都不雅观。

4.体不正直

在行走时,应当避免颈部前伸、歪头斜肩、耸肩夹臂、甩动手腕、挺腹含胸、扭腰摇臀、弯膝盘腿等动作,应保持身体正直。

(三)在不同工作环境中的行姿

护士除了要了解以上基本行姿和不良行姿外,还要了解特殊情况下的行走姿势。

1.陪同引导

陪同是指陪伴服务对象一同行进。引导是指在行进中带领服务对象。作为护士经常有机会陪同引导服务对象一同行进。护士在引导患者进入病区时,可以边行走,边将右手或左手抬高到一定高度,五指并拢,掌心向上,以其肘部为轴,朝向所引导或介绍的目标,伸出手臂进行介绍,以传递欢迎、诚恳、热情接待之意。护士行走时上身稍转向患者侧前行,边走边介绍环境。这样进行,不仅符合礼仪要求,且能随时观察患者病情变化及患者的意愿,及时提供相应护理服务。在陪同引导服务对象时应该注意以下几方面:

(1)自身所处的位置:当双方平行前进时,引导者应位于左侧。当双方单行前进时,引导者应位于左前方1m左右。当被引导者不熟悉前方环境时,一般不应让其先行或在外侧行走。

(2)行进的速度:在引导患者前行时,速度应该保持与被引导者同步,特别是老年患者和虚弱的患者更应注意。切勿时快时慢,以免患者产生不安全感和不被尊重的感觉。

(3)注意关照和提醒:陪同行进过程中要注意以被陪伴者为中心,在照明欠佳、转弯、上下楼梯等环境时,应该随时提醒并给予适当的照顾,以防患者跌倒受伤。

(4)正确的体位:在陪伴引导患者时,应根据不同的情景采取不同的姿势和体位。在行进中与对方交谈,应将头部和上身转向患者回答问题。

2.上下楼梯

在陪同被引导对象的行进中,可能会遇见楼梯,为了预防患者跌倒或意外的发

生,在上下楼梯时要注意:

(1)走专门指定的楼梯:在医院环境中为了方便患者行进,有专门指定患者上下的楼梯,物品的运送也应该有专门指定的楼梯,避免货物与患者发生碰撞。

(2)减少在楼梯停留:一般来说楼梯是人群流动量比较大的区域,在楼梯行进中尽量避免停止行走、休息或站在楼梯与人交谈,以免引起楼梯的阻塞。

(3)坚持"右上右下"原则:上下楼梯时不准并排行走,应当自右侧而上,自右侧而下,以保持楼梯的通畅。

(4)礼让服务对象:上下楼梯时,不要抢行。应该礼让对方先行。在陪同引导客人时,则应上下楼梯时先行在前。

3.进出电梯

在经济快速增长的今天,许多医院和场所配置了电梯,因此也就免不了在行进中经常使用电梯,在使用电梯的过程中应该注意:

(1)使用专用电梯:在许多医院,根据患者、工作人员、物品运送等不同配置了不同的电梯,方便患者和工作人员及时到达目的地。因此,应根据使用对象的不同,选用不同的专用电梯,保证电梯的顺畅运行及物资的及时运送。

(2)有顺序地进出电梯:进入有人管理的电梯时,应该先出后进;进入无人管理的电梯时,应该先进后出,以控制电梯,方便他人的进出。

(3)以礼相待,尊重他人:在使用电梯的过程中,均应礼貌待人,特别是与老年人、女士、小孩和患者同乘电梯时应以礼相让,不可争先恐后或强行进出。

4.出入房门

在医院环境里,为了不打扰和尊重他人,在进出房门时应注意:

(1)进入房门前先通报:进入医生或患者的房门前,护士应先采取敲门等方式,向房内的医生或患者进行通报,不能贸然进入,避免惊扰他人。

(2)用手开关房门:在进出房门时,护士应用手轻拉、轻开、轻关房门,不可用身体任何其他部位,如肘或背推门、脚踢门、膝顶门或听任房门自由开关。

(3)进出房门要面向他人:当房间内有人时,护士进出房门时应面向对方,切勿反身关门或背向他人。

(4)礼让他人,后入后出:与他人同时出入房门时,护士为了表示自己的礼貌,可后入房门,后出房门。

5.搀扶帮助

搀扶是指用自己的一只手或双手去轻轻架着服务对象的一只手或胳臂共同行进。在医院这个环境中,有许多患者身体虚弱,作为医护人员应该主动关心照顾,以保证患者的安全。护士在对患者进行搀扶帮助时,应注意:

(1)评估服务对象的身体情况:在搀扶患者行进前,要评估患者的身体情况,以决定采取何种搀扶的方法,以达到节省体力,保证患者安全。

(2)尊重患者的意愿:在搀扶前需征得患者的同意,以免伤害患者的自尊心。

(3)采取的方法得当:正确搀扶的手法是以一只手臂穿过对方的腋下,架着其胳臂,再以另一只手扶在其前臂上共同行进。

(4)行进的速度要合适:搀扶他人行进时,要注意步伐不宜过快,应该与对方保持一致,否则,使患者感觉难受或缺乏安全感。

6.通过走廊

许多病房往往由长短、宽窄不等的走廊连接在一起。护士在走廊中行进时应注意:

(1)礼让对方:单排行进时,护士应主动行于右侧,这样即使有人从对面走来,也两不相扰。若是在仅能容下一人通过的走廊上与对面来人相遇,则应面向墙壁,侧身相让,请对方先通过。若对方先这样做了,则勿忘向其道谢。

(2)缓步轻行,悄然无声:因为走廊多连接房间,故切勿快步奔走,大声喧哗,以免影响患者休息。

(3)循序而行:护士不要为了走捷径、图省事而去跨越某些室外走廊的栏杆或行于其上,应遵循相应规则。

7.排队

在日常生活中,护士常会遇到需排队的时候,在这种情况下应注意:

(1)养成排队的习惯:在需要排队时,应有耐心,自觉排队等候。不应起哄、拥挤、不排队或破坏排队秩序。自觉排队虽是区区小节,却能反映出一个人人格的侧面。

(2)遵守排队的顺序:排队的基本顺序是:先来后到、依次而行。排队时应当遵守并维护秩序,做到不插队或帮熟人插队。

(3)保持适当距离:在排队时,排队者之间最好保持 0.5～1m 的间隔。特别是在银行、自动取款机前,更应注意保持适当距离,既是礼仪的要求,也可体现尊重别人隐私,保证别人的安全。

(四)行姿训练

行姿训练属于动态训练。不良的行姿往往是长时间形成的,因而加大了训练的难度。训练时,一定要掌握要领,严格按规定、步骤正规训练,这样才会收到良好的效果。

1.双肩双臂摆动训练

训练者身体直立,以身体为柱,双臂前后自然摆动。注意摆动幅度适度,纠正双肩过度僵硬、双臂左右摆动的问题。

2.步位、步幅训练

在地上划一条直线,行走时检查自己的步位和步幅是否正确,纠正内八字、外八字及脚步过大、过小的问题。

3.顶书训练

训练者将书本放置于自己的头顶,保持行走时头正、颈直、目不斜视。顶书训练可纠正训练者走路摇头晃脑、东瞧西望的问题。

4.步态综合训练

训练行走时各种动作的协调,可配上节奏感较强的音乐,注意掌握好走路时的速度、节拍。训练者保持身体平衡,双臂摆动对称、动作协调。

四、护士的手势

手势是指人在运用手臂时,所出现的具体位置和体位,它又称为手臂姿势或手姿,是最丰富、最有表现力的体态语言之一。在日常生活和工作中,手势是人际交往中应用最为频繁的体态语言之一。古罗马政治家西赛马说:"一切心理活动都伴有指手画脚等动作。手势恰如人体的语言,这种语言甚至连野蛮人都能理解。"法国大域家德拉克洛瓦则指出:"手应当像脸一样富有表情。"他们的话从不同侧面均指出了手势的重要性。

根据需要,手势可是静态的,也可是动态的。在人际交往中,恰当地运用手势语,可以发挥其表示形象、传达感情等两个方面的作用。手势语可分成形象手势、象征手势、情意手势和指示手势四种类型。形象手势是用来模拟物体的手势,象征手势是用来表示抽象意念的手势,情意手势是用来传递情感的手势,指示手势为指示具体对象的手势。作为护理人员,要根据语言学的相关知识正确判断他人手势的真实含义,决定自己如何去使用相关的手势。

(一)运用手势的基本原则

在不同的民族、地区和国家,人们往往用不同的手势或同种手势表达不同的含义。护理人员在运用手势时,要注意遵循以下原则:

1.使用规范的手势

在工作过程中,护士手势的运用要符合规范,以免引起误会。

2.注意不同地域或民族的差异

在不同的民族和国家,人们往往使用不同的手势或同种手势表达不同的含义。如"OK"手势,在我国表达的意思是"零或三",在英国和美国则表示"胜利、赞同"等含义,在法国表示"没有",而在突尼斯表示"傻瓜"。

3.手势的使用宜少忌多

在一般情况下手势使用不宜过多。如果手势过多,既不能表达自己的真实情感,还可能使对方错误地理解其含义,并且毫无美感。因此,多余的手势只能起到画蛇添足的作用。

(二)基本手势

1.正常垂放

它是护理人员在站立时的一种基本手势。正确的方法是:双手伸直下垂,掌心向内,分别贴放于大腿两侧;另外还可以双手自然下垂,掌心向内,叠放或相握于腹前。

2.自然搭放

它是护理人员在与他人交谈或进行其他服务时所采用的将手放在身前桌面或床档之上的一种手势。这种手势在站立时和就座时有一定的差异。站立时身体应尽量靠近桌子和床档,上身挺直,两臂稍有弯曲,肘部朝向外侧,两手轻放在桌面上或床档上。坐姿时身体趋近桌子,尽量挺直上身,将双手自然分开、叠放或相握放在桌面上。注意不要将胳臂支起来,或是将一只手或一双手放在桌下。

3.背手

背手多见于站立、行走时,男士多用。该手势既可显示权威,又可镇定自我。其做法是双臂伸到身后,双手相握,同时挺胸收腹。

4.持物

护士用手拿取用物时,既可用一只手,也可用双手,但当传递物品时应用双手。护士传递物品时,注意动作自然、五指并拢、用力均匀,不应翘起环指与小指,以免显得成心作态。

5.鼓掌

鼓掌用于表示欢迎、祝贺和支持的一种手势,多用于会议、演出、比赛或迎候嘉宾。鼓掌时右手掌心向下,有节奏地拍击掌心向上的左掌。必要时,应起身站立鼓掌。注意不允许"鼓倒掌"来表示反对、拒绝、讽刺和驱赶之意。

6.夸奖

夸奖的手势主要用于表扬他人。其做法是伸出右手,翘起拇指,指尖向上,指腹面向被赞扬者。在交谈中,不应将右手拇指竖起来反向指向其他人,因为这意味着藐视或自大,也不应用右手拇指指向自己鼻尖,这样会显得自高自大、不可一世。

7.指示

指示的手势常用于引导来宾、指示方向。通常以右手或左手抬到一定高度,五指并拢,掌心向上,以其肘部为轴,朝向目标伸出手臂。操作者应注意掌心向上,以表示诚恳和谦逊之意。

8.与人道别

与人道别也是我们在工作和生活中常用的手势之一。在运用这一手势时要注意:身体站直,目视对方,手臂前伸,掌心向外,左右挥动。

(三)常见手势语

1.握手

握手是全世界最通用的致意礼节,也是交际场合中运用最多、适用最广的一种交际礼节。握手是传递思想、沟通感情和增进友谊的重要方式。友好、文雅且得体的握手,蕴含着令人信任、愉悦和接受的信息。所以,在社交场合中应注意根据不同的场合正确握手。

握手时双方距离约1m,双腿立正,上身略向前倾,伸出右手,双方将要相握的手各自向侧下方伸出,伸直相握后形成一个直角。四指并拢,拇指张开与对方右手相握。握手时应用力适度,上下稍许晃动三四次,随后松开,恢复原状。与人握手时,应神态专注、自然、热情和友好。通常应微笑着注视对方,并且致以诚挚的问候。与他人握手时,只要有可能,都应该起身站立。除非你是长辈或女士,否则坐着与人握手是不恰当的。在握手时双方都应主动向对方靠拢。在一般情况下,握手的时间以控制在3秒左右为宜。握手的基本顺序是:主人与客人之间,主人应先伸手;年长者与年轻者之间,年长者应先伸手;女士和男士之间,女士应先伸手;身份地位不同者之间,应由身份地位高者先伸手。当老年人或贵宾伸出手来时,最好的回应是快步向前,用双手相握,并热情问候与致意。在应用时,护士也要视具体情况灵活处理。在社交场合,无论谁先伸手,即使对方忽视了握手礼的先后顺序,护士都应把其看成是友好表示,应该立即伸手与其相握。拒绝他人的握手是很不礼貌的行为。另外,在握手时还应注意避免手臂互相交叉,不可从另外两人中间或从已经相握的两人的手的上方或者下方与他人握手。如果在餐桌上互相认识,可以不站起来握手,欠身点头微笑或拱手示意致敬即可。

2.招呼别人

护士在招呼别人时,要注意使用手掌而不仅仅是手指;招呼时掌心向上,不宜掌心向下。根据手臂摆动的姿势不同,大体分为:横摆式、直臂式、曲臂式、斜臂式等。

3.举手致意

当护理人员在忙于工作过程中看见熟悉的他人,但又无暇分身时,可向其举手致意,表达问候,还可以消除对方被冷落的感觉。正确的做法是:直立全身,面向对方,面带笑容,手臂上伸,掌心向外,举手致意。注意切忌乱摆。

4."OK"手势

是将拇指和示指构成环形,其他三指伸直,构成的形状像英文字母"OK",表示可以、赞扬和允许等意思。该手势在北美应用非常广泛。然而,在希腊和法国南部,这一手势表达的却是"零""毫无价值"等意思。在巴西、德国和俄罗斯,它象征人体上非常隐蔽的孔,因此,在这些国家,切记不要打"OK"手势。

5."V"形手势

是手掌向外握拳后,示指和中指打开一定角度形成英文字母"V"的形状,它表示"胜利"或"和平"。如果在英国,手势者手掌和手指朝向自己的脸,这就是侮辱人的表示。

6.其他手势

如果使手呈杯状,作饮水动作,这表达"我渴了";用手拍拍胃部,表示"我吃饱了";用手在胃部划圈表示"我饿了";两手合掌,把头倚在一侧手背上,紧闭双眼,做入睡状,表示"我很疲倦";两手相搓既可以表示"我很冷""很好",也可表示迫切期望、精神振奋、跃跃欲试等含义。

(四)禁忌的手势

1.易于误解的手势

由于文化背景、个人习惯的不同,各种手势被赋予不同的含义。在使用手势的过程中,如果没有了解对方的文化背景及习惯,就可能导致曲解含义,而引起矛盾。

2.不卫生的手势

在他人面前搔头皮、去眼屎、掏耳朵、抠鼻孔、咬指甲、剔牙齿、抓痒痒、摸脚丫等手势都极不卫生礼貌,令人恶心。此种手势的印象是缺乏公德意识,自身素质低下,应注意避免。

3.不稳重的手势

在交往或工作过程中,避免出现双手乱动、乱摸、乱举、乱放或折衣角、抬胳膊、抱大腿等手势,以免给人不稳重的印象。

五、护理工作中常见的仪态礼仪

优美的护士形象能给人以美的享受,在疾病的恢复中起到重要的作用。当护士与患者沟通时,态度和蔼、举止得当,将有助于患者放心地与护士进行交流。在护理工作中,护理人员经常手持治疗盘、推治疗车及其他的护理操作。在操作中,护理人员要做到稳妥和自然。

(一)基本要求

1.举止有礼

护士在医疗卫生工作场所,与环境协调需以"礼"作为桥梁或润滑剂,举止有度,行为有礼,以个人的"礼"影响他人,以他人的"礼"重塑自己。护士应尊重习俗、遵循约定俗成的礼仪规范,努力创造出一个文明、和谐、优雅、舒适及适宜于患者治疗、康复及修养的良好环境。

2.站有站相

护士在护理工作中应保持规范、稳重、健康而富于礼貌,充满朝气而又诚恳谦逊的体态。护士站立时头正颈直,双目平视,面带微笑,表情自然平和;提胸收腹,两肩平行、外展放松,立腰提臀;两臂自然下垂,两手相握在腹前;两腿并拢,两脚呈"V"形、丁字式或平行式;全身既挺拔向上,又随和自然。

3.落座有姿

护士在工作中应体现服务意识,不应随意就座,或流露出疲倦、懒散的情绪或姿态。护士规范的坐姿是在站立姿态的基础上,右脚后移半步,单手或双手抚平衣裙,轻稳落座在椅面的2/3处,两眼平视前方,提胸抬头,躯干与大腿、大腿与小腿一般呈90°;双脚平放在地面上,足尖向前;双掌心向下,两手相叠于一侧大腿中部。

4.行走有态

护士在工作岗位上的行姿应是轻盈、敏捷,给人以轻巧、美观、柔和之感,显示出护士的端庄、优雅、健美与朝气。护士规范的行姿应是精神饱满、步态轻盈、步幅适中、步位直平、步韵轻快。以站立姿态为基础,护士的脚尖朝向正前方,提胸收腹,两眼平视前方,双肩平衡略后展,两臂自然摆动,摆幅一般不超过30°,或两臂持物在胸前,步伐轻盈,弹足有力,柔步无声,充满活力。

护士在抢救患者、处理急诊急救、应答患者呼唤时,为抢时间,赶速度时表现出短暂的快步,称为快行步。这是为了达到以"行"代"跑",争分夺秒,节约时间的目的。护士行快行步时,应注意保持上身平稳,步态自然,肌肉放松,舒展自如,步履轻快有序,步幅减小,快而稳健,快而不慌,给人一种矫健、轻快、从容不迫的职业形象。

（二）常见的仪态礼仪

1.端治疗盘

治疗盘是护理工作中最常见的护理用品。护理人员在操作过程中,常需要持治疗盘往返病房。正确的持治疗盘姿势配以轻盈稳健的步伐,得体的护士服和燕帽,会给患者带去一种精神安慰,从而使患者体会到安全感。

端治疗盘的方法是:操作者身体站直,挺胸收腹,双眼平视前方,双肩放松,上臂下垂,双肘尽量靠近身体腰部,前臂与上臂呈90°,拇指扶住治疗盘的两侧,手掌和其余四指托住治疗盘的底部,与手臂一起用力,取放和行进中都要保持平稳,治疗盘不触及护士服。

2.推治疗车

治疗车也是护理工作中常见的物品。治疗车一般有三面护栏,无护栏的一面设有两个抽屉,用于存放备用物品。

推治疗车的方法为:护士位于无护栏的一侧,两手扶住治疗车的两侧,按照行姿的要求行进。护士行进时,抬头、面向前方,双眼平视,保持上身正直,挺胸收腹,腰部、膝部挺直避免弯曲,使身体形成一条直线,双肩应保持平稳。注意在行进中随时观察车内物品,注意周围环境。

3.持病历本

病历本是用于保存和方便记录患者病情和其他信息的物品。每一位入院患者都要建立医疗和护理文件记录,以便随时记录、查阅和讨论。

持病历本的方法是:一般情况下,操作者用左手持病历本的边缘中部,放在前臂内侧,左手肘靠近腰部,稍外展,另一只手自然下垂或轻托病历本的下方。

4.推平车

平车一般用于运送不能起床的患者入院、作各种特殊检查、治疗、手术或转运。在运送患者过程中,应使患者的头部位于大车轮一端,以减少对患者头部的震动,而小车轮一端位于前方。护士这样推平车,一方面便于观察患者的面部表情,另一方面也容易掌握推行的方向。

5.下蹲

下蹲是人由站立的姿势转变为两腿弯曲,身体高度下降的姿势。蹲类似于坐,但臀部并非落地;也类似于跪,可双膝未着地。一般情况下,下蹲的时间不宜过长,以免引起不适。下蹲是只有在某些特殊的情形下才可采取的暂时性的姿势。在护理工作中常采取下蹲姿势的特殊情况有整理工作环境、给予患者帮助、拣拾地面物品等。

(1)下蹲的方法:在站姿的基础上,两脚前后分开约半步,双腿一高一低,互为依靠,单手或双手捋平裙摆,身体下蹲,用单手从侧面拾取物品。下蹲时双脚不并排在一条直线上,而是左脚在前,右脚稍后。左脚应完全着地,小腿基本与地面垂直;右脚则应脚掌着地,脚跟提起。右膝内侧可紧靠于左小腿的内侧,形成左膝高右膝低的姿势。女性应靠紧两腿,男性则可适度分开两腿。臀部向下,基本上右腿支撑身体。

(2)在下蹲的过程中要注意:在下蹲的过程中,注意不要突然下蹲,不要距人过近下蹲,下蹲时最好与其他人侧身相向,注意遮掩自己的身体。

医院工作场所与一般人际交往场所不同,使得护理工作中的言谈举止需要遵循相应的礼仪。护士作为医院的主要医务工作者,与患者的接触频繁和密切。护士应热情礼貌地对待患者,有效合理地运用仪态礼仪及表情礼仪,融洽护患关系,从而有利于促进患者康复。

第三章 护士工作礼仪

第一节 护士工作礼仪概述

护士工作礼仪是护士在履行岗位职责时应当遵守的敬人律己的行为规范，具体包括仪容、仪表、仪态、言行等方面的内容。护士是医院里与患者接触最密切、接触时间最长的群体，护士的服务贯穿于患者入院、检查诊断、治疗护理和患者出院的全过程，发挥着举足轻重的作用。伴随着社会的进步和经济的发展，人们对医疗安全、护理质量的要求逐渐提高，这就对护士的职业素养和服务提出了更高的要求。

一、护士工作礼仪的特点和作用

护理质量取决于两方面因素：一是护理技术，二是护理工作礼仪。护理技术水平的高低直接决定护理质量的好坏，而护理工作礼仪的规范与否直接影响护理技术的应用效果好坏。护理工作礼仪具有其独特性，并在护理中发挥着重要作用，应当应用于护理操作的每个环节。

（一）护士工作礼仪的特点

1.职业性

护理是专业性的服务，其服务对象是具有特殊性、复杂性等特点的患者群体。护理工作礼仪对护理技术水平的发挥起着重要作用，对患者的健康与生命有着重要影响，应当体现医疗护理行业庄重、严谨、可亲和可信的职业素养。

2.完整性

护士工作礼仪是多种礼仪的综合，内容涵盖仪容、神态、语言、举止等各个方面。此外，护士工作礼仪应当全方位覆盖并渗透到医疗服务的全过程。

3.规范性

护士工作礼仪是规范、统一的，有一定的实施标准，要求全体护士按照一定的礼仪标准来实施护理技术，使言谈举止合乎礼仪规范。

（二）护士工作礼仪的作用

护理工作礼仪对于提升医疗服务水平，展示良好的护理形象，增强服务竞争力具有重要作用。具体体现在以下两个方面：

1.满足患者需求，提高服务质量

在护理服务过程中，护士通过工作礼仪来规范自己的言行举止，能够消除患者心中的疑虑或缓解患者的不良情绪，进而将护理技术的应用效果发挥到最佳，提高护理服务质量。

2.展示职业素养，构建优质文化

护理服务贯穿于医疗活动的全过程，护士提供护理服务时遵守工作礼仪规范，能展示良好的精神面貌和职业素养，更能体现医院优秀的管理水平，构建优质的医疗服务文化。

二、护士工作礼仪的基本原则

（一）尊重患者

尊重患者主要是指护士应尊重患者的人格和权利，使处于非健康状态下的患者能够心理状态稳定，不因疾病而受歧视。护士应尊重患者的人格，即应尊重其个性心理，尊重其作为社会成员所应有的尊严；同时，应尊重患者的权利，如患者获得及时医疗的权利、医疗过程中的知情权、对医疗方案的选择权、对医疗行为的拒绝权、个人隐私权等。

（二）诚实守信

诚实守信是指对他人要真诚，承诺的事情要付诸行动，实现诺言。在护患交往的过程中，患者给予护士充分的信任后，会向护士诉说困难和请求帮助。此时，护士应该根据患者的健康状况及医院的实际条件，尽可能满足患者的要求；若患者要求不合理或条件不能满足时，应及时向患者解释清楚不能满足的原因，而不能随意敷衍患者。护士在工作中答应患者的事情，一定要想方设法兑现，这样才能建立良好的信任关系，进而提高护理质量。

（三）举止文雅

护士的举止常常直接影响患者对护士的信任乃至护理效果。特别是在与患者初次接触时，护士的仪表、举止等会给患者留下"第一印象"。良好的第一印象有利于护理工作的顺利开展，否则将直接影响护理效果。在护理工作中，护士应当做到以下几点：举止落落大方，不随便倚靠床边或门边；不随地吐痰、当众擦拭鼻涕或清嗓子；面部表情自然，谈吐礼貌，温文尔雅，不恶语伤人，称呼、声音、语气、语音、语调应尽可能使患者感到亲切、温暖；作风正派，切忌在公共场合尤其是办公室嬉笑打闹。

（四）共情帮助

共情，简言之就是设身处地，即从对方的角度出发，用对方的眼光看问题，从对方的角度去感受、理解他人的感情。在护患交往中,护士多表达共情,可以使患者减少疏离感或陷于困境的孤独感,使其感到能被理解,进而愿意接受护士的帮助,这有利于护患关系的良好发展,也有利于提高护理服务质量。需要注意的是,护士对患者的共情不是不自主地"悲患者之悲、乐患者之乐",而是在理解、感受患者(包括患者家属)痛苦的同时,明确判断自己应该采取怎样的有效措施来帮助患者提高其健康水平。

第二节　岗位护理礼仪

一、门诊护士工作礼仪

门诊是医院面向社会的窗口,是医院与患者交往的第一个环节。人们一般是根据门诊医护人员的工作态度来初步判定医院的服务质量,并留下第一印象。门诊护士承担着分诊、接诊、导诊、咨询等岗位的服务工作,因此门诊护士也是医院的形象使者,要求门诊护士在接待患者时应具体做到以下五点:

1.遵守礼仪规范、注重仪表举止

门诊护士着装要合适得体,梳妆淡雅整齐。短发前不盖额、侧不掩耳、后不及领,长发要盘髻,衣冠清洁整齐,以便留下良好的第一印象。在与患者或家属接触的过程中,语言要文明,态度要诚恳、和蔼、可亲,面带笑容,语气声调柔和、悦耳,以获取患者或家属对护士的信任。门诊护士站、立、行的姿态,操作动作和头、手、躯体各部位身体语言等,也是护患之间非语言沟通的重要内涵。从事护理操作时,护士的动作应准确、轻柔,表达应确切,真正让患者或家属感觉到护士的真诚、关爱和帮助消除其对医院的恐惧心理。

2.为患者创造良好的就医环境

门诊环境是否优雅、清洁,会直接影响患者进入医院的第一印象。干净整洁、秩序井然、环境优美的门诊环境会给人一种美的享受,有利于减轻或消除患者的痛苦及恐惧心理。就医秩序是门诊环境中的一个重要组成部分,门诊护士应该组织有秩序的候诊,使患者尽快进入所属诊室,也为医师创造一个良好、安静的诊治环境,从而提高工作效率。对于来院复查的患者,要尽量安排原诊治医师进行检查,以便于连续观察治疗效果。

3.热情接待、耐心解答

在门诊,首先接待患者的是门诊护士,其言行举止直接影响患者对医院的第一印象。门诊护士一定要耐心回答患者或家属的询问,并面带微笑、亲切热情、谈吐和蔼、通情体贴,以帮助患者或家属对医院产生信任感。遇到不明确的问题,不能不懂装懂,也不能直接向患者或家属说"我不知道",而要一边请患者或家属等待,一边主动请教其他医护人员,并及时准确地予以反馈,或请相关医务人员向患者当面解答。对于初次就诊的患者,护士应主动向患者介绍医院的门诊情况、就诊程序及医院的环境、设施和开展的新业务、新技术等,并介绍与其健康相关的科室、医师情况、诊疗项目等,同时注意使用安慰性语言,使患者情绪稳定、消除顾虑、愿意合作,共同完成治疗任务。

4.尊重患者的人格

每位患者都希望得到护士的尊重,获得较好的治疗效果。因此,护士对待每位患者都要一视同仁,言语要和蔼而有礼貌,尊重患者的人格,以满足患者想要得到尊重的心理需求。

5.积极做好健康宣教

护士的职责,不仅要完成治疗护理任务,还要向患者宣传卫生保健知识,使患者更好地配合医护人员的治疗、护理工作。门诊护士应抓住患者就诊的时机,通过使用各种宣教手段,如电视、宣教手册、健康教育宣教板报、集体讲授或个体咨询等方法向患者或家属宣传防病、治病的基本知识,提高人群的健康保健意识。

二、急诊护士工作礼仪

急诊患者多表现为意外、突然、缺乏心理准备,往往起病急、病情重,需要进行紧急抢救。急诊护士常常首先接触患者,其言行举止会对患者产生很大影响。因此,接诊护士应敏捷、冷静、沉着、和蔼、有序地处理各种复杂情况,用温和的语言安慰患者,减轻其恐惧心理,取得患者的信任,使者身心处于最佳状态,保证对患者及时诊断治疗。

(一)急诊患者的心理特征

1.极度的紧张

由于患者起病急、病情较重、病程短,心理承受能力低,患者极易产生紧张的情绪。

2.高度的恐惧

患者对疾病缺乏心理准备,心理处于惊恐状态,室内的各种抢救设备、24小时的监护、紧张的抢救气氛及家属严肃焦虑的表情,都会使其下意识地感到自己病情严重,从而加剧恐惧心理。

3.心理应激障碍

患者表现为理智丧失、行为退化、情感幼稚,有些患者还表现出烦躁不安,易产生濒死感、恐惧、无助等消极情绪,这些往往会加速患者的死亡。

4.强烈的求生欲

无论是瞬间袭来的恶性事故,还是突然罹患急症,此时患者的求生欲是十分强烈的,从而促使患者能积极配合医护人员的各种抢救,对治疗和护理工作有一定的积极作用。

(二)急诊护士工作礼仪要求

急诊护士作为最先与患者接触的人,其工作不仅直接关系到患者对医院的印象和信任程度,也关系到患者生命的转归。所以,一名合格的急诊护士,除具备良好的身体素质、健康的心理素质和精湛的业务素质之外,良好的礼仪修养对完成急诊护理工作也是至关重要的。

1.做好各种急救前的准备工作

急诊抢救的目的是要在最短的时间里,用最有效的措施,防止维持生命的主要功能器官受到损害,缓解急性发作症状,为进一步治疗争取时间。所以,急诊护士要严格按照各自的岗位职责,随时做好急救的准备,如平时就要做好各种抢救器械、设备、药品的准备工作,做到备用齐全、性能良好,有异常时及时解决。同时,做好物品的清洁、消毒工作,以便满足紧急使用的需要。此外,急诊护士还必须熟练掌握各种抢救器械的使用方法,以及熟练掌握各种急诊抢救措施和技术。

2.积极、主动、有效地配合诊治抢救

作为一名急诊护士,要掌握各科综合的急救医学知识,刻苦钻研急诊急救技术,做到心中有数、忙而不乱。对各种危、重、急患者有初步判断、分析及处理能力。对于危重患者,在医师到来之前,急诊护士可以酌情予以急救处理,如给氧、心肺脑复苏、止血等。

在紧急情况下,口头医嘱多,要求护士执行"三清一复核"。"三清",即听清、问清、看清;"一复核",即药品名称、剂量、浓度与医师复核,切忌出现用药差错。急诊抢救工作实际也是医护合作的过程,急诊护士积极主动地与医师做好配合,不仅反映了护士的责任心和工作素养,也反映了护士掌握专业技术水平及工作能力的高低。

3.紧急不失礼、繁忙注守节

尽管对急诊患者的接待与救治紧张急切,但绝不能因紧急而不顾礼节、繁忙而失秩序,而是应该做到繁忙中不失礼节,耐心且富有关爱之心,这对于患者不仅仅是态度上的关心,更重要的是给予患者信念上的支持,从而为挽救患者生命尽到责任。

4.晓以利弊、稳定情绪

急诊护士应积极针对家属因患者发病急、病情重而引起的恐惧和紧张等情绪,一方面全力配合医师采取有条不紊的抢救措施,另一方面,抢抓时机,给予必要的、适当的解释和安慰,为下一步的病情处理尽可能创造有利条件。同时,注意向家属随时交代患者的病情变化,使其做好充分的心理准备。对于家属过激的言语,应予理解,冷静处理。

三、手术室护士工作礼仪

随着医学科学技术的进步和社会发展、医学模式的改变、外科技术的日新月异、新器械及新设备的层出不穷,对手术室护士的要求越来越高。手术室工作不允许出现任何差错、事故,因此手术室护士必须严格要求自己,一丝不苟地按照工作操作规范及礼仪规范工作,以最佳的精神面貌、饱满的工作热情和良好的工作态度来取得优质服务与最佳的工作效率。

(一)手术室护士素质

1.思想素质

具备高尚的思想品格和医德医风是一名合格护士的首要条件。一台成功的手术需要医生与护士之间的密切配合,没有护士的积极协助,手术不可能成功。因此,作为一名手术室护士,要热爱本职工作,树立全心全意为患者服务的思想,以患者为中心,任劳任怨,对工作认真负责,对技术精益求精,不断加强职业道德、职业规范的学习,做到医风纯正、医德高尚、医技精湛。

2.业务素质

手术室工作来不得半点马虎,任何疏忽大意都可能造成严重后果。要求手术室护士应具有一丝不苟的工作态度,精益求精的操作技能,及较强的应急能力。要熟练掌握感染技术、各种抢救技术、各种仪器设备的使用方法,精通专科手术准备和操作技能,操作中做到准、稳、轻、快,医护配合默契。善于学习,勇于实践,不断提高业务水平。

3.心理素质

手术室护士应具有敏锐的观察力和灵活的主动性。在实施手术过程中,要高度集中注意力,细微观察病情变化,判断准确,反应敏捷,机动灵活,主动配合,使医师信赖、患者放心。还应具有稳重的性格和镇定的情绪,在急症手术和抢救危重患者时,对随时可能出现的意外情况,不惊慌,不急躁,沉着冷静,有较强的自我控制和应变能力。具有谦虚自重、亲切和蔼的态度,主动关心患者,协调病室关系,密切医护合作,从而在术前、术中、术后建立起良好的人际关系与和睦的气氛。

4.身体素质

随时进行的急症手术和危重患者的抢救,不断开展的大型、复杂的高难手术都具有紧迫性、连续性、体力消耗大的特点。因此,要求护士必须具备强健的体魄、良好的耐力和较强的适应力。

（二）手术前的护理工作礼仪

手术室护士应在术前自觉以文明礼貌的言行关心和尊重患者，尽可能减轻或消除患者因手术而引起的焦虑、恐惧和担心等不良心理反应，以协助医师确保手术成功、顺利。

1.做好术前礼仪

术前患者往往会出现焦躁、恐惧的心理，进而影响食欲和睡眠。护士应该做好患者的术前疏导工作，用礼貌的语言、和蔼的态度、诚恳的关切、科学的措辞和专业的健康教育模式不断开导患者，缓解其紧张情绪，使其建立信心，积极配合手术。

（1）有效亲切的沟通：手术室护士应在术前与患者进行亲切、平等的沟通交流，了解患者的心理状态、生活习惯、社会背景等，鼓励患者表达自己对于手术的真实想法，明确患者对手术的顾虑、担心和要求，并给予针对性的解答、说明和解释，也可向患者介绍手术的方法、目的及各种注意事项，让患者充分做好手术的心理准备。

（2）注意有效的沟通技巧：护士在进行沟通过程中，应注意时刻按照礼仪规范进行沟通交流。注意合理选择交流的时间及地点，正确运用语音、语调，语言简明易懂，禁用医学术语和忌语。对于患者的疑问自己不懂时要如实回答，并承诺待向相关医务人员咨询后给予满意的答复。

2.做好各项准备工作

术前护士对患者的一声亲切的问候、一副整洁的平车、一次认真的查对、一个无菌的环境、一张安全的手术床、一次详尽的宣教都会给手术患者带来许多安慰，在每个环节中护士都应重视言语及操作礼仪规范的正确运用。

（三）手术中的护理工作礼仪

对待术中的患者，要严格遵守操作礼仪规范，不能有半点马虎大意或草率疏忽。手术室护士在术中要全神贯注，始终保持举止从容、胸有成竹的状态。应具体做到以下四点：

1.周密热情

在患者进入手术室后，护士应简单介绍手术室的基本情况，解释手术的体位，用亲切、关爱、鼓励性的语言安抚患者，以减轻其恐惧感，并尽量满足患者提出的合理要求。

2.尊重患者

在手术开始之前，护士一定要陪伴在患者身旁，不可冷落患者。切忌让患者赤身裸体地躺在手术台上，身体上无任何遮盖物，这是对患者的极不尊重。现代医学发展到今天，更需要科学与人文的双重结合，更应注重人性的关怀。

3.细心观察

在手术中,护士要细心观察患者身体语言的变化,以了解患者的心理及病情变化。如可以通过观察患者的眼神、面部表情、细微的动作变化或是说话的声调、速度及流畅性,来了解患者的精神状态及紧张度。

4.言谈谨慎

在手术期间,患者往往对医护人员的言谈和举动及环境的变化极其敏感。所以,医护人员切不可随意讲一些可能引起患者误会的话语,也不要流露出无可奈何或惊讶、紧张的情绪,以免增加患者的心理负担,影响治疗效果。这就要求医护人员在手术中始终保持精力高度集中、配合默契、言谈谨慎,以高度的责任感保证手术的顺利进行。

(四)手术后的护理工作礼仪

及时、准确观察术后患者的病情变化,是保障患者生命安全和提高手术疗效的一项重要工作。

手术室护士负责将患者送回病房,做好与病房护士的交接,并详细告知患者或家属术后的注意事项,包括术后的体位、静脉滴注及保温等措施,及时给予患者鼓励和安慰,同时对患者的积极配合表示感谢,鼓励其继续配合病房护士战胜术后痛苦。针对术后可能出现的伤口疼痛、身体虚弱等情况给予具体、有效的护理措施。

对待术后的患者,病房护士务必做到细致观察病情变化,并积极与患者沟通,了解其术后的感受及各种要求,做到有求必应、有问必答。一方面有利于保障患者的生命安全,另一方面可让患者体会到护士对他的关爱,缓解紧张不安的情绪,有利于病情的恢复。同时,护士还要耐心细致、礼貌热情地回答患者或家属的问题,帮助患者消除疑虑,建立信心,积极配合术后的治疗、护理工作。此外,护士还应根据不同手术的要求,对患者进行正确的活动指导,鼓励并协助患者积极进行术后康复运动,以促进病情的好转。

四、病区护士工作礼仪

病房是患者接受进一步检查和治疗的场所。护士作为病房内的主要人员,与患者的接触非常频繁和密切,对待患者应热情礼貌,真正做到宽慰相待、关怀体贴,以帮助患者缓解心理压力,消除紧张、焦虑的情绪,使患者能够积极配合治疗及护理工作,从而促进疾病的尽快康复。

(一)患者入院时的护理礼仪

1.协助办理入院手续

患者需入院治疗时,护士应礼貌地指导或协助患者或家属办理入院手续,如填写入院登记表、预交住院费用、了解住院规则等。在此期间,护士应对患者及其家属表示同情和关心,周密安排,尽量消除患者因初入院面对陌生环境而产生的烦躁、焦虑等不良情绪,帮助他们树立治愈疾病的信心,切忌表现出态度冷淡、不耐烦,甚至恶语伤人。

2.护送患者入病房

患者办理好入院手续后,护士应热情地将患者送入病房,视其病情可分别采取扶助步行、轮椅或平车护送等方式。护送过程中要注意病情所需的体位,维护患者的安全,还要注意保暖,如危重患者还要满足患者静脉滴注、给氧的需要。整个护送过程中,护士的动作要娴熟、稳重,忙而不乱,并以关心、体贴的言行消除患者及其家属的疑虑。进入病房后,要与病房值班的护士做好交接工作,详细介绍患者的病情并清点所办理的手续,做到服务有始有终、环环相扣。

(二)患者入病房后的护理礼仪

进入病房的患者非常希望所接触的医护人员能言谈礼貌、举止文明、技术精湛、有求必应,希望自己被尊重和理解。因此,护士应严格按整体护理和礼仪规范的要求,为患者提供高质量的护理服务。

1.新入院患者的接待礼仪

新入院患者进入病房后,病房护士要面带微笑,热情迎接,一边安排患者就座,一边要亲切地问候并作自我介绍:"您好,我是值班护士×××(我是您的责任护士×××),今天由我来接待您。请先将您的病历交给我。"同时双手接过病历,以表示对患者的尊重。如果还有其他护士在场,也应向患者点头示意、面带微笑,对患者表示欢迎。随后将患者带到病床前,并介绍床单位、主治医师及病区的基本情况,如医师办公室、护理站、卫生间、治疗室、处置室等病房的环境及相关设备的使用方法,还要为患者介绍医院的相关规章制度及注意事项。在沟通过程中,护士要注意礼貌用语,语气和缓,措辞得当,忌用命令式的语言。应将患者作为一个整体的人尊重,以调动患者的积极性,促进良好护患关系的建立。

2.住院期间的护理礼仪

在患者住院期间,护士的言行举止直接影响着患者的心理状态,进而影响其治疗、护理效果。因此,住院期间的护理礼仪规范应注意以下几个方面:

(1)自然大方:护士着装清洁、整齐,在病房的站、立、行、坐和各种操作姿态都要规范,做到动作舒展优美、轻盈快捷,注意关门轻、脚步轻,各项操作准确无误,严格按照操作规范执行,以给患者安全、优雅、灵巧的感觉。相反,如果护士举止浮躁、手忙脚乱,就会让患者或家属产生怀疑、害怕和不信任感,不利于建立良好的护患关系,甚至会给治疗带来负面影响。

(2)关怀尊重:病房护士应该按照礼仪规范的要求,在患者的整个住院过程中,都注意保持亲切的语调,进行有效的沟通交流,让患者感到温暖,尽快摆脱对陌生环境的紧张和孤独感。查房、治疗时一句亲切的问候、一个甜美的微笑,均可使患者体会到被尊重,让患者对护士产生亲近、敬重和信任感,从而建立良好的护患关系。

(3)技术娴熟:快速及时、安全准确的护理服务无疑会获得患者的尊重和信任。因此,护士不仅要有广博的知识和娴熟的技术,还应该在临床护理实践中不断努力学习,培养评判性思维能力,丰富自己的临床护理知识和经验,以更好地协助医师的诊治,为患者消除病痛,从而获得患者的尊重和信任。

(4)坚持原则、满足需要:在不违反医院规章制度、遵守社会公德、维护社会利益、严禁损害他人利益的前提下,对于患者的不同需求,通过不同途径给予满足,让患者感到满意并得到其配合,也可减轻患者入院后的焦虑和恐惧感,有利于疾病的康复。

(三)患者出院时的护理礼仪

当患者痊愈或因其他原因出院时,为了使护患关系有一个良好的结果,护士应做到以下三点:

1.真心祝福

患者即将出院时,护士首先应对其康复表示祝贺,并真诚地感谢患者在住院期间对医疗护理工作的理解、支持和积极配合,同时对自己工作上的不足、对患者关照不周之处表示歉意,并表示随时会为患者提供力所能及的帮助和服务。

2.出院指导

患者即将出院,责任护士应细心做好出院指导。协助患者办理出院相关手续,介绍疾病康复情况,指导继续用药、饮食起居、康复锻炼、随访等,讲解要清楚明了,直到患者记熟、问清为止。

3.送别礼节

患者办完出院手续后即将离开病房时,护士应将患者送至楼梯口或电梯口、治疗区门口或汽车上,嘱患者多保重、遵医嘱用药及进行锻炼,并与患者握手或挥手告别。

第三节　同事间工作交往礼仪

一、同事共事的礼仪原则

在医院这个特定环境中,护士必然要与医院内的同事进行广泛的交往与合作。在与同事共事的过程中,护士应遵守以下礼仪原则。

1.尊重同仁,举止文明

与同事相处,应互相尊重、互相支持、举止文明、礼貌相待,这是为人处世的基本原则,也是最基本的职业要求。

2.信守诺言,以诚待人

诚信是中华民族的传统美德。与同事相处,首先应信守承诺、以诚相待。不要轻易承诺没有把握完成的事情,一旦允诺就要尽一切努力遵守诺言。若受特殊原因而无法履行诺言,则应诚恳道歉,并解释事情的原委,以求谅解。

3.宽以待人,严于律己

与同事相处,应严格地要求自己,宽厚地对待他人,包容他人的不足,切忌抱怨他人或挑剔他人。在工作中多为他人着想,努力营造友善、和谐、温馨的工作氛围。

4.善待个性,幽默有度

个体之间的能力、水平、教育和个性均存在差异,应正确对待,不必自卑,也不要骄傲。要学会善待他人,学会欣赏他人的个性特点,对同事的成就和幸运,要真诚地表示祝福,不要有嫉妒心理。在繁忙的工作中,幽默风趣的谈吐能给同事带来乐趣,但应避免油嘴滑舌和低级庸俗。

5.谦虚谨慎,不骄不躁

能力的强弱、技能水平的高低都是客观存在的,但每个人的人格都是平等的,不可因个人资质的高低而对人"另眼相看"。谦虚谨慎、平等待人更能体现个人的高尚品德。

二、护士交接班礼仪

护士交接班是体现护理工作严密性和连续性的一项重要的工作程序。护士交接班按交接形式的不同可以分为集体交接班、日常交接班和床头交接班;按交接内容的不同可以分为药品器材交接班、治疗交接班、病情交接班等。严格地执行护士交接班制度,不仅可以让患者的治疗和护理更加有序、系统、连贯,还可以加强护士间的密切配合和相互合作,有利于形成和谐的工作氛围,建立良好的人际关系。护士在交接班过程中遵守相应的礼仪规范,有利于交接班工作的顺利完成,也有利于其他护理工作的顺利开展。

(一)交班者礼仪

1.做好交班准备

交班护士在交班前应做好个人准备,确保着装整齐、仪态端庄,仔细阅读交班报告及医嘱本,仔细清点科内药品及护理器械数目,必须在交班前完成本班的各项工作,并写好交班报告及各项护理记录。同时,交班护士应保证患者体位舒适、床单整洁、各种引流管及静脉输液管通畅,不要说笑、嬉戏或谈论与工作无关的事情。

2.集体交班礼仪

集体交班一般在医院各科室的晨会期间进行,交班护士应就本班的工作情况向接班护士做出口头或书面的报告。交班时,交班护士应确保着装整洁、仪表端庄、站姿或坐姿端正,双眼平视接班护士并面带微笑,礼貌地问候接班护士,然后报告工作情况。交班护士以站姿交班时,手臂应成直角持交班本,身体挺直;报告患者病情时,应声音响亮、口齿清晰、语调自然、语气得当、表情严肃。交班护士应使用规范的医学用语真实地反映患者的病情变化,交班内容应准确充分、全面概括、突出重点。一般情况下,交班时间不宜过长,否则会影响下一班的正常工作。

3.床头交接礼仪

床头交接是指交班护士在患者床边向接班护士进行工作交接。床头交班的主要内容包括患者的诊断、手术名称、治疗措施、病情变化、检查结果、护理要点及观察重点、患者的特殊情况及未完成的工作。床头交接时,交班护士应严肃认真,做到口头讲清、床头看清、记录写清,以体现对患者的尊重。交班时,交班护士应礼貌地问候患者,对患者表示关心,并询问患者睡眠状况、自我感觉等情况。在交班过程中,交班护士应当避免说可能给患者带来不良暗示的话,如在心内科病情较为严重的患者旁边说"这患者挺重的啊,你们小心他再心衰"等类似的话,则可能会对患者带来不良的暗示。

(二)接班者礼仪

接班护士应提前几分钟到达科室,并做好交接准备,如清点物品、阅读医嘱等。通过交接班,接班护士应对科室内患者的病情有所了解,对科室内的药品、物品及借还设备有所了解,以便顺利地开展当日的护理工作。接班护士需要参加晨会集体交接班及床头交接班。

1.集体接班礼仪

在晨会集体接班时,接班护士应认真倾听交班护士的交班报告,必要时可对交班报告的内容进行提问,提问时应使用礼貌用语。在交班护士报告工作情况时,接班护士切忌东张西望、交头接耳等行为。接班护士应仔细、认真地记录交班护士阐述的内容,尤其对做过手术、患重大疾病、病情较重的患者,应特别留心。通过交接班,接班护士应掌握上一班出入院及专科患者的相关情况,了解上一班护士未完成的工作情况,并应特别关注需要特级护理、一级护理的患者,及时观察患者的病情变化。

2.床头接班礼仪

在进行床头接班时,接班护士应提前到岗,确保着装整齐、仪表端庄、精神饱满。接班时,接班护士应双眼平视交班护士并面带微笑,礼貌地问候交班护士,如"你辛苦了,还有什么未完成的护理工作请交给我吧"等,体现对同事的关心与体谅。接班护士在接班时一定要严谨认真,仔细倾听、记录交班护士的工作报告,全面了解患者的情况,检查医嘱及各项器械物品,若发现患者病情、器械物品等未交代清楚,则应立即询问交班护士或进行查询。

(三)交接班细节礼仪

在交接班过程中,交、接班护士应做到交得清、接得明,以避免出现责任纠纷。若交班护士的工作存在疏漏之处,接班护士应有宽容大度的精神,礼貌地向其指出问题所在,并及时地帮其补救或解决问题,而不应一味地责怪或抱怨对方。建立友好的工作作风及团队精神。

接班时,如果工作出现问题,则应由交班护士负责;接班后,因交接不清而发生差错、引发事故或者物品遗失等情况,则应由接班护士负责。护士在交接班时,不能因工作中出现的问题而与同事产生冲突,而应该友好地沟通,相互协作,及时地解决问题,以更好地为患者提供护理服务,并提高护理服务质量。

第四节　护理言谈礼仪

一、护理言谈礼仪的原则

(一)道德性原则

各行各业都有自己的职业道德规范,护士的语言首先应该遵循医务工作总的道德要求。主要的道德要求包括以下两个方面。

1.保密性

在护理工作中保密性主要有以下3个含义:

(1)注意保护患者的隐私,不主动打听与治疗、护理无关的患者隐私。对已了解的患者隐私不擅自泄露给无关人员。

(2)注意保守医疗秘密,不该告知患者的事情不多嘴,如诊断、化验结果、重大诊治措施的决定等,不要随便向无关人员透露。

(3)保护工作人员的隐私,不要与患者谈论医护人员的私生活,包括婚姻、家庭及亲友等。

2.尊重性

尊重性是指护士应尊重患者的人格,用平等的态度和方式与患者进行沟通。具体来说就是护士在与患者沟通时,要尊重患者的价值观、生活习惯、宗教信仰等,做到"急患者之所急,帮患者之所需"。护士应当有良好的聆听习惯和恭敬的体态,从而得到患者的认可和尊重,提高患者的依从性。

（二）通俗性原则

通俗性原则是指护士在与患者交谈时应根据患者的认知水平和接受能力，用形象生动的语言、浅显贴切的比喻，循序渐进地向患者传授健康保健知识。

（三）科学性原则

科学性原则包括两个方面的含义：护士在交谈中引用的例证或资料都应有可靠的科学依据；护士在交谈中不要歪曲事实，不能把治疗效果扩大，也不要为了引起患者的高度重视而危言耸听。

（四）情感性原则

情感是语言表达的核心支柱，语言始终伴随着情感，亲善是护士语言的情感风格。护士在与患者交流沟通的过程中，要使语言赋有情感性，把握好情感控制与调节。在工作时调整自己的工作情绪，不要将工作外的负面情绪带入岗位，转嫁到患者身上。加强个人修养，使自己在工作时能够处于冷静的状态中，这样才能产生同情患者、尊重患者的情感与情绪。

（五）幽默性原则

幽默可以改善人的血液循环，增强免疫功能，增强机体抵抗力。许多接受过幽默治疗的患者一致认为幽默是一剂良方，它可以使人从痛苦的经历和情绪当中挣脱出来。护士根据环境气氛，患者的病情、性格，适当运用幽默，可以有效地表达自己的意见，调动患者的愉悦情绪，取得事半功倍的效果。

（六）严肃性原则

严肃性原则是指护士语言的情感表达应具有一定的严肃性，要使人感觉到端庄、大方、高雅，在温柔的语态中要带有几分维护自尊的肃穆，才能体现出"工作式"的交谈。如果说话声调过于抑扬顿挫或者很随便，或肢体语言过多且矫揉造作，都会给人以不严肃的感觉，致使患者产生不信任感。此外，听患者讲话时，不要随意发笑，也不要频频点头赞同，因为这些行为是轻浮与虚伪的表现。

（七）委婉性原则

委婉是指人们为了使对方更容易接受自己的意见，以婉转的方式表达语义的一种语言表达方式。护士对患者不是在任何情况下都应当实话实说，尤其是在患者的诊断结果、治疗方案和疾病预后等问题上，更要注意谨慎委婉。谈及患者的死亡，护士应尽量避免使用患者或患者家属忌讳的语言。选择运用什么语气、采用什么句式、运用什么言辞及修辞方法等，才能减轻患者的心理负担，减少和防止护患纠纷的发生都是需要考虑周全的。

二、护理言谈的内容和方式

(一)护理言谈的内容

1.信息沟通

信息沟通是正确决策的前提和基础,是护患之间统一思想和行动的工具。在护理工作中,最常需要沟通的信息包括环境信息、病情信息和知识信息。

(1)环境信息:患者入院后对医院的环境是陌生的,易产生恐惧、焦虑与孤独的心理。护士要在第一时间缓解患者的紧张情绪,尽快帮助患者熟悉医院的环境,包括医院的各个职能分区、医院的各项规章制度、医护人员的信息等。

(2)病情信息:患者知道自己患病后,希望得到更详细的病情信息,会进一步向护理人员询问与治疗有关的问题,如用药情况、主管医生的水平等。护士应该认真地回答患者提出的问题,尽量满足患者的要求。对于一些病情严重或者预后不良的患者,护士要谨言慎行,以免增加患者的心理压力。

(3)知识信息:护士是普及医学知识的宣传员,在与患者交谈时,可以宣传疾病的预防措施和治疗方法,并对患者进行有计划的健康教育。

2.情感沟通

情感沟通可以满足交谈双方之间的心理需要,增进双方的了解。现代医学模式下的整体护理模式要求护士不仅要关注患者的生理情况,而且要注意患者的心理状况。在与患者沟通时,对患者的情感需求要多一些关注,这有利于建立和谐的护患关系。良好的情感沟通包括尊重、热情、宽容和鼓励。

(1)热情:医疗机构是一个服务性的部门,患者就诊时,护士要热情地接待。在护理时,多一句问候,多一个微笑,对于患者来说都是一种安慰。对于患者的询问要耐心解答,不能因为不是自己负责或者不是本科室的患者就漠不关心、冷眼相对。

(2)宽容:由于病痛的折磨,患者往往会呈现出急躁、敏感的状态,对医护人员要求过度。面对这种情况,护士要多站在患者的角度思考问题,多宽容、谅解患者,用自己的真诚和爱心来感化患者。

(3)鼓励:患者因为疾病的折磨,会产生消极、放弃的心理,护士应该在与患者的沟通中多给予患者鼓励。当患者的病情稍有好转时,给予称赞和激励,帮助患者树立战胜疾病的信心。对于一些因病不得不截肢、摘掉器官的患者,护士要帮助其转移注意力,鼓励其把精力放在一些有意义的事情上,更好地面对未来的生活。

3.观念沟通

在与患者沟通的过程中,不仅是与患者进行信息沟通、情感沟通,还应当给患者树立一些观念。

（1）科学健康观：在护理过程中，护士应当向患者介绍疾病知识、预防事项等，这是向患者推广科学健康观的过程，目的是提高患者自我保健意识，增加防病知识，了解新的健康观念，提高生命质量。

（2）维护权利观：护士与患者都拥有自己合理和必要的权利。关于权利观的沟通，护患双方应该换位思考，护士应该对患者的维权行为给予配合；同时患者也应理解护士的工作。

（3）医疗风险观：医疗风险观是指在诊疗过程中医护人员与患者双方对医疗风险的认识和态度。虽然当代医疗水平迅速发展，但是现代医学对人类疾病仍然有不易攻克的难关，医护人员应该帮助患者认识到医疗风险的存在，在检查、手术、护理中提前做好解释说明，不要随意对患者许下承诺或保证。根据相关规定，在治疗、手术前签知情同意书。同时，一旦出现意外，患者应宽容地对待医院和医护人员。

（二）护理语言沟通的方式

1.面对面交谈

人对人及事物的第一印象，眼睛的感官占55%，而耳朵的感官占35%，其他的感官占的比例就更低。可见眼睛、耳朵及嘴巴在沟通中的重要作用，尤其是对对方的行为方式作出第一时间的认定，往往是准确的，所以面对面交谈是必需的。面对面交谈可以分为个别交谈和小组交谈两种形式。

（1）个别交谈：个别交谈是指在特定环境下所进行的信息交流，一般是两个人就某些问题相互讨论、商量研究，彼此互为信息的发送者和接收者等。护士所进行的交谈多为面对面交谈。例如，护士询问患者病史、与患者沟通护理计划、对患者家属进行健康教育等。

（2）小组交谈：小组交谈是指三个人或三个人以上的交谈。护士交接班、护理病例讨论等常采用小组交谈。小组交谈最好有人组织，一般人数控制在3～7人，最多不能超过20人。如果交谈人数较多，主题不易把握，谈话的内容容易受到干扰。

2.非面对面交谈

非面对面交谈方式包括电话、互联网等方式。交谈时，双方可以不受空间和地域的限制，交谈双方心情更放松，话题更自由。但由于交谈双方都远离了对方的视野范围，可能会使信息交流的准确性受到影响。护士对患者的健康指导、疾病咨询、出院随访、预约挂号等可以使用此种交谈方式。

三、常见护理行业用语

行业用语一般是指某一行业所使用的专门性用语，主要用以说明某些专业性、技术性的问题。护理行业用语即护理语言。护士在护理工作过程中使用行业用语是工作需要,但只有恰到好处地使用行业用语才能更好地展现自身的业务能力和职业素养,从而赢得患者的理解与信任。

(一)护理行业用语分类

1.安慰性语言

安慰性语言是指可以使患者及其家属感觉心情安适的表达方式。患者由于疾病缠身,精神负担较重,迫切希望医护人员为其解除病痛,同时还希望得到医护人员的同情和安慰。此时,医护人员安慰性语言的力量比任何时候都显得重要,极易引起患者的共鸣。例如,患者担心手术中疼痛甚至发生意外,护士可以说"针对您的手术,医生已做了充分的准备,您不用紧张,一会儿麻醉师给您打上麻药,您就什么都不知道了,等您醒过来,手术就已经做完了。"

2.解释性语言

解释性语言是指当患者或患者家属提出问题需要解答时,护士采用的一种表达方式。当患者提出各种问题时,护士应根据患者的具体情况,给予恰如其分的解释,让患者感受到被人尊重、被人重视。例如,对于术前患者,护士应根据患者的年龄、性别、职业、疾病等,做好细致的解释工作,耐心地向患者讲解与疾病有关的知识,以消除患者的不安心理。当患者或患者家属对医院或医护人员有意见时,护士应及时给予解释,避免和减少医疗纠纷的发生。

3.鼓励性语言

鼓励性语言是指护士通过交流,帮助患者增强信心的一种语言表达方式。鼓励性语言不仅能够改善患者的不良心理,帮助患者树立战胜疾病的信心,而且能使护患关系得到改善,减少护患纠纷,提高患者对护理服务的满意度。例如,一名护士根据某患者的疾病特点,进行相应的健康教育,鼓励患者在注意休息的同时,要进行适当的活动,如散步、如厕、洗漱、买饭等。并适时地给予表扬和鼓励"您自己能做的事情尽量自己去做,这样既可以为家人减少麻烦,也有利于疾病的康复。"在这名护士的语言鼓励下,该患者开始自己照顾自己,不仅增强了战胜疾病的信心,而且给护理工作带来了方便。

4.告知性语言

告知性语言是指要求患者执行某项规定或常规、应注意的事项等使用的语言表达方式。例如,早晨抽血作生化检查时,嘱咐患者空腹;心肺功能不良患者输液时,嘱咐患者不得随意调快滴速等。使用告知性语言时要用关切、友善、耐心的语气,不用命令或居高临下的语气,以免引起患者反感。同时,一次告知患者的内容不要太多、太复杂,避免引起患者混淆。

（二）护理行业用语禁忌

护理行业用语禁忌是指在护理工作中忌讳使用的语言。不当的用语会破坏护士与患者之间的关系，也会对医院的形象产生不良影响。

1.不尊重之语

在护理工作中，任何对患者缺乏尊重的语言均不得为护士所使用。不尊重的语言容易使护士与患者之间产生距离，会让患者产生抵触，甚至对护士的作为反感，不配合护士的工作。

2.不友好之语

粗暴的语言、对抗的语言等都是不友好的语言。在任何情况下，护士都要友善地对待每一位患者，避免因情绪激动或者语言习惯而使用不友好、不文明的语言。

3.不耐烦之语

护士每日护理工作量大、任务繁杂，在解答患者疑问时使用不耐烦的语言，不论初衷是什么，这都属于用语禁忌。护士应秉承良好的服务意识，在护理工作中表现出应有的热情和足够的耐心，努力做到有问必答、答必尽心，百问不烦、百问不厌，不分对象、始终如一。

4.不客气之语

护士在劝阻患者不要动手乱碰时，不可以说"乱动什么""老实点"之类的不客气话语。注意避免在患者面前喋喋不休，一遍又一遍地重复讲述自认为重要的内容，无视患者的不耐烦。避免用一种长辈的姿态对待患者，这会让患者产生厌烦。

5.气语或者一言不发

护士因工作繁忙而产生个人情绪的时候，会对患者的问题感到厌烦，说出一些气话，这会让患者难过或愤怒。护士面对患者一言不发时，也会导致患者不知所措。因此，在护理工作中，护士要注意调整情绪，禁忌气语或一言不发。

四、护士与不同对象间的言谈礼仪

（一）护患间的言谈礼仪

1.交谈方式灵活多变

根据不同的谈话对象和问题，确定适当的谈话方式，帮助患者找准问题的原因、确定解决问题的办法，可以使患者从迷惑、疑虑的精神困扰中解脱出来。护患间常用的交谈方式有开放式交谈、启发引导式交谈和疏导式交谈。

（1）开放式交谈：护士可通过开放式提问询问患者的感觉，从患者的回答中抓住关键词，以了解患者的真正需要。开放式提问不限制患者的回答，可以引导患者开阔思路，鼓励其说出自己的观点、意见、想法和感觉。例如，护士要了解患者的恢复情况，可以询问患者"您昨晚睡得好吗？身体感觉怎么样？还有什么地方不舒服吗?"通过开放式提问,可以从患者的回答中最大程度地获得所需信息,了解患者的身体状况,为进一步治疗做好准备。

(2)启发引导式交谈:当患者的有些想法和感受不好意思说出来或不便明说时,护士应善于发现和及时引导患者勇敢表达。护士可采用鼓励式或代述式的提问方式,启发引导患者说话,引导他们说出内心深处的真实想法,以便使问题得到及时解决。例如,"您是不是觉得……""您不开心是因为家人不常来看您吗?"

(3)疏导式交谈:患者因长期住院,心中不免产生苦闷和忧虑,谈到伤心事往往痛哭流涕,护士应给予理解和同情,使其畅所欲言,一吐为快,然后用疏导式语言使其慢慢平静下来。疏导式交谈本身就是一种心理治疗。患者可通过交谈,排除心中积怨,疏泄积聚在心中的苦闷和忧虑,使病情出现明显好转。

2.交谈话题适宜有趣

护患交谈时选择适宜的话题,是整体护理实践的一项重要工作。因受工作性质和工作特点的影响,护患交谈时,应注意要有所侧重,具有一定的针对性。护患交谈时可选择的话题有与健康有关的话题、患者感兴趣的话题和轻松愉快的话题等。

(1)与健康有关的话题:患者到医院就诊,最关心的就是自己的健康问题。因此,护士应不失时机地抓住这种话题和沟通机会,与患者交流思想和沟通情感,尽可能地向患者介绍有关健康知识,这样,既能达到健康教育的目的,又可使患者感受到护士的关心和重视,从而达到融洽护患关系的目的。

(2)患者感兴趣的话题:选择患者感兴趣的话题可以提高患者谈话的热情,缩短护患间的心理距离,获得患者对护士的信任和支持。因此,护士应根据患者的喜好合理选择多种适宜话题。例如,与体育爱好者谈论体育运动,与文学爱好者谈论作品创作,与家庭主妇谈论烹饪美食,与教育工作者谈论教育问题等。

(3)轻松愉快的话题:患者患病后往往情绪低落、悲观失望、缺乏信心,这时非常需要得到他人的关怀和安慰。因此,护士在与患者交谈时尽量找一些轻松愉快的话题,以调节患者的情绪,减轻患者对疾病的恐惧感。可列举一些患者是如何战胜病魔、重新恢复健康和愉快生活的典型事例,鼓励患者树立战胜疾病的信心,以轻松、坦然的心态面对当前的困难。还可以给患者讲一些幽默、诙谐的故事和令人捧腹的笑话等,既愉悦患者的身心,又增进护患双方的情感交流。

3.与不同患者的交谈技巧

(1)与不同性格患者的交谈:护士要学会掌握患者的心理需求,针对不同性格的患者选择不同的交谈方式。与性格外向的患者交谈时,护士可以用轻松愉悦的语言和其聊天,适当的时候也可以用一些幽默的语言。与性格内向或者是因重病造成心理疾病的患者交谈时,要注意察言观色,审慎用语,避免由于用语不慎加重患者的心理负担。

（2）与不同年龄段患者的交谈：由于老年人的听力普遍下降，因此与老年患者交谈时，护士要尽量大声，但要注意不能使用近似喊叫或尖锐的声音。同时要放慢语速，并尽量重复以便老人听清。与年轻患者或中年患者交谈时，护士可用一般语速，但应注意语气平稳、肯定。与年龄小的儿童患者交谈时，护士应尽量使用活泼的语言，表情亲切，放慢语速，语调尽量温和可亲。对于顽皮或胆小的孩子，护士还必须具有一定的耐心。

（3）与不同文化程度患者的交谈：面对不同文化程度的患者，护士应该掌握好语言交流的艺术。如果面对的是没有文化或文化程度很低的患者，语言要通俗易懂，尽可能用口语化的语言，并能做到患者询问时不厌烦、不嘲笑，并耐心解答。如果面对的是具有较高文化程度并了解一定医学常识的患者，交谈中可以适当运用一些常用的医学名词，使患者增加对疾病知识的了解。

（二）护陪间的言谈礼仪

患者的陪护人员主要是其家属。患者家属对护士工作的配合可以影响患者对治疗措施的适应性，增强患者对抗疾病的信心和能力，在患者治疗过程中起着重要作用。因此，护士应注意与患者家属进行有效沟通。

护士在与患者家属交谈时，要注意以下几点。

1.语言文明、适度

亲人生病后，家属的心情是焦虑不安的。护士与患者家属亲切交谈、用语文明，会让他们更愿意配合护士的工作，还会让其以此联想到护士对患者的态度，从而缓解他们的焦虑情绪。在与患者家属谈患者病情时，语言表达要适度，切勿随意提及令其伤感的事情，避免因言语不当造成不良后果。

2.态度真诚、和气

与患者家属交谈时语气态度要真诚、和气，体现出对患者家属的尊重。主动向患者家属说明在患者治疗期间应如何配合医护人员的工作，主动介绍患者病情的变化，这样可以打消他们的疑虑，避免患者家属与医护人员之间因缺乏及时有效的沟通而产生过多的矛盾。

3.解答问题耐心、专注

家属对于患者的病情会存有诸多疑问，需要向护士咨询。在解答疑问时，护士要有足够的耐心，切忌流露出不耐烦的情绪。在讲话过程中要专心，不要有左顾右盼、搔头掏耳等行为。如因工作繁忙，无法解答全部疑问时，应有礼貌地打断对方并主动解释说明情况，请求对方谅解。

（三）医护间的言谈礼仪

在临床工作中，医护之间的交流是治疗信息的传递和反馈的过程。任何一个环节的信息阻滞,都会影响整个医疗过程的顺利进行。所以在日常工作中,护士要和医生保持良好的工作关系以更好地服务患者。

护士在与医生交谈的过程中要注意以下细节问题。

1.充分体现平等合作的关系

"医生的嘴,护士的腿",这是以前对于医护关系的认知,即医生吩咐什么护士就得做什么,医生似乎都在发号施令。而现代医学应该打破以往对医护传统关系模式的认知,应该明确现代的医护关系是平等协作的关系。护士应很好地认识到这一点,在工作中积极主动,与医生交谈时不表现出唯命是从或唯唯诺诺的姿态;在遇到问题时,主动向医生寻求答案甚至展开讨论。只有这样,医生和护士才能互相取长补短,提高治疗和护理水平。

2.表现出应有的尊重和信任

医生和护士分属于两个专业领域,如有建议或疑问,护士应用请教和探讨的方式与医生交谈,时刻注意自己的专业素养。

3.体现谦虚谨慎的态度

如果护士与医生产生意见上的分歧和矛盾时,护士应客观冷静地分析分歧和矛盾产生的原因,并积极主动地与医生协商寻求解决方案。必要时,在言语上表达和解的诚意。例如,"张医生,刚才我情绪有些激动,请您多包涵,您看这个问题我还得向您请教一下。"切忌在人前与医生争执或私下抱怨医生,这不仅会让患者不信任医生,还会严重影响医护关系。

(四)护际间的言谈礼仪

护士群体是医院最庞大的一个群体,包括护士、实习护士、护工等。不同的同事群体在交往中往往产生不同的心理活动和心理效果,护士需要针对不同的同事对象选择合适的言谈礼仪。护际间沟通时应该注意以下几方面的问题。

1.言谈中要体现安静的原则

医院是一个需要相对安静的治疗环境。在工作时,护士和其他同事高声聊天、谈笑风生都是不合适的,最好是轻言细语,用较低的声音交谈。

2.言谈中要体现护士职业素养

在和同事讨论患者的病情时尽量围绕治疗展开,而不能有"没救了"或"没治了"的言语表达,尽量不要掺杂主观评价和个人感情因素。

3.言谈要以公事为主

言谈以公事为主是指护士在工作场合不要过多谈论私事,不要与同事谈论患者的私事,不要抱怨患者,不要非议患者或患者家属。工作时间的谈话应以工作为主。

4.言谈要以和为贵

护际间交往要本着相互尊重、相互团结、相互协作的精神,努力营造和谐的工作环境。例如,实习护士在工作中要主动向带教护士多学、多问,尽快掌握护理操作技术;带教护士对实习护士提出的问题要耐心解答。年轻资历浅的护士对年长资历深的护士要在言谈中体现尊重之情,年长资历深的护士对待年轻资历浅的护士在言谈中要流露随和关爱之情。

第五节　演讲礼仪

演讲又称为演说和讲演,是指演讲者在一定场合或特定时境中,面对众多听众,阐明要旨、抒发感情,发表自己的主张与意见,以感召听众产生共鸣的一种演说活动。演讲是人类的社会实践活动,必须具备四个条件:演讲者(主体)、听众(客体)、沟通演讲者与听众的媒介及主客体同处一起的时间与环境,这四者缺一不可。随着社会的发展,演讲活动在人们的政治活动、经济活动、科学文化活动以及其他社会种种交往中的作用、价值和意义越来越大。

在演讲实践活动中,是以"讲"为主,以"演"为辅。"讲"在演讲活动中起着主导作用。讲与演两者交织、渗透和相互促进,形成和谐统一的关系。

一、演讲的特征

演讲与其他的一些发言、讲话等形式的实践活动明显不同,它具有自己特殊的规律。演讲者为提高演讲水平,必须理解演讲的特征。具体来说其特征有以下四点:

1.现实性

从演讲的性质来看,演讲属于现实活动的范畴,是演讲者通过对社会现实的判断和评价,直接向广大听众公开表述自己主张和看法的现实活动。

2.艺术性

演讲活动虽不属于艺术活动范畴,但演讲是由语言系统、声音系统、表演系统、主体形象系统、时境系统等多系统要素构成的综合实践活动,具有统一的整体感、协调感与富于变化的特点。因此,它的艺术性在于它具有统一的整体。

3.鼓动性

演讲的目的就是要传播真、善、美,传播知识,开启人们的智慧,陶冶人们的情操。因此演讲必须具备强大的鼓动性。演讲者要以自己炽烈的感情去点亮听众的感情之火,激励听众,引起他们的共鸣。

1775年,美国政治活动家帕特里克写了在为独立而战的《在弗吉尼亚州议会上的演讲》稿。据记载,他的这个演讲给人的印象是如此强烈与深刻,当他讲完后,整个会议厅寂静得鸦雀无声,直到几分钟后,议会中反应快的一部分成员才从座位上跳起来,兴奋地高声呼喊:"拿起武器! 拿起武器!"而后,大厅便像刮起旋风一般,"拿起武器!"的吼声此起彼伏,高声呼喊的人们群情激昂,眼中闪烁着爱国主义热情的火花。亨利为独立而战的演讲很快传遍了全美各英殖民地,成为美国人民反击英殖民主义的战斗动员令和争取独立自由的宣言书。

4.工具性

演讲是人们交流思想的工具,各行各业、各种身份的人都可以使用这种最经济、最实用、最方便的工具进行交流。

二、演讲的目的与种类

社会上各种各样的演讲,都具有明确的目的。例如一位公正而尽责的律师为无辜者进行辩护的演说,其目的在于申明事实真相,说服审判者和列席的听众,使无辜者得到昭雪。一位取得某项新发明的科学家在学术会议上发表演说,其目的在于介绍和宣传他的发明创造,使同行承认、接受和推广他的科学成果。林肯发表关于解放黑奴的演说,其目的在于动员美国人民为解放黑奴而斗争。

1.演讲的目的

演讲的目的归纳起来有以下六个方面:一是为了表现自己在某方面的认识,并与听众分享此方面的知识,例如学术报告。二是让听众了解某种资讯或现象,例如资讯展说明。三是为了某种特殊的目的,企图改变听众的心意或说服对方,并接受你所灌输的新事物,例如推销。四是改变对方的行为或想法,例如政策宣传。五是使听众感动或高兴,例如婚丧喜庆致词。六是为了建立人际关系,并加深自己在对方心目中的印象,例如新入职人员介绍。

在诸如上述的情景中如果能使用最适合的该类演讲功能语言,能引起听众思想和感情的共鸣,改变听众的思想认识和感情,最终左右他们的态度和行力,就是达到最有效率的演讲了。

2.演讲的种类

演讲是一项社会活动,按其不同的分类标准有不同的种类。根据形式来分,有即席演讲、预习式演讲、背诵式演讲、朗诵式演讲等种类。从演讲的内容来分,主要又以下几种:

(1)说明性演讲:就是演讲者以传递信息、阐明事理为主要功能的演讲。其特点是知识性强,语言准确,它的目的就是在于要使人知晓。

(2)说服性演讲:是演讲者要让听众知晓演讲者所要表达的内容,并使听众相信和接受演讲者所传达的信息,从而影响乃至改变听众已有的观念和信念。

（3）激发性演讲：是指演讲者的演讲达到激发起听众情绪的效果。这种演讲不单单是在向听众说明事理，也绝不仅仅只是说服听众，而是要更进一步地激发听众，使听众在思想感情上与你产生共鸣，使他们为你的思想观点而欢呼雀跃。使他们在你的演讲中受到激励，并产生与你一起行动的激情。如美国黑人运动领袖马丁·路德金的《在林肯纪念堂前的演讲》，通过他的几个"梦想"激发广大黑人听众的自尊感和自强感，激发他们起来"为生存、为平等"而奋斗。

（4）激励性演讲：是在激发性演讲基础之上又进了一步的演讲。就是让听众产生激动情绪的效果，与演讲者一起喜怒哀乐，并产生行为的欲望。激励性演讲的特点是鼓动性强，多以号召、呼吁式的语言结尾。如法国的戴高乐二战期间在英国伦敦发表的演讲《告法国人民书》，就是号召法国人民行动起来，投身反法西斯斗争的行列的演讲。

（5）娱乐性演讲：是以活跃气氛、调节情绪、主要是给人以轻松愉快之感为主要目的演讲。这种演讲多见于喜庆的场合、茶余饭后或一些特殊娱乐的场合，常以幽默和笑话为材料。

（6）学术性演讲：是针对有系统、比较专门的知识与学问而发表的演讲，具有内容科学性、论证严密性和语言准确性等主要特点，是当今时代科学发展步伐的一种学术传播方式。

三、演讲表达技巧

演讲的表达技巧是为了造成或增强演说的理想效果而采用的特定的形式和方法，体现着理想的演讲所应遵循的基本原则与要求。然而，演讲的艺术技巧并不是纯粹的形式和方法，它同时也包含着对于内容的要求。确切地说，演讲艺术技巧要求演讲在内容和形式之间达到彼此水乳交融，和谐统一；在共同的原则支配下构成具有特殊社会功能和艺术美感的生动而完整的形象。

（一）演讲前的准备

演讲者演讲成功的关键之一是取决于自己是否有自信心，而自信心的确立，最佳的办法是做好充分的准备。尤其是演讲新手。演讲新手在演讲前要有充足时间作以下做准备。

1.明确演讲目的与性质

它是传播知识的知识性演讲还是喜庆方面的礼节性演讲，是鼓动性的激情演讲还是反驳性的辩论演讲等。演讲者要说明什么、肯定什么、否定什么、赞颂什么、贬斥什么，都要明白清楚，决不能模棱两可。

2.确定演讲的中心思想或主题内容

叶圣陶先生曾经说过："一场演说，必须是一件独立的东西……用口说也好，用笔写文章也好,总得对准中心用功夫,总得说成功写成功一件独立的东西。不然,人家就会弄不清楚你在说什么,写什么,因而你的目的就难以达到。"作为一名演讲者,怎样才能使演讲更好地表达自己的观点呢?这就要求演讲的主题必须正确、鲜明。根据中心思想或主题内容,涉及的问题用小标题的方式写出来,查找和组织相关的材料写于小标题内容中,写出讲演提纲。在提纲的基础上按照一切从听众出发、一切从听众着想和一切为听众服务的原则准备演讲稿。

3.演讲的标题

内容决定题目,演讲的标题可以事先准备,也可以讲稿完成后再赋。演讲的标题是一篇演讲词开头的"开头",标题应鲜明地显露出内容的特点,是对演讲内容的高度概括。演讲的题目,不仅与演讲的形式有关,更重要的是与演讲的内容、风格、情调有着直接的关系。要注意立题要贴切,要醒目,要尽量做到"字少而意多",达到言简意赅、言简意深的效果。

4.演讲前演练

演讲者的准备工作除了编写演讲稿外,还需要进行多次演练。最后作讲前演习,就如同真的面对听众演讲一样。熟记演讲稿和关键性材料(如数字、地名、人名、实据等)。孙中山先生十分重视演讲前的演练,他曾自述练习演讲之法:"一是练姿势。……余少时研究演说,对镜练习,到无缺点为止。二是练语气。演说如作文然,以气为主,气贯则言之长短、声之高下皆宜。说到重要处,掷地作金石声。"

在演讲的准备过程中,务必注意两点:一是考虑你将面对的听众的特点。文化层次高的听众,文辞要文雅,内容要有深度。二是设计一个漂亮的开头,可以是有趣故事、幽默、笑话或奇闻等具有吸引力的开头开始。

(二)演讲者的情绪调节

演讲者初次登台,尽管准备得很充分,但人人都有发生怯场的可能。即使是世界上一流的演说家也在所难免。最好的应变方法是调节紧张的情绪。可以从以下几个方面人手:

1.充满自信,镇定自若

演讲者登台后应把自己视为讲台的主人,要时刻想到"只有我最有资格,最有能力,最有把握来演讲这个课题",在此强调要"想到"一词,目的就是使自己在这场心理战中,始终充满自信心,有勇气、有信心地去赢得演讲的成功。

2.提前到达演讲现场

为了避免因准备不足而导致的怯场,一定要有足够时间提前到场。事先检查并有序整理好与演讲有关的资料,以免上台后东找西翻,乱了阵脚。还需环顾演讲会场的设置及上台路径,以免一时慌张绊住话筒线等尴尬场面。有时间的话可与听众亲聊,这样可以使讲演者绷紧的神经在不知不觉中放松下来。

3.演讲前作一次腹式深呼吸

心理上的紧张,会导致肌肉紧缩、胸闷、心率加快等反应,作一次深呼吸,可以使过速的心跳趋于正常,起到放松与疏通的作用,起到克服怯场作用。

4.克服怯场

演讲者刚到台上之际,可以试用两种方式克服怯场。一是"目中无人",即面对观众,其视线水平较高,看的是头发与帽子,不看千姿百态的面部表情;二是进行"微笑外交",即环视会场,与个别听众(不管认识与否)点头微笑,进行初步的情感交流,开始演讲时,对着其中一位和颜悦色的听众,他(她)的友好与微笑会迅速消除演讲者的怯场与惧怕心理。

(三)应对讲稿遗忘

演讲者事先应将讲稿背熟,尤其是对演讲中那些最为精彩和节奏最快的部分,更要反复练习。初学者可采取图画记忆的方法,就是将演讲稿的内容总结后用框图结构表示,记住顺序与结构,这种方法最便于记忆。演讲时,这些图画就会依次清晰地浮现在自己的脑海里。演讲者进入会场就不要再背个不停,因为这样会导致心理学上所说的"倒摄抑制"。而应当静思,把讲稿从头至尾按逻辑推理的基本线索进行串联与梳理,使演讲时条理清晰。临上台前几分钟,最好的对策是什么也不想,只是牢牢记住讲稿开头的前几句话,避免上台"卡壳"的现象。

在演讲中尽量脱离讲稿,才能与听众的感情直接交流。但我们知道即使事先将讲稿背得滚瓜烂熟,正式演讲时仍有可能出现脑子瞬间"空白"忘了演讲词的现象。遇到此情况,可以采取两种方法应急。一是强使自己集中思想,争取在两到三秒钟内迅速回忆演讲的内容,挽回难堪的局面;二是实在想不起下一句的内容,千万不要苦思冥想停顿在那里,而应果断地另起一行或另起一段,即把下面的内容提上,以保证整个演讲的连贯与流畅。

(四)应对演讲出错

在演讲中出现疏忽差错,造成口误,有时候也是难免的。关键在于一旦说错了话,不要惊慌失措,更不能匆匆道歉,连连解释,这会破坏演讲的连贯性及会场气氛,因而需随机应变。如有位演讲家在一次演讲中说错了话,当他意识到这一点后,便毫不犹豫大声问道:"同志们,难道是这样吗?"当场就把它否定了。这便是现场改错的艺术。

(五)控制演讲现场

演讲者要取得良好的演讲效果,要具有随机应变和控场能力。能临场察言观色,把握听众的心理变化和兴趣要求,及时修正与补充演讲的内容。应做到以下4个方面:

1.掌握分寸,控制情绪

当演讲现场发生意外情况时,不要在讲台上惊慌失措,不能冲动行事。应镇静,处事有分寸,要有良好的心理素质,能控制情绪。

2.巧妙穿插,活跃气氛

如果会场沉闷,演讲者可使用穿插的方法,讲个故事,讲个笑话,谈点趣闻等活跃现场气氛。要有巧妙穿插、活跃气氛的能力。

3.从容回答听者提问

演讲时,有时听众会提出那些乍看起来十分棘手的问题。这时候你该怎么办呢?你要采用以诚相待、妙语解脱的办法,从容回答听众提出的问题,变被动为主动,绝不能采取压制、发火批评的方法来对待听众的提问。

4.灵活处理小差错

演讲过程中,如果语句中出现有错别字或漏了个别字句,这样的小错误只要不伤大雅,则不予更改。如果是突然忘了下段该说什么,在这种情况下最忌讳两点:一是搔头挠耳,二是冷场过久。可以就地更换话题,用上段结尾的句子来发挥;向听众提出问题;如果实在是大脑一片空白,就应该临时编一段较完整的结束语,有礼貌地结束。

四、演讲礼仪

1.演讲者的动作要求

演讲时的动作表现要落落大方,彬彬有礼,不卑不亢,不失身份。如果演讲者具有傲慢的态度、轻佻的作风、随便的举止,则会令听众产生反感情绪。演讲开始之初,讲演者走向讲台,面对听众站立的十几秒钟里,给听众留下的印象非常重要。演讲者要注意行为细节,在主持人介绍演讲者后,演讲者应向主持人颔首微笑致意,然后稳健地走到讲台,自然地面对听众站好,向听众行注目礼或微微鞠一躬,而后以亲切的目光环视听众,以示招呼。

讲演者在演讲时手及头部动作不要太多,要头部端庄,举止自然大方,仪态符合站、坐、行的礼仪。不能弯腰驼背或双手撑着讲台或者插入衣兜内,那样显得懒散。手势动作要和演讲内容一致。和演讲者的身份、职业、年龄一致。眼睛不能总看讲稿,不能照本宣科地宣读演讲稿。听众鼓掌时,应表示感谢并面向听众敬礼,态度应真诚、谦逊。

讲演结束走下讲台之前,应礼貌地向听众点头示意或稍鞠一躬,然后含笑退场。退回座位时避免过于匆忙、激动而现出洋洋得意或羞怯、扭怩之态。演讲者走路要端正平稳,不可一步三晃,扭捏作态。

2.讲演者的着装

服装对于演讲者的作用不言而喻。演讲者外表穿得不整洁、不得体时,是表示演讲者对听众不重视,演讲内容在听众面前已大打折扣。女士不宜服装过于艳丽,不宜穿戴光彩夺目的服饰,不宜穿戴过于奇异精细的服装,容易分散听众的注意力。当讲演者服饰稍有一点小毛病时,一走上讲台,这点小毛病有如置身在放大镜下面,都会成为听众注视的焦点,这样就大大影响讲演者的演讲效果。

3.演讲中的礼仪规范

在演讲中的演讲礼仪规范包括下列五个方面:一是在声音方面,应当抑扬顿挫,突出重点、表达感情或调动听众的情绪。二是在内容方面,任何演讲的结构都由开场白、正题与结束语三部分组成。演讲的重点应放在正题上,要言之有物,力戒陈词滥调,无病呻吟。三是在语言方面,尽量使用生动、形象、幽默、风趣的语言。可以多举例证,多使用名人警句,但不可乱开玩笑,尤其不宜讲脏话与粗话。四是在表情动作方面,应是大方而不失稳重,当喜则喜,当悲则悲,不能表现为情绪过于激动、表情失态。讲演者以站着演讲为佳,辅以适当手势,但不要指手画脚、摇头晃脑,出现煞有介事的动作。五是在时间方面,应当力求点到为止,讲演内容短而精练。遇到"限时演讲",则宁可时间没用完,也不要超时被人叫停罚下场。

第六节　会议礼仪

一、会议概述

1.会议的定义

会议是指有组织、有领导地交流信息、商议事情的集会,或者一群人在特定的时间、地点聚集,来研商或进行某特定活动。会议有特定的构成要素,包括有商议的议题,有一定的规则,有一定的组织领导和与会人员。

2.与会议有关的几个概念

有必要了解与会议有关的重要术语:

(1)会议宗旨:即会议的根本指导思想,大、中型会议往往事先确定指导思想。

(2)会议制度:确定、组织和进行会议应遵守的规程。会议制度一经确定,就具有较强的约束力,不依个别人事的更迭和领导意志而随意变动。

(3)会议议题:会议议程中确定要讨论、协商、决定和处理的具体问题。主要议题是构成会议的主要内容,议题的总和构成会议的全部内容。

(4)会议讨论:对议题发表见解、交换意见或进行辩论。会议讨论是解决问题的主要环节。会议讨论要按议程进行。

二、会议沟通的目的与种类

随着科技的迅猛发展,人们的沟通方式越来越多,例如通过 E-mail、博客、QQ、手机短信、电话以及网络等各种各样的形式进行沟通,但是会议沟通是其他沟通方式无法替代的形式,因为这种方式最直接,最直观,最符合人类原本的沟通习惯。会议多数是一种群体沟通,是任何组织不可缺少的、重要的沟通协调形式。虽然很多人厌烦会议,但会议是管理工作得以实现的重要中介。

(一)会议沟通的目的

一般来说,沟通的目的主要有三类:接受或发布信息,讨论共同制订计划或创新观点,发现或解决问题或冲突。会议作为一种沟通形式,不外乎以下几个方面。

1.传递信息

上级文件精神或单位领导决议,需要靠会议向员工传达,发布信息;同时参会者可以对一些疑点进行提问和评论,从而保证下级或员工能够正确领会意图,落实会议精神。

2.协调谈判

部门之间或组织之间,经常有需要配合的工作,或有些利益相关的事项。对同一问题,不同部门往往有各自的考虑,为了保证各方行动统一,就需要把有关方面召集到一起进行协调、磋商。对有不同意见或存在分歧的地方,相关方面需要展开谈判,摆事实、讲道理,试图说服对方接受自己的条件,通过说服、妥协、让步、理解、包容,最终就某件事情达成一致意见。

3.监督检查

许多单位或部门的常规会议其主要目的是为了监督、检查员工对工作任务的执行情况,了解员工的工作进度。通过会议检查比较,对贯彻决议得力的,给予表扬奖励,对工作马虎、消极怠工、失职渎职的,进行处罚。

4.决策与解决问题

对事关全局、重大问题或事项,需要召集有关人员开会研究讨论,进行充分论证,集思广益,提出解决问题的最佳方案,再做决策。

5.开发创意

通过举行会议,形成新的构思,并且论证新构思,使其具有可行性。开发创意的会议突出反映在软件、广告、媒体公司中。

6.动员激励

年初或年底的会议通常具有这一目的性。这种会议是为了使单位上下团结一心,朝着一个方向共同努力。

（二）会议的种类

会议的种类很多,也有不同的分类方法。按照会议的规模分为大、中、小三种类型。大会一般指大型的群众集会,中型会议一般指经验交流会、报告会、代表会,小型会议一般指办公会、董事会、座谈会、汇报会等。

按照会议的内容和作用分以下几种:

1.信息型

信息型主要用于发布信息、传达文件、通报情况,例如各种新闻发布会,目的是增加沟通,增加工作透明度,取得理解、支持和信任。

2.决策协调型

决策协调型单位领导层发挥集体领导作用和研究处理日常工作进行的定期会议。为解决朝鲜核问题而进行的"六方"会谈,中国加入世界贸易组织(WTO)而进行的长期谈判也属于这类会议。

3.解决问题型

这种会议主要是针对某些问题而召开的,如医院为解决医疗纠纷而召开的医疗事故鉴定会议。

4.收集或交换观点型

对一些疑难或重大问题,往往需要通过开会征集各方面的信息、观点和建议。例如,一项法律颁布前,通常需要召集不同层次的人员开会收集意见,充分讨论后才定稿。

按照时间分为定期会议和临时会议。定期会议是指在一定时期内必须召开的会议。临时会议是一种不定期的会议,指在正常召开会议的时间之外由于法定事项的出现而召开的会议。

三、会议沟通应遵循的原则

会议原则是组织和进行会议所遵循的准则。正确执行会议原则,对于贯彻会议宗旨,实现会议目标有重要意义。一般来说,大中型会议应遵行的原则有:①合法原则。②集体领导原则。③充分讨论的原则。④参会者议事平等的原则。⑤精简原则。⑥效率原则。⑦节约原则。

这里重点介绍保证会议圆满成功的原则:

1.充分准备的原则

会议准备是否充分关系到会议的成败。会议为什么要开,要达到什么目的,会议的议程有几项,各项需要多少时间,以及与会人员、环境地点、时间等方面,都要进行实际周密的计划。如果某个会议不太重要,当然就不需要做太多的准备工作。但是,对于具有一定规模或有重要议题的会议,切不可忽视充分的准备工作。只有准备工作做得周全细致,会议进行时才能从容不迫,这一点是举行会议的最高原则。日本企业界的经营特征之一,就是准备工作充分、有效,这一特征运用在会议中,效果非常显著。

会议的准备工作一般配合会议计划的制订进行。就准备来说,若能够开始就与有关人员保持联络、接触,不仅可以表示对对方的尊重,而且在会议中发生分歧的议题上,也不至于产生太大的裂痕。

2.严格控制的原则

它包括控制会议的次数、议程、规模、经费、时间等,从而达到节约、高效的目的。

严格控制会议的次数,可开可不开的会坚决不开,可以通过其他方式解决的问题尽量不开会。严格控制既定的会议议程,不可随意加入与议题无关的内容。严格控制与会人数,坚持少而精的原则,无关人员不必参加。会议安排要尽量节约,控制会议支出。

关于控制会议的时间,杜拉克先生(著名管理顾问师)这样说,不管是正式的或非正式的,如把三个人聚在一起商量某些事情,都可称为"会议"。为了开这种会议,用掉超过所拥有时间的 1/4,会议已经太长了。以一天的劳动 8 小时计算,可用于会议的时间一般应控制在 2 小时以内。超过 2 小时的拖拖拉拉、松松散散的会议,只会增加疲劳而不会产生好的效果。如果会议在限定的时间没有结果,应改在下次会议再谈。假若大企业的领导使用 1/4 以上的时间在开会,那么,其企业在经营中某些地方或许有问题。

3.确定会议负责人的原则

杜拉克先生主张,在会议结束时,关键是要指定会议决定的事何时由谁做,而且必须做明确的记录。同样的会议一再重复就是因为负责人不明确所致。因此,开会时,对重要的事项,一定明确负责人;而且会后及时跟进反馈。对需要几个部门配合的事项,一定分清各自的职责,明确牵头部门,防止会后推诿扯皮。

四、会议前的准备

1.明确会议的目的

明确会议目的包括明确会议要协调或解决的问题,达成决议,使参会者对决议有认同感。会议目的尽可能用一句话表达出来,如本次会议的目的是讨论医院"十一五"发展规划。明确会议目的的作用还在于,将那些没有必要通过会议来沟通协调的事情辨析出来,避免可开可不开的会议,从而减少人力、物力的浪费。

2.明确会议的形式

会议形式有三类:

(1)咨询式会议:给出建议,其余免谈。

(2)决议提报式会议:将决议提报给主管复核。

(3)责任完全交付式会议:员工自决,主管附议。

3.确定会议规模和参会者

会议的目的和形式决定了会议的规模。决策制定或解决关键问题,参会人数一般5人左右;问题识别或头脑风暴一般10人左右;传达信息或演讲报告会,与会人数可多可少;为了解决问题或协调关系而召开的互动会议,控制会议的规模非常重要。与会人员的多少直接影响互动状况。适当的参会者不仅能快速达成决议,而且还能使会后贯彻执行之责落实到人。

互动式会议选择与会人员时应考虑三点:

(1)与讨论题目直接关联的人。

(2)能提供必要信息,使讨论更有效率地进行。

(3)发言具有代表性,能为其团体负责。

4.设计会议议程

准备会议议程时,要考虑会议中哪些事项需要讨论,它们的先后顺序如何排列,估计每一事项需要花费多少时间等因素。然后依照这个估计,排出会议预计结束的时间。这只能是暂定的议程,除非它已被参会者认可,才能成为正式的议程。

议程设计就是在预定的时间内讨论各相关议案的细节,避免讨论离题或遗漏应该讨论的内容;也可帮助参会者一步步达到目标。

参会者要认真阅读会议议程,初步了解某项议题应该有什么样的准备,等会议召开后就能充分发表意见,或带什么资料。通过认真分析议程,参会者可在会议进程中把握“适时适地适度”的原则。

5.选择开会地点和时间

这是一项容易被忽视的工作。很多人认为,会议地点和时间的确定是自然而然的事情,其实这种观点是错误的。地点是选择:一般参会者觉得方便的会议室为宜。涉及几方利益冲突的协调会,要选择中立的地点或由负责协调部门指定的地点。例如关于解决朝鲜核问题的“六方会谈”选择在北京举行。会议时间的选择:根据会议的种类而定,工作例会一般放在大家共同有空的时间。一天中开会的最佳时机是下午,这或许和与会人员经过午餐后的休息,心情比较舒畅有关。也有人认为,在一天的工作告一段落后比较适合举行会议。但是下班时间已到,工作却尚未告一段落,正在焦虑不安时却不宜开会。例如医院的主任护士长例会通常在周五下午或周六上午,一般不会安排在比较繁忙的周一上午;护士长例会通常放在周二下午或周三下午。

6.传达会议通知

确定会议及与会人员后,一定要通知到每个参会者。会议通知包括与会的理由、该准备的材料和会议目标,让参会者知道何时何地参加什么会议。除非是紧急会议,否则书面和口头通知双管齐下。口头通知的作用是能及时通知期望的参会者,并及时得到是否与会的反馈,便于调整会议计划。书面通知使被通知者有据可查,明确与会的责任和该提前准备的工作。

其他准备,包括会场的布置、会议用品的准备、与会人员的就餐、接站等。

五、会议主持与参会礼仪

(一)会议主持人的职责

1.营造和谐氛围

主持人非常重要的角色就是营造和谐氛围。轻松愉快的氛围可以使参会者畅所欲言,心情舒畅;可以保证会议顺利进行,达到预期的效果。相反,紧张气氛会影响参会者的情绪,很难保证会议的效果和顺利进行。当气氛紧张时,主持人以轻松的态度来控制会场,应充分发挥幽默感,尽力协调各方立场,以坚定且不露声色的态度隔离企图操纵会场的个别人员。参会者发言带有批评口吻时,主持人避免露出不悦或反唇相讥,否则很难保证会议的和谐气氛。

2.控制议程正常进行

主持人应按照会议议题有效引导会议顺利进行。会议议程要提前告知大家,让参会者对要讨论的事项早有准备,避免讨论离题。主持人应严守会议时间,准时开会,控制每个议题的讨论时间,分配每个参会者的发言时间,使每个参会者都有机会表达自己的观点,确保高效率地结束会议。

3.引导会议讨论

鼓励参会者积极思考,主动发言。充分调动参会者的积极性,不可恶语伤人,不可打击别人的积极性。应该避免冷场,所以主持人的言语要具有启发性、鼓励性,启发参会者去思考。协调好各个参会者的发言时间,尽量做到让每个参会者都能阐述自己的观点,以便更多地征得意见。当会议讨论偏离主题时,应该及时引导回到主题,但主持人要注意引导方式。

4.善于倾听少数人的意见

为了开好高效率的会议,领导者善于倾听少数人的意见很重要。因为,有时少数人的意见日后证明是对的。当少数人积极发言受压抑、声音微弱时,主持人要尽可能让他们多发言,使参会者明白,即使不同意他人的意见,也要尊重他人的发言。正是这些少数人的意见,对高质量的决议有时很有帮助。

5.处理不同意见

会议讨论中,主持人应尽力避免双方争辩。但当争辩发生时,若与议题无关,应严厉制止;若与议题有关,鼓励辩论下去。对与议题有关的争论,主持人对争论双方或各方的观点加以澄清;分析造成分歧的因素;研究争论双方或各方的观点,了解协调的可能性;若分歧难以弥合,那就暂时放下,按会议议程进入下一项。或把争论的问题作为会议的主题之一,展开全面的讨论,以便把会议引向深入。其间,主持人应始终保持中立的态度,对双方公正,不要掺杂个人意见。职责是尽力协助参会者以客观的态度议事,推动会议向正确的方向发展。

6.做好会议总结

在会议讨论时,主持人有必要在每一个讨论告一段落时,将结果做一次总结。总结要系统陈述讨论过的内容及达成的共识,如有异议应立即修正。圆满总结上一个议题,顺利进入下一个议题的讨论。最后,准时高效地结束会议。会议结束前,要预留足够的时间做会议总结。会议总结主要是重新回顾一下目标、取得的成果和已经达成的共识,以及需要执行的行动。会议总结主要包括以下内容:

(1)总结主要的决定和行动方案以及会议的其他主要结果。

(2)回顾会议的议程,表明已经完成的事项以及仍然有待完成的事项,说明下次会议的可能议程。

(3)给每一位参会者一点时间说最后一句话。

(4)就下次会议的日期、时间和地点问题达成一致意见。

(5)对会议进行评估,在积极的气氛中结束会议。对参会者的表现表示赞赏。强调会议的成功是全体参会人员共同努力的结果。这样做,不但可以增强与参会者的友谊,而且可以增强参会者的协作精神与成就感。

(二)会议主持人的沟通技巧

1.自信、真诚、友好、亲切

领导人员与开会人员良好沟通,会成为无形的"催化剂"。精明的领导人在开会之前与几个出席会议者握手、拍拍肩膀、露出真诚的笑容,友好地与新来的人员攀谈,甚至开开玩笑。这样的领导形象可以拉近与员工的距离。总之,开会前,会议的领导者要使自己的状态好,使言谈举止做到自信,真诚、友好、亲切。

2.有讲演口才

会议主持人的开场白尽可能简短,给人清新、明快、不拖泥带水的感觉。热烈的欢迎词之后,阐明会议议程,立即引导参会者进入会议的主题。好的开场白可让参会者立即知道会议的目的和议程安排。

3.善于赞美参会者

马克·吐温说:"一句精彩的赞美可做我十天的口粮"。英国大文豪莎士比亚说:"赞美是我的薪俸。"赞美等于鼓励和信任。因此,当与会人员提出了好的方案,主持人要真诚地赞扬,但是,赞扬要中肯、适度;赞扬的同时,要指出不足。在不伤害自尊心的情况下,适当地赞扬后再提示不足,这样比较容易让人接受,对方也会觉得你是真诚的,会乐意接受你的建议并加以改进。

4.善于积极地倾听

耐心倾听,等于告诉对方,"你说的东西很有价值""你的发言对我很有启发"。作为会议的主持人,既要会"讲",也要会"听"。主持人善于倾听,可以大大刺激参会者发言的热情,增加其自信,思路变清晰,发言变得很有价值。相反,主持人漫不经心的样子,参会者发言的兴致大减,就会产生这样的想法:"主持人不重视我的观点,算了,别浪费时间了。"一个善于倾听的主持人,可以使一个在会场羞羞答答的人变为精神饱满、表达自己观点的"演说家"。

5.巧妙提问题,引导会议讨论

比如说:"小王,你对这个问题怎么看?""这是一个好的思路,请继续讲下去""你怎么一言不发,身体不舒服吗?"事实上,如果仔细观察,就会发现优秀的会议主持人最常用的引导方式是提问题,针对目前所讨论的问题引导性的提问,会使参会者的思路迅速集中到一起,提高工作效率。

(三)会议主持人的礼仪

(1)安排会议十分细心,如果外在因素致使举行会议前的准备工作存在问题,应该向大家一一道歉。

(2)谨慎思考与会人员的名单。避免遗漏应该参加会议的人员或邀请了不恰当的与会人员,这是对全体与会人员的尊重。

(3)尽可能提前通知与会人员,并把议程发给他们,以便有足够的时间做相关的准备工作。

(4)会议开始前,留一点时间等待未准时到会的重要人物,因为他们迟到的原因往往是事物繁忙或处理重要事情。

(5)以赞美的态度和中肯的措辞将所有新人介绍给大家,包括姓名、头衔和业务范围,并给新人发言的机会,以展示其观点、专业知识和技能。

(6)时间很长的会议,应主动关心参会者的身心承受能力,每隔一段时间让大家休息几分钟,允许聊聊天,打打电话。

(7)对会议服务人员给予充分信任,若出现失误,不要当众训斥,这样反而有损自己的形象。

(8)若使用的视听器材出现问题,如果有技术问题自己不懂,要虚心请教专业人员,不要不懂装懂,洋相百出。

(四)参会礼仪

不管是参加自己单位的还是其他单位的会议,参会者都必须遵守会议礼仪。因为在这种高度聚焦的场合,稍有不慎,便会严重有损自己和单位的形象。

1.会议纪律要求

参会者一般着正装,提前五分钟左右到会场,而不是开会时间到了才不紧不慢地进会场。关闭手机,更不要接打电话或发短信;不要中途离席,否则有失礼仪,而且极易错失良机。不要趴着、倚靠、打哈欠、胡乱涂画、低头睡觉、来回走动以及和邻座交头接耳。在每个人的发言结束的时候,应该鼓掌以示对其讲话的肯定和支持。

2.开会期间积极倾听

会议也是工作,积极倾听不仅表现出一种工作态度,也是对发言者的尊重。通过倾听,参会者可随时掌握问题的焦点。在会议过程中,可能枝节丛生。因此应特别留心问题的焦点之所在,以免偏离主题。

3.不要私下交谈

会议开始后参会者要避免私下交谈,甚至聊天,有时碰到喜欢私下交谈的邻座,最好是和颜悦色地指出,自己对讨论中的主题很感兴趣,并展示出凝神谛听的姿态,这样可礼貌地回避别人的干扰。

六、影响会议沟通的因素

(一)个人因素

组织是由不同个性的人组成的。人的因素不可避免地影响组织各方面的活动,会议沟通也是如此。

1.发言者过于健谈

喜欢发言的人更多地占用会议的时间,而不喜欢发言的人则更加一言不发,由此影响会议沟通有效地展开。会议的主要目的是集思广益,这两种参会者的存在都会降低会议的参与度,难以有效地"集思广益"。解决此问题的方法是,对于沉默寡言的人,主持人主动征求意见。沉默不等于没有思考,而是不善言辞。对于滔滔不绝的人,要及时限制其发挥,制止其占用他人的发言时间,或事先规定每个人的发言时间,以保证会议的顺利进行。

2.路径依赖现象

路径依赖是一个经济学名词,类似于物理学的惯性,意思是人一旦选择进入某一路径就可能对这种路径产生依赖,某一路径的既定方向会在以后的发展中得到自我强化。路径依赖现象在会议沟通中,表现在个人背景带来的偏好。例如,地位高的人对其他人的影响力较大,所说的话较受人重视,发言的时间也较长;另一方面,不同职业背景的人,对同一事情有不同的解释,往往这是造成会议争论的原因。

3.情绪因素

有些发言者害怕在会议上发言,发言时表现得非常紧张,面色潮红,情绪激动,说话语无伦次。此时,主持人可以借助轻松话题或者转移话题给其他发言者,创造一个和谐轻松的气氛,缓解参会者的紧张情绪。

(二)群体因素

1.集体思考

它是指一个集体做决策时,会产生不考虑其他备选方案的倾向。会议中,一个成员提出建议后,其他成员都很乐意地接受而不考虑这个建议的优缺点。产生集体思考的原因很多,如建议是组织中的强势人员,或成员在决策中承担的个人风险不大。

2.阿西效应

美国社会心理学家阿西设计了一个试验来测验个人为了保持与群体的一致,将在多大程度上屈从于错误的结论。试验结果显示,大多数参加试验的人会屈从于群体的压力而选择错误的答案。这个试验就是群体压力试验,试验结果称为阿西效应,它解释了很多一致性行为及其是如何影响组织的。

3.球门线现象

参会者与足球比赛中的球员以突破对方球门线为目标一样,将是否达到特定的目标作为决定会议交流质量好坏的唯一标准。球门线现象的危害在于它过于强调结果的导向。参会者在快速达到目标的过程中,丢失了讨论交流带来的潜在价值。

(三)环境因素

会场的环境,如温度、湿度、光线、噪音、空间布局等物理因素,会直接影响会议的效果。因此,在选择会场时要考虑会场的环境因素,重点包括音响播放设备、参会人员座位安排等因素。尤其是大型、中型会议,开会前,要提前调试好音响、麦克风、多媒体等设备,以确保会议的顺利进行。会议厅的温度、湿度和光线应该是适宜的,这是开好一个会议的基本保证。

(四)其他干扰因素

1.与身边的人开小会

参会者人数很多时,经常会发生开小会的情形。开小会往往是因为某个人想讲话,但又没有机会,或者某个谨慎的参会者在向大会提出某种想法前,想先试探别人的看法。通常,会议中有人开小差是不可避免的。不过这种小会一般比较简短,只有当小会持续时间长了才会成为一个问题。一个办法是会议主持人请这个人告诉大家他刚才所讲的内容,另一个办法就是沉默,然后看着那个私下讲话的人,通常这种情况下很快就会恢复会议秩序。

2.习惯性的跑题者

可以运用FAST法来解决这个问题。这一谈话技巧可以训练一个习惯性跑题

者,在跑题的时候采取建设性的行动帮助他回到正题上来:

F:面对造成问题的人。

A:感谢或肯定这个人以及他/她的良好意图。

S:建议一种新的行为方式。

T:多做几次尝试,可以逐步改变或者提高你的要求。

例如,假设小李总是在开会的时候讲很多的笑话。他是个很风趣的人,但是他总是会让会议跑题。为了管住他,会议主持者:

F:注视他,说:"小李,我有个建议……"

A:"首先,你的笑话都棒极了……"

S:"但是我仍然不清楚你那聪明的脑袋对这个问题真正是怎么看的。说真的,你是否能够告诉我们你的建议?"

T:如果他还是没有改变,或者你可以更加严厉一些:"别这样了。我们已经开心过了,还是回到我们讨论的要点上来吧。"

如果这些公开的干预仍然不能够见效,你可以问小王是否可以在休息的时候和他单独谈一谈。私下里告诉他:你看到了他做的那些事情,你如何评价他的这些做法,你的感受和你希望他做些什么。这样的谈话可以比公开场合中的语气更为坚定和严厉。

第四章　护士日常社交礼仪

第一节　见面礼仪

一、称谓

称谓是指人们在日常交往中相互间的称呼。恰当的称呼反映了一个人的自身教养,为进一步的交往做了良好铺垫。正确掌握和运用称谓,是人际交往中不可或缺的礼仪。

1.敬称

(1)在较为广泛的社交场合,对社会各界人士表示尊重的称呼,通常使用"同志"、"先生"、"女士"、"小姐"等称谓。

(2)在人际交往中,为了体现对他人的尊重和自身的修养,在称呼对方时,常用您、尊、贵、令等词,以表示谦恭和尊敬。如贵公司、贵姓、贵庚、尊夫人、令尊(称对方父亲)、令堂等。

(3)在与非亲属人士交往中,以亲属称谓称对方,能给人以亲切、热情、敬重之感,如陈姐、胡哥、李姨、张叔等。

2.职务称

(1)职业尊称:有特定的职业可作敬称,以表示对对方职业和劳动技能的尊重,如肖老师、杨医生、刘护士、王律师等。

(2)行政、技术职务尊称:对有明确职衔的人士,交往双方通常都用职衔称,如赵校长、黄处长、刘经理、杜主任等。对某些领域内的权威人士,交往双方通常使用技术职称,暗示其在该领域的地位,如郑教授、苏总工程师、张会计师等。

3.年龄尊称

一般对长辈多采用的敬称有大伯、大妈、叔叔、阿姨等。

4.姓氏称

一般在工作、生活相处比较熟悉的人之间使用的,表示亲切、友好,按年龄、辈分的不同,在姓氏前加一些修饰词,如老王、大李、小陈等。

5.注意事项

恰当的称呼反映了一个人是尊重对方、懂礼仪、讲礼貌的,是交往成功的开始。在人际交往中,尤其是在一些正式场合,不恰当的称呼被认为是无礼、失敬的表现,让人感到不悦,应当注意避免使用。

(1)忌用绰号,又称"外号"。给别人起绰号并公开或私下称呼都是对他人的不尊重,是极度非礼的行为。

(2)禁用蔑称,是对交往对象一种蔑视和轻视的称谓。如称农民为"土老帽儿",对年长者称"老头"、"老太婆",对军人称"大兵",对外国人称"洋鬼子"等都是失礼的表现。

(3)忌不加称呼及使用替代性称呼,以"喂喂"、"哎哎"或使用"的"字结构的称呼,如"买票的"、"看门的",医护人员以床号替代患者的姓名等,都是失敬于人的表现。

二、介绍

在现代生活中人们交往范围日益广泛,介绍和被介绍已成为日常交往中常见的事情。通过介绍,可以让双方在短时间内彼此有些初步的了解,为进一步的深入交流奠定基础。得体的介绍往往会给对方留下良好的第一印象,因此人们又把介绍称为交际之桥。

最为常见的介绍方法有三种:一是自我介绍,二是介绍他人,三是名片介绍。

1.自我介绍

在一些场合没有他人介绍的情况下,要结识对方,往往需要自己向对方说明自己的情况,使对方认识自己而进行自我介绍。自我介绍时应注意以下几点。

(1)自我介绍的时机。选择恰当的时机,如:对方有兴趣时,对方有空闲时,对方情绪好时,对方干扰少时,对方有要求时。只有把握了自我介绍的最佳时机,方能达到预期的效果。

(2)自我介绍的内容。自我介绍主要介绍自己的姓名、身份、工作单位。例如:"老师您好! 我叫李玉,是××护理班的学生"或"您好! 我是您的责任护士,我叫张玲"。如果对方表现出结识的兴趣,可以进一步介绍一下自己的学历、专长、兴趣和经历等。

(3)在自我介绍时要面带微笑,态度真诚,举止大方,言词得当。

(4)自我介绍中的小技巧。例如:当对方正与人亲切交谈时,此时不宜走上前去进行自我介绍,以免打断别人的谈话,要等双方有空闲时再上前进行自我介绍。自我介绍前最好加一句引言,比如:"我们认识一下好吗? 我是……"、"请问您贵姓"、"您是……"等,待对方回答后再顺水推舟地介绍自己。

2.介绍他人

又称第三者介绍.是由第三者为彼此不相识的双方引见、介绍的一种方式。在为他人作介绍时,要注意以下礼仪。

(1)掌握介绍的顺序。介绍的顺序在介绍礼仪中十分重要。按照国际惯例应遵守"尊者优先了解情况"的原则。即:在为他人作介绍时,首先要确定双方的身份、地位,然后由低向高作介绍。为表示对尊者的尊重,在介绍时应做到:将年轻者介绍给年长者;将男士介绍给女士;将身份低者介绍给身份高者;将客人介绍给主人。

(2)在介绍时应对年长者、女士、身份高者、主人等进行称谓,以示对此人的尊敬,然后再作介绍。如:"王校长,这位是××单位的刘科长。"然后再介绍:"刘科长,这位是我校的王校长。"

(3)在为他人介绍时,态度要热情友好,不要厚此薄彼。在做具体介绍时,手势动作应文雅,举右手示意,手心朝上,并且眼神要随手势投向被介绍的对象,切不可用手指来指去,或眼手不协调。

(4)介绍时,除长者、尊者、女士可以微笑或略欠身致意外,一般均应起立,微笑致意,并礼貌作答"您好"、"认识您很高兴"之类的话语。在宴会桌、会议桌前可不必起立,被介绍者只要略欠身微笑、点头,有所表示即可。

3.名片介绍

名片是人们社交活动的重要沟通联络工具,它直接承载着个人信息,担负着保持联系的重任。要使名片发挥的作用更充分,就必须掌握相关的礼仪。

(1)名片的递送:在与初次见面的人认识后,出于礼貌或有意继续交往,适时递上自己的名片。递名片时,要起立或欠身,用双手递送名片,面带微笑,注视对方,双臂自然伸出,四指并拢,用双手的拇指和食指分别持握名片上端的两角送给对方,名片正面朝上,文字内容正对对方,切不可以左手递交名片。将名片递给他人时,口头应有所表示,可以说"请多多指教"、"请多关照"等。在递交名片时,应讲究先后次序,或由近而远,或由尊而卑,不应挑三拣四,采用跳跃式。如分不清职务高低、年龄大小,宜先和自己左侧的人交换名片,然后按顺时针进行。当然,没有必要滥发自己的名片。

(2)接受他人的名片:如他人表示要递名片给自己或交换名片时,应立即停止手中所做的事情,起身或欠身,面带微笑,目视对方,用双手接住名片的下方两角,接过名片后应致谢,认真地看一遍,可将对方的姓名、职衔念出声来,并抬头看看对方的脸,使对方感受到尊重。切忌在接过他人名片后,看也不看,随便一扔,或拿在手里折叠,或弃置桌上,这些都是失礼的表现。在接名片的同时应口头道谢,如"认识您很高兴"、"以后多向您请教"等。不可一言不发。

（3）索取他人的名片：如果没有必要，最好不要索要他人的名片。如要索取他人名片，也不宜直言相告，而应采用以下的方式：①主动递上本人名片，此所谓"将欲取之，必先予之"。②询问对方"今后如何向您请教"，此法适于向尊长者索取名片。③询问对方"今后怎样与您取得联系"，此法适于向平辈或晚辈索取名片。

（4）婉拒他人索取名片：当他人索取本人名片，而不想给对方时，不宜直截了当地回绝，而应以婉转的方式表达此意。可以说"对不起，我忘了带名片"，或者"抱歉，我的名片用完了"。若本人没有名片而又不想说明时，也可以用上述方法委婉地表述。

三、致　意

人们在社会交往中，见面时要相互致意，通常称为打招呼，以表示自己对对方的尊重、友好与敬意，这就是见面的礼节。由于世界各民族长期以来所形成的习惯不同，以及宗教信仰的差异，其致意的礼仪也有所不同。常见的致意礼仪有握手礼、点头礼、举手礼、拥抱礼、亲吻礼、鞠躬礼、合十礼、吻手礼、拱手礼等。其中握手礼是在社交场合上最常运用的。

1.握手礼

它不仅用于见面致意和告辞道别，而且还在不同场合、不同情况中表示支持、信任、祝贺、道谢等各种意思。如与成功者握手表示祝贺，与失败者握手表示理解，与悲伤者握手表示慰问等。握手是沟通心灵，交流情感的一种行之有效的方式。

（1）握手的标准姿势：双方距离 1m 左右，面带笑容，目光注视对方，上身略微前倾伸出右手，四指并拢，拇指张开与对方相握，手微微上下抖动二、三次，并亲切说"您好"，握手时应稍微用力，持续时间为 1～3 秒。握手的力度把握在使对方感觉到自己稍加用力即可。

（2）握手的顺序：一般是上级、长辈、女士等先伸出手来，作为下级、晚辈、客人、男士应先问候，见对方伸出手后再伸手与对方相握。朋友、平辈见面时先伸出手者则表现出更有礼貌。

（3）握手的禁忌及注意事项：①忌出手太慢，此举会让人觉得你不愿意与他人握手。②忌在对方无意的情况下强行与其握手。③忌戴手套与他人握手。如果女士戴有装饰性的手套则可以不摘。④忌在手不干净时与他人握手。此时可以礼貌地向对方说明情况并表示歉意。⑤忌握手后立刻用纸巾或手帕擦手。⑥拒绝对方握手是不礼貌的，握手是友好的表示，如果对方主动伸手与你相握，即便对方没有顾及礼仪次序，你也要宽容地与对方握手。⑦忌交叉握手。多人同时进行握手时，应该按照顺序一一握手。与另一方呈交叉状，甚至自己伸出左手同时与他人握手，都是严重的失礼行为。

2.鞠躬礼

鞠躬礼是指弯身行礼,是表示对他人敬重的一种礼节。行鞠躬礼的基本方法:鞠躬时要挺胸、抬头、收腹,自腰以上向前倾,右手搭在左手上放置腹前。上身下弯时,首先看对方的眼睛,然后目光向下,抬起上身后再次注视对方的眼睛。鞠躬时上身抬起的速度要比下弯时稍慢一些。一般情况下,受礼者应以平等的方式还礼,但"尊"者对"卑"者可用欠身、点头还礼即可。行进中向对方行鞠躬礼时,应停下来行礼,礼毕后站到一侧,给对方让路,请对方先行。

按照上身倾斜角度的不同,可以将鞠躬分为以下三种类型。一度鞠躬:上身倾斜角度为15°左右,表示致意,用于一般的服务性问候。二度鞠躬:上身倾斜角度为45°左右,表示向对方敬礼,常用于重要活动、重要场合中的问候礼节。三度鞠躬:上身倾斜角度为90°左右,表示向对方深度敬礼和道歉,常用于婚礼、追悼会等正式仪式。

第二节　往来礼仪

一、馈赠礼仪

馈赠也叫赠送,是指为了向他人表达某种个人意愿,而将某件物品不求报偿,毫无代价地送给对方。人们相互馈赠礼物,是人际交往中传递情感、表达友谊不可或缺的媒介。

(一)礼品的选择

1.适用性

送与他人的礼品要有针对性,要符合对方的某种需要,或是有助于对方工作、学习或生活,或是可以满足对方的兴趣、爱好,以投其所好。

2.纪念性

送人的礼物突出其纪念意义,不以价格取胜,而以友情纪念为重。在选择礼品时应考虑它的深刻内涵,将所赠送的礼品以礼物本身的寓意和传输的思想来体现其价值。

3.时尚性

选择礼品,应当精心构思,匠心独运,富于创意,符合时尚。具有个性的礼品往往更乐于被人接受。

4.便携性

尤其对外地客人、老年客人及体弱的客人,选择礼品时要注意方便携带。

5.禁忌性

礼品选择的禁忌,主要是注意受礼者的风俗习惯、宗教信仰、文化背景和职业道德。礼品选择不当,往往给受礼者带来不愉快,违背赠送者的初衷。一般来说,下列物品种类不宜选作礼品:

(1)违法物品、低俗物品、有毒物品、废弃物品、广告物品等,如黄色光盘、盗版CD等。

(2)过分昂贵的物品,如珠宝首饰。

(3)有悖对方民族习俗和宗教禁忌的物品。

(4)有违对方个人习惯的物品。

(二)赠送的规范

1.精心包装

即用专门的纸张包裹礼品,或是把礼品装入特制的盒子内。包装礼品是礼品的重要组成部分,使礼品显得正式、高档,也能体现出赠礼人的水平和艺术品位,更使受赠者感到自己备受重视。

2.赠送的时机

赠礼要掌握恰当的时机。一般情况下,在交往对象结婚、生子、乔迁、升学、晋升、生日等值得道喜道贺的日子可以赠送礼品;在受到他人的关心帮助时,以礼相赠表示感谢;当拜访做客、亲友送行、久别重逢、大型活动时可赠送礼品以表示纪念;在传统节日如春节,可赠送一些礼品、纪念品以增进友谊。

3.赠送的方式

赠送礼品有当面赠送、邮寄赠送和托人赠送三种方式。

(1)赠送礼品最好是当面赠送,可通过交谈增进彼此的情谊,使礼物的人际交往载体的功能得以充分发挥。现场赠送礼品时,要神态自然,举止大方,泰然自若。出示礼品的时间,一般应在会面之后进行。届时应当郑重其事地起身站立,走近受赠者,双手将礼品递到对方手中,而不宜放下后由对方自取。如果是拜访主人,赠送礼品比较得体的时刻是在进门之初;如果是接待客人,赠送礼品多选择在客人临行前。

(2)如果不能当面馈赠而托人赠送或邮寄时应附上送礼者的祝词、名片或签上送礼者的姓名。若有必要,可在礼品送出后,打电话通知对方以确保礼品能按时按地送到受礼者手中。

(三)受赠的规范

1.受礼

他人诚心相赠的礼品,受礼人应欣然笑纳。接受礼物时,眼睛应注视对方,不要只盯着礼品,双手接过同时口中表示谢意。如果是比较正式的赠礼场合,接受礼物后将礼物用左手托着,右手与对方相握表示谢意。接受大型礼物时可先放下后再握手。在国际社交场合,接受礼物时,一般当面将礼品拆开,并表示对礼品的欣赏之意,而我国与之不同。

2.拒礼

拒礼是在馈赠活动中,出于某种原因,拒绝他人所赠礼物的过程。拒礼时要讲究方式、方法,切忌令人难堪。为了使对方有台阶可下,可用婉言谢绝法,即用委婉的、不失礼貌的语言,向赠送者暗示自己难以接受对方的好意;或直言缘由法,即直截了当地向赠送者说明自己难以接受礼品的原因;还可以采用事后退还法,但退还礼品不宜拖延过久,最好在接受礼品后的 24 小时内。

3.还礼

在接受了别人的礼物后,一般考虑回赠。回赠的时间可以选择在客人临别时;也可以在接受礼物后,隔一段时间登门回拜,顺便带给对方一些礼物表示谢意;还可以寻找机会回赠,如对方婚、丧、喜庆的日子,送上适宜的礼品表达你的谢意。

二、拜访礼仪

拜访是社交中的一种重要礼仪形式,是个人或单位代表以客人的身份去探望有关人员,以达到某种目的社会交往方式。拜访通常可分为正式拜访与非正式拜访两种。正式拜访是指有正式的拜访由头,通过事先预约,确定见面时间与地点,并按时赴约的活动;非正式拜访一般是指朋友之间的往来。

(一)拜访的准备

为使拜访的目的能够得以顺利地实现,拜访最好能事先做好准备工作,主要是拜访时间的选择、拜访前预约以及其他一些拜访准备工作。

1.时间的选择

选择好拜访时间是让对方愉快接受拜访的首要条件。正式的拜访,时间最好能事先征得拜访对象的意见后再确定。非正式的拜访,时间最好能选择在节假日的下午或平时的晚饭以后,尽量避免在对方吃饭的时间前往,避免午休时间、临下班的时间前往。一般来说,9:00—10:00、15:00—16:00 或 19:00—20:00 是最适宜的时间。

2.预约拜访

有约在先,是为客有方的前提。拜访他人,一定要提前约定,以免扰乱被访者正常的工作和生活秩序,这样既可避免成为不速之客,也可防止扑空。有约在先,不仅要强调到达时间,而且还要强调停留时间,让主人事先有所准备。应该注意的是,在约定时间的同时,还要约定具体来访的人数、人员。

3.约定主题

一般来说,拜访他人之前,其主题亦应提前予以确定。如需要商量什么事情,拟请对方做哪些工作等,怎样交谈更为妥当,事先都要认真地设想和安排一下,尤其是拜访身份高者或年长者更要注意谈话的方式。如果有必要,也可将你登门拜访的目的委婉地告诉被访者,使得对方有一定的准备。如看望老年人、患者、走亲访友或拜见上司需要哪些礼品,也要事先准备妥当。

(二)赴约的准备

当拜访者的预约得到肯定的答复之后,就应认真地做好赴约准备。可以说,赴约准备充分与否,对拜访目的的实现,具有直接的影响。

如果是正式的公务拜访,要讲究仪容仪表,穿着一定要整齐大方、干净整洁,要和自己的职业、年龄相称。如果是朋友之间的拜访,虽不必太讲究,但要整洁大方,同时还应注意仪表的修饰。作为拜访者一定要对拜访的地点有所了解,特别是对自己首次去的地方,要提前了解一下交通路线,以免耽误时间;在拜访前,要根据拜访的内容,把材料准备充分;要把自己的名片准备好,并放在容易取出的地方,同时,根据情况的需要,可适当地准备一些礼品。

(三)拜访的礼仪

1.准时抵达

拜访别人时,要按时赴约,既不可提前到达,也不可迟到。一般情况下拜访要按预先约定的时间提前3～5分钟到达。这样,一方面可以避免早到主人没有做好迎客的准备,出现令主人难堪的场面;另一方面也不会因晚到而让主人焦急等待。拜访时按时到达,给对方一个守信、守时的印象,可以使双方的交流合作有一个良好的开端。

2.登门宜通报

登门拜访他人时,即便按预约时间抵达,亦应进行必要的通报。到朋友家或拜访对象的办公室,事先都要敲门或按门铃。等到有人应声允许进入或出来迎接时方可进去,不可擅自闯入。即使门原来就敞开着,也要以其他方式告知主人有客来访。

3.登门有礼

切忌不拘小节,失礼失仪。当主人开门迎客时,务必主动向对方问好,互行见面礼节。倘若主人一方不止一人,无论熟悉与否,都应一一打招呼。注意对对方的问候与行礼先后顺序是先尊后卑,由近而远。在此之后,在主人的引导下,进入指定的房间,切勿擅自闯入。未经主人允许,不要在主人家随意乱翻、乱动、乱拿主人家中的物品。如果主人家里铺有地毯等地面装饰物,则应征求主人意见,是否换鞋后再进入。倘若自己到达后,主人处尚有其他客人在座,应当先问一下主人,自己的到来会不会影响对方。如随身携带一些备用的物品等,应将这些放到主人指定的地方,不可乱扔、乱放。礼品一般应该放置在较为隐蔽处。

在就座之时,要与主人同时入座。如拜访对象是位年长或身份高者,应待主人坐下或招呼坐下以后方可坐下;对主人送上的茶水,应从座位上欠身、双手接过,并表示感谢;主人端上果食,应等到其他客人或年长者动手之后,再取之;吸烟者,应尽量克制,必须吸时,应先征得主人和在场女士的同意。

4.掌握交谈技巧

在拜访的交谈中,拜访者要语言适度、表达准确,不夸大其辞,亦不要过于谦卑,交谈时要随机应变,处理得当。交谈者除了表达自己的观点外,还要注意倾听对方谈话的内容,观察对方情绪的变化,并注意与对方呼应。如对方兴致正浓,交谈时间可适当延长,反之可缩短;如果对方阐述自己的观点,要适当插话或附和;如果自己谈的太多,要注意给对方插话或发表见解的时间和机会。专程到住宅拜访与闲聊不同,通常有较强的目的性,如果请主人帮忙,要开门见山,将事情讲清楚,不要含糊不清,令主人无所适从。如果主人对所帮忙之事有困难,就不要强人所难。

5.把握辞行机会

在拜访他人时,一定要注意在对方的办公室或私人居所里停留的时间长度。从总体上讲,应当具有良好的时间观念。不要因为自己停留的时间过长,从而打乱对方既定的其他日程。如果事先约定好拜访时间长度,务必严守约定,绝不单方面延长拜访时间。如果没有约定时间,一般情况下,礼节性的拜访,尤其是初次登门拜访,时间不宜长于半小时,最长的拜访,通常也不宜超过两个小时。在拜访期间,若遇到其他重要的客人来访,或主人一方表现出厌客之意,这时,来访者应适时、礼貌地提出告辞。

6.礼貌告辞

不管拜访的目的达到与否,都应该十分注意告辞的方式。告辞之前要稳,不要显得急不可耐。告辞应由客人提出,最好是自己讲一段带有告别之意的话之后,或者是双方对话告一段落,新的话题没有开始之前提出告辞。自己提出告辞时,虽主人表示挽留,仍须执意离去,但要向对方道谢,并请主人留步,不必远送。辞行时,应向主人及其家属和在场的客人一一握手或点头致意。如果归程较远或是在晚上,到家后要向对方报个平安,对对方的盛情款待表示感谢。

三、迎送礼仪

迎送是指因公务活动安排的迎接和送别,迎送活动往往能从细微之处体现组织形象、人员素质等。

（一）迎接礼仪

通常,迎接客人的来访,要主随客便,凡事应考虑周全,要尽最大的努力接待好对方,给人一种宾至如归的感觉,从而促使宾主双方的关系得到进一步发展。

1.准备的礼仪

(1)了解客人情况:首先要充分了解客人的单位、性别、民族、职业、级别、人数等。同时,要掌握客人来访的意图,了解客人在住宿和日程上的要求和安排,了解客人到达的日期、所乘车次、航班和到达时间,以便组织好相关部门和人员做好接待的各项准备工作。

(2)确定接待规格:按照身份对等的原则安排接待人员,对较重要的客人,应安排身份相当的人出面迎送。也可根据特殊需要或关系亲疏程度,安排比客人身份高的人破格接待。对于一般客人,可由公关部门派有礼貌、言谈流利的人员接待。

(3)布置接待环境:良好的接待环境是对人来宾的礼貌和尊重,接待室的环境应该明亮、安静、整洁、幽雅。室内可以适当点缀一些花卉盆景、字画挂饰,以增加雅致的气氛。可以准备一些茶饮水果,让客人尽快消除旅途的疲劳,甚至文具用品、餐巾纸等都应准备齐全。还可以在客人下榻的宾馆挂上欢迎横幅,每个客房准备一些水果,在果盘边放上欢迎卡。

(4)做好迎客安排:安排好迎客车辆,预先为客人准备好住宿及膳食。若对所迎接的客人不熟悉,应准备好接站牌,若有需要,还可准备鲜花等。

2.接待的礼仪

(1)标志清晰:在环境嘈杂的地点,如火车站、飞机场,迎接素不相识的客人时,最常用的方法是使用接站牌,在上面清晰地写上"热烈欢迎某某"或"某某单位接待处"等。接待单位也应在客人可能去到的地方设置醒目的标志,如电梯间、楼梯间、厕所、会客室等。

(2)迎客热情:与客人见面时,要面带微笑,热情握手,主动寒暄,首先问候"一路辛苦了"或"欢迎您来我们公司"等,然后向对方做自我介绍,并递送名片。

(3)茶点接待:在我国,通常以茶水、点心、瓜果来招待客人。茶水饮料最好放在客人的右前方,点心水果最好放在客人的左前方。上茶时,主人应带客人入座后,取出茶杯,当面将茶杯烫洗消毒,再放入适当的茶叶沏茶。端茶时要一手握茶柄,一手托杯底,不要用手抓住杯口。要从客人的左边为客人奉茶。茶杯放到桌上后,要顺势将茶柄拨向客人右侧。为客人奉上水果时,应先将瓜果洗净,再给客人递上水果刀削皮,如代客人削皮,一般将果皮削到手指触碰到的果肉为止,以保持水果的清洁卫生。

(4)陪同访问:如果客人的行程中有参观访问,那么接待方应该尽量安排专人陪同。陪同客人参观、访问、游览时,应事先熟悉情况,安排好行程,应时刻注意照顾好客人,提醒客人注意路况。陪同过程中产生的费用尽量由主人支付,以示客气。

3.排序的礼仪

在正式的公务接待中,无论是行进中还是乘车,又抑或是会议室,都存在排序的问题,到底怎样排序才符合礼仪规范呢? 不同的情形要有不同的处理。

(1)行进中的排序礼仪:多人并排行进时,内侧高于外侧,中央高于两侧;前后行进时,前方高于后方。

上下楼梯时,不要并排走,遵循礼仪中"右上右下"的原则,让有急事的人可以从楼梯的左侧通行。上楼梯时前方为上,下楼梯时后方为上,但如果客人中有穿套裙的女性,上楼时不妨让她走在最后。

出入房门时,房门朝内开,则主人先进后侧身压住房门示意客人"请进";房门朝外开,则主人拉开门后在外侧身压住房门示意客人"里面请"。当然,如果室内黑暗,不管门朝哪个方向,陪同者都需先进房间开灯后再请客人进入。

引导客人乘坐直升电梯时,如果电梯内无人操作,接待人员应先进入电梯,一手按住开门键,另一只手按住电梯门的一边防止客人被门夹住,并对客人礼貌地说"请进"。待客人全部进电梯后,接待人员选择要去的楼层。电梯到达后,接待人员一手按"开"键,一手作出"请"的动作,让客人先出电梯。待客人送出电梯后,接待者要立即走出电梯,在前面引导方向。如果电梯是有人操作,接待人员应让客人先进、后出电梯,自己则是后进先出,以便引路。

(2)轿车座位排序礼仪:轿车的座位排序不能一概而论,要根据驾驶人、车型、安全系数、嘉宾本人意愿的不同而不同。

第一,根据驾驶人而定。当主人亲自驾驶轿车时,一般前排座为上,后排座为下,以右为上、左为下。如果是专职司机驾驶,后排为上,前排为下,而后排仍讲究右尊左低。

第二,根据轿车的类型而定。吉普车大都是四座车,不管由谁驾驶,吉普车座位由尊而卑依次是:副驾驶座,后排右座,后排左座。多排座轿车,指的是四排及四排以上座次的大中型轿车,不论由谁驾驶,都以前排为上,后排为下,以右为尊,以左为卑。

第三,根据安全系数而定。从某种意义上说,安全是乘坐轿车应当首先考虑的问题。在轿车上,后排座位比前排座位要安全得多,最不安全的座位是副驾驶座,最安全的座位是驾驶座后面的座位。当主人亲自开车时,客人之所以在副驾驶位上坐,就是因为它表现出对主人的尊重,也显示出自己与主人同舟共济。

第四,由嘉宾本人意愿而定。通常,在正式场合乘坐轿车时,应请尊者、女士、来宾就座于上座,这是给予对方的一种礼遇。然而更重要的是,既然这样,就要尊重嘉宾的意愿和选择。即嘉宾坐在哪里,就认定那里是上座,即使嘉宾不明白座次,坐错了地方,也不要指出或纠正,更不要强行让嘉宾变更座位。

(3)会客室的排序礼仪:主宾双方面对面而坐。这种就座方式主次分明,很适合公务会客。如果安排一个位置面对着正门,一个位置背对着正门,这时讲究"面门为上"。如果双方都侧对着门就座,这时讲究进门后"以右为上"。

主宾双方并排就座。这种就座方式意味着双方"平起平坐",地位相仿,关系密切。如果双方同时面门而坐,这时注意"以右为上",即主人要请客人坐在自己的右侧,其他人员可以分别在主人或客人的一侧,按身份高低依次就座。如果双方同时侧对着门而坐,这时的规则是"以远为上",即距门较远的座位为上座,较为尊贵,应该让给客人,距离门近的位置应为下座,主人自己坐。

居中式排位。这种情况实际上属于主宾同侧就座的一种特殊情况。多人并排就座时,讲究"居中为上",即最中央的位置为上座,请客人坐。其他人员按照职位高低,从中间到两侧,依次就座。

主席式。这种就座方式主要用于较为正式的场合。主人一方同时会见两方或两方以上客人时,主人面对正门而坐,其他各方客人应该在主人对面背门而坐。

自由式。有时候客人很多,很难分出主次,座位不好排序,这时采用自由式就比较好,各方自由就座即可。

(4)主席台的排序礼仪:中国的政界历来崇尚"左为大",所以主席台就座的领导如果是单数,则居中者职位最高,紧挨居中者左边的为第二,紧挨居中者右边的为第三,其他依次向左右两边排列。如果是双数,如六位,那从观众的角度往台上看去,从左往右第三位职位最高,第四位第二,第二位第三,第五位第四,以此类推。

(5)谈判时的排序礼仪

①双边谈判:使用长桌子或椭圆形桌子,宾主双方分别就座于桌子两侧。当谈判桌横放时,面对门的一方为上,应该让客方就座,背对着门的一方为下,应该主方就座。当谈判桌竖放时,应以进门的方向为准,右侧为上,客方就座,左侧为下,主人就座。谈判时,主谈人员在自己的位置就座之后,其他工作人员遵循右高左低的原则,按照职位高低自近而远依次在主谈人员两侧就座,翻译人员就座于主谈人员的右侧位置。

②多边谈判:a.自由式:即事先不用正式安排座次,各方谈判人员自由就座即可。b.主席式:需要在谈判室内,面向正门设置一个主席位,由各方代表发言时使用。其他各方人员,一律背对正门、面对主席位置就座。各方代表发言后,须下台就座。

(6)签字时的排序礼仪:①并列式:主要用于只有两方的签字仪式。签字桌在室内面门横放,出席仪式的双方全体人员在签字桌后并排站立,双方签字员居中面门而坐,客方居主方之右。②主席式:主要适用于多边签字仪式。签字桌仍然在室内横放,签字席设在桌后,面对正门,但只设一个,并且不固定就座者。举行签字仪式时,所有各方人员,包括签字人在内,都要背对正门、面对签字席就座。签字时,各方签字人员应按照事先规定的先后顺序走上签字席就座签字,签字以后返回原位就座。

(二)送别礼仪

送别是接待中的最后环节,如若处理不当,将影响整个接待工作的效果,也会直接影响到今后的交往。

1.婉言相留

不管接待什么样的客人,当客人准备告辞时,都应该婉言相留。送别客人时,应在客人起身后再起身相送或相留,以免有逐客之嫌。送别时应与客人握手道别,并送客人到门外或楼下,用热情友好的言语欢迎客人下次再来。目送客人渐行渐远,一直到看不到客人了方可回转,以免客人回头再次致谢时看不到主人而深感失落。

2.安排交通

客人准备离开时,应按迎接时的规格对等送别,安排好送别人员,做好交通方面的安排,切不可虎头蛇尾。如果已帮客人购买了车票或机票,应将客人送至车站或机场。如果客人来访时馈赠了礼物,那么在送客人时,也可回馈相应规格的礼物给客人。

第三节 宴请礼仪

宴请是为了表示欢迎、答谢、祝贺、喜庆等举行的餐饮活动,以增进友谊和融洽气氛,是交往中最常见的交际活动形式。常见的形式有宴会、招待会、茶会、工作进餐等。宴请的形式多样,礼仪繁多,在这里只介绍一般日常社交场合中的宴请。

一、宴请准备礼仪

宴请是一种社交性活动,是对宾客的一种礼遇,必须按规定礼仪的要求进行准备。

1.确定宴请对象、范围、规格

宴请的目的一般很明确,如节庆日聚会、贵宾来访、工作交流、结婚祝寿等。根据不同目的来决定宴请的对象和范围,并列出客人名单。在确定邀请对象时应考虑到客人之间的关系,以免出现不快和尴尬的局面。宴请规格的确定一般应考虑出席者的身份、人数、目的、主宾情况等因素。规格过低,会显得失礼、不尊重;规格过高,则易造成浪费。

2.确定宴请的时间、地点

宴请的时间和地点应根据宴请的目的和主宾的情况而定,一般来说,宴请的时间安排应以双方都较为合适的时间为宜,尽量为客人方便着想,避免与工作、生活安排发生冲突,通常安排在晚上6~8点。在时间的选择上还不宜安排在对方的重大节日、重要活动之际或有禁忌的日子和时间,例如,欧美人忌讳"13",日本人忌讳"4"、"9",宴请时间尽量避开以上数字的时日。宴请的地点也应视交通、宴会规格和主宾的情况而定,如是官方隆重的宴请活动,一般安排在政府议会大厦或客人下榻的宾馆酒店内举行;企事业单位的宴请,有条件的可在本单位的饭店或附近的酒店进行。

3.邀请

邀请的形式有两种,一是口头的,一是书面的。书面邀请通常采用发"请帖"的形式,书面邀请时应注意以下礼仪。

(1)掌握好发送时间:一般以提前3~7天为宜。过早,客人可能会因日期长久而遗忘;太迟,客人可能另有安排不能参加。

(2)发请柬的方法:请帖上面应写明宴请的目的、名义、时间、地点等,然后发送给客人。请帖发出后,应及时落实出席情况,作好记录,以安排并调整席位。

4.席位安排礼仪

中餐宴会往往采用圆桌布置,通常8~12人为一桌。如果有两桌或两桌以上安排宴请时,排列桌次应以"面门为上,以近为大,居中为尊,以右为尊"为原则,其他桌次按照离主桌"近为主、远为次,右为主、左为次"的原则安排。

5.宴请程序

迎客时,主人一般在门口迎接。官方活动除主人外,还有少数其他主要官员陪同主人排列成行迎宾,通常称为迎宾线,与宾客握手后,由工作人员引入宴会厅。主宾抵达后由主人陪同主宾进入宴会厅,全体宾客入席,宴会开始。

二、赴宴的礼仪

宾客参加宴会,无论是代表组织,还是以个人身份出席,从入宴到告辞都应注重礼节规范。这既体现了个人素质与修养,又反映了对主人的尊重。

1.认真准备

接到邀请,能否出席应尽早答复对方,以便主人做出安排。万一遇到特殊情况不能出席时,要尽早向主人解释、表示歉意。出席宴会之前,一般应梳洗打扮。女士要化妆,男士梳理头发并剃须。衣着要求整洁、大方、美观,这给宴会增添了隆重热烈的气氛。如果参加家庭宴会,可给女主人准备一份礼品,在宴会开始之前送给主人。礼品价值不一定很高,但要有意义。

2.按时抵达

按时出席宴会是最基本的礼貌。出席宴请活动,抵达的迟早、逗留时间的长短,在一定程度上反映了对主人的尊重,应根据活动的性质和当地习俗掌握。迟到、早退、逗留时间过短,都被视为失礼或有意冷落。出席宴会要正点或提前五分钟抵达。出席酒会可以在请柬注明的时间内到达。

3.礼貌入座

应邀出席宴会活动,应听从主人的安排,入座时注意桌上坐席卡是否写有自己的名字,不可随意入座。如邻座是长者或女士,应主动协助,帮助他们先坐下。入座后坐姿要端正,双脚应踏在本人座位下,不可随意伸出,影响他人。不可玩弄桌上的酒杯、碗盘、刀叉、筷子等餐具。

4.注意交谈

坐定后,如已有茶,可轻轻饮用。无论是主人还是宾客或陪客,都应与同桌的人交谈,特别是左邻右座,不可只与几位熟人或一两人交谈。若不相识,可自我介绍。谈话要掌握时机,要视交谈对象而定。不可只顾自己一人夸夸其谈,或谈一些荒诞离奇的事而引人不悦。

5.文雅进餐

宴会开始时,一般是主人先致祝酒词,此时应停止谈话,不可吃东西,注意倾听。致辞完毕,主人示意后,即可开始进餐。进餐时要注意举止文雅,取菜时不可一次过多。吃东西要闭嘴嚼,不可发出声响。嘴里有食物时不可谈话。剔牙时,要用手或餐巾遮口,不可边走动边剔牙。

6.学会祝酒

举杯祝酒时,主人和主宾先碰,人多时可以同时举杯示意,不一定碰杯。祝酒时不可交叉碰杯。在主人和主宾祝酒、致词时应停止进餐,停止交谈。主人和主宾讲话完毕与贵宾席人员碰杯后,往往到其他席敬酒,此时应起立举杯。碰杯时要注视对方,以示敬重友好。

7.告辞致谢

宴会结束后,应向主人表示谢意和告辞,同时也要向其他客人进行道别,若出席人较多,应礼让年长者和女士先走。席间一般不应提前退席,若确实有事需提前退席,应向主人打招呼,对主人的宴请表示致谢后轻轻离去。

第四节 通信礼仪

通信旧称通讯,是指人们利用电信设备来进行信息传递的活动。通信手段已由最初的书信,发展到了当今社会的电话、电子邮件、微信等。通信礼仪,通常指在利用上述各种通信手段时所应当遵守的礼仪规范。

一、书信礼仪

书信由笺文和封文两部分构成。笺文是写在信笺上的文字,即寄信人对收信人的称呼、问候、对话、祝福等,笺文是书信内容的主体。封文是写在信封上的文字,即收信人的地址、姓名和寄信人的地址、姓名等。

(一)笺文礼仪

1.开头

开头包括称谓、提称语、起首应酬语。在使用称谓时要注意,对于有亲属关系的长辈,不可直呼其名,给朋友写信时,不要连名带姓都写上,只写名字即可。给德高望重的人写信时,要使用敬称。

2.正文

这是书信的主体部分,即写信人要说的话,它可以是禀启、答复、劝谕、抒怀、辞谢、致贺、请托、慰唁,也可以是叙情说理、辩驳论证等。这一部分,动笔之前就应该成竹在胸,明白写信的主旨。若是信中同时要谈几件事,更要注意主次分明,详略得当,最好是一件事一个段落,不要混为一谈。

3.结尾

包括结尾应酬语、结尾敬语、署名,日期。结尾应酬语应精炼,多为表达祝福、期许之语。结尾的敬语是笺文结束时向看信人表达礼貌的意思,一般顶格写。最后署名和日期。

(二)封文礼仪

封文是给邮递人员看的,所以封文应该是用邮递员的口吻来写,可用"李刚教授收""王宇董事长亲启"等表述,不可写"孙丹妈妈亲启""李军叔叔收"。寄信人一栏也不可空着或用"内详"字眼,这样既不便于邮递员在信件没有送达时退回,也是一种不礼貌的行为。

二、电话礼仪

现在人的生活已离不开电话。所以,电话礼仪也就成了生活中的日常礼仪,它不仅是个人形象的体现,也是组织、集体展现的窗口,更是一个人社交能力的反应。

（一）拨打电话礼仪

1.择时

早上8点之前、晚上10点以后、中午午休时间不要给人打电话,有公事尽量打对方的办公电话。如果有紧急的事情确实需要打对方家里电话,则要在电话中说明,因事情紧急,情非得已,打扰了,请对方谅解,尽量缩短通话时间,理清条理,长话短说。

2.步骤

首先要称呼、问候对方,其次要简单地自我介绍,如果是公事电话,要报自己的单位、部门、姓名等,如果是私人电话,也要介绍自己,不要想当然地认为对方应该知道你是谁,更不要让对方来猜。再次,要说明打电话的目的。最后是道别。道别时注意挂电话的顺序,位尊者先挂,放下话筒时动作一定要轻缓。

（二）接听电话礼仪

接听电话一定要及时,遵守铃声不过三的原则,即三声之内要迅速接电话。也不能太快,铃声刚响一下就拿起电话会令对方措手不及,有时也很容易掉线。如果电话那头要找的人不在,可适当做记录,并及时转告。如果正接电话时又有电话进来,则应请正通话的一方不挂线稍等,待跟后打电话的一方说明后再继续通话,应遵循先来后到的原则。

（三）手机使用礼仪

1.接打电话礼仪

在会议中、参加重大活动、和别人交谈时,最好把手机调到静音或者震动,必要时还应关闭手机,这样显示了对别人的尊重。学生上课时最好关闭手机,这既是对老师的尊重,也有利于自己集中精力学习知识。

在电梯内不要打电话,电梯里旁若无人地说话,既是一个噪声源,也让身边同乘电梯的人不舒服。此外,在病房、过马路、飞机上、开车时、加油站也不要接打电话,容易引起事故。

要保持手机通畅,更换了号码要及时告诉别人。无论在任何场所,接听手机时都不要旁若无人地高声说话。

2.手机短信礼仪

人们已越来越喜欢用短信来互致问候,传情达意,联络感情,但应注意以下几点:

(1)祝福短信最好是自己编写,表示你的诚意。不要复制别人的短信,更有甚者,连落款的名字都没去掉,这样的短信发出去只会弄巧成拙。

(2)短信中一定要有称谓和落款。很多人发短信喜欢群发,于是省略前面的称谓,这样是不礼貌的,尤其是对长辈和领导的短信,更要用尊称,最后一定要署上自己的名字。

（3）不要转发强迫性短信，这是极不礼貌也不道德的。如："今天是世界姐妹日，你若将这条短信转发给你的 10 个好姐妹，你将幸运连连；如果不转发或删掉，你会倒霉不顺等"。

（4）及时回复来信。来而不往非礼也，所以收到别人的短信应及时回复，哪怕只有"谢谢"两个字，也是礼貌行为，告诉对方已收到短信，表示自己的重视以及对对方的尊重。

3.微信礼仪

微信，可以与人发送语音短信、文字和视频，成为了当今社会人们进行交往的必不可少的方式，微信的使用应遵循礼仪规范。

（1）不要影响他人：给朋友转发分享一些文字图片时，要考虑这些内容是否适合朋友阅读。

（2）不要公群私聊：不要把群聊当成是与群里某一成员的私人聊天会所，否则就会引起其他人的不悦。

（3）不要谈论敏感：话题应遵循法律的规定和道德原则，尽量少谈涉及政治、民族、宗教等方面的敏感话题，避免给自己或他人带来麻烦。

三、电子邮件礼仪

电子邮件又称电子邮箱，它是一种用电子手段传送信息的通讯方式。一封完整的电子邮件，由标题、称呼和问候、正文和附件、署名和日期等几个因素构成。

（一）标题

标题是邮件的眼睛，起到提纲挈领的作用，通过标题可以看出邮件的主要内容，以方便收件人判断邮件的轻重缓急。所以标题要言简意赅，千万不要有错别字，切不可空着标题栏不填，这是不礼貌的行为。

（二）称呼和问候

邮件的开头一定要有称呼和问候，这个称呼虽然不像普通书信那样正式，但也要能表现出发邮件人的谦虚有礼。

（三）正文和附件

邮件正文要简明扼要，不可长篇大论，最好不需要收信人拖滚动条看完。如果正文内容较多，应该用附件将情况说明清楚。使用附件时，应在正文中对附件做简要说明，提醒收件人查看附件。

（四）署名和日期

邮件结尾应有署名，也可以适当加上公司、电话等信息。一般来说，署名的字号应比正文略小一号,在名字的下一行还应注明日期。

不提倡使用自动回复,这有可能被视为无礼,因为这会给人居高临下的感觉。

第五节　交通礼仪

一、交通礼仪的基本原则

(一)遵守社会秩序

交通礼仪属于社会公德,有具体的行为要求。在公共场所要有公德意识,有意识地约束自己的言行举止,防止自己的行为影响、妨碍他人。

(二)以右为尊

在并排排列的位置上,右侧为上位,左侧为下位。多人并排时,从右往左,尊贵程度依次下降。因此,在排定座位的尊卑时,普遍采用以右为尊的原则。为了表示对他人的敬意时,应请其居右;为表示自谦时,自己主动居左。

二、乘车礼仪

(一)乘坐轿车的礼仪

1.座次礼仪

在比较正式的社交场合,乘坐轿车时应分清座次的尊卑。具体而言,轿车的座次礼仪规范因开车人身份的不同而有所不同。

(1)小型轿车的座次:专职司机开车迎客时,座次的安排应遵循居中为尊、后座尊于前座、右座尊于左座的原则。通常,前排副驾驶座应安排给主人方的秘书或陪同等随从人员,切勿安排给客人。

主人亲自开车时,座次的安排应遵循居中为尊、前座尊于后座、右座尊于左座的原则。一般而言,客人方的负责人应主动就座于副驾驶座,以示对主人的尊重。

(2)大型轿车的座次:大型轿车是指具有(除司机座位外)四排及四排以上座位的轿车。乘坐这类轿车时,无论是由专职司机开车还是由主人亲自开车,座次的安排规则均应遵守前座尊于后座、右座尊于左座的原则,即距离前门越近的座位越尊贵。尊贵程度从前往后、自右向左依次递减。

2.上下车的次序礼仪

乘坐轿车时,应遵循客人、女士、长辈、上级为尊的原则。具体礼仪规范要求有以下几点:

(1)上车时,主人、男士、晚辈、下级应先为客人、女士、长辈、上级打开轿车的右侧后门,并以手挡住车门上框,等客人、女士、长辈、上级坐好后,小心关门,然后自己从左侧后门上车。

(2)下车时,主人、男士、晚辈、下级应先下车,并绕过去为客人、女士、长辈、上级打开车门,以手挡住车门上框,协助客人、女士、长辈、上级下车。

(二)乘坐公共汽车的礼仪

乘坐公共汽车时,应遵守以下礼仪规范:排队上车,主动购票,主动让座,保持安静,维护卫生;碰到他人给自己让座,要立即表示感谢;因拥挤而不小心碰到、踩到他人,应马上道歉。若被踩、被撞,宜宽容对待。

(三)乘坐火车的礼仪

乘火车时,一般以与火车同向的靠窗座位为上位。基本礼仪规范:对号入座,不抢座;男士、晚辈或下级应主动协助女士、长辈或上级找好座位,放好行李。

(四)乘坐飞机的礼仪

乘飞机时,基本的礼仪规范:等候安检和上、下飞机时,要守序排队;上机后要对号入座;认真听从空中小姐的各项建议,并对她的服务表示感谢;遇到班机误点或临时改降、迫降,不要惊慌失措,而需镇定合作。

(五)乘坐客轮的礼仪

乘客轮时,基本的礼仪规范:有秩序地排队上船;男士、晚辈或下级应主动照顾女士、长辈或上级上、下船;在航行中应遵守相关规定。

三、行进礼仪

(一)步行礼仪

根据社交礼仪,人们在行路时也要以礼待人。行路时不仅要遵守常规的交通礼仪,且不同的行路条件,也有不同的要求。

步行时要走人行道,不要与自行车或机动车抢道。不跨越马路护栏。横穿马路时,要走人行斑马线,一定要等绿灯亮了,再看两边没车时才能通过。路遇熟人和朋友要主动打招呼,但不必高声大喊,以免惊扰他人。若要与朋友停下交谈,应站在不阻碍行人的地方。

(二)楼梯礼仪

主人引导客人上楼时应让客人走在前面;下楼时,应让客人走在后面。行走时,应注意保护客人的安全。

此外,上、下楼梯时也应当注意以下礼仪规范:靠右行走,左侧留给有急事的人快速通过;单排行走,不要多人并排行走,以免妨碍后面的人通行;为人带路上、下楼梯时,带路者应走在前面,被引导者走在后面;上、下楼梯时不应停在楼梯口进行交谈,给别人行走带来不便;要注意与身前、身后的人保持一定距离,以防碰撞。不管自己有多么紧急的事情,都不应推挤他人;与尊者、异性一起下楼时,若楼道过陡,应主动行走于前,以防身后之人有所闪失。

(三)电梯礼仪

1.乘坐电梯的方法

进出有人管理的电梯时,无论上还是下,都应该让尊者、客人、女士优先,自己则"后进后出"。

进出无人管理的电梯时,坚持"先进后出"。具体做法:应在尊者、客人之前先进入电梯,按住"开"的按钮,并挡住电梯侧门,礼貌地请尊者、客人进入电梯,待尊者、客人安全进入后方可关门;到达目标楼层出电梯时,按住"开"的按钮,请尊者、客人先出,待尊者、客人全部走出电梯后,再迅速走出电梯为尊者、客人指引方向。

2.乘坐电梯的礼仪规范

电梯间是一个密闭的狭小空间,人与人处于亲密距离,此时应注意乘坐电梯的礼仪规范。

(1)面带微笑与乘坐电梯的人点头示意,注意不要把眼睛只盯住一个固定的位置,不要面无表情、目无他人。进入电梯间,脸应转向门,眼睛注视电梯层的指示灯,尽量不说话或小声说话,不可大声讲话或高谈阔论。

(2)乘扶手式电梯,尽量靠近右侧扶手,上、下电梯时要关照他人。

(3)按照电梯载重人数乘坐电梯。当电梯超载时,不要心存侥幸,硬挤入内,以免发生危险。当电梯将要关门时,不要扒门或强行挤入。

(4)电梯在升降途中因故暂停时,要耐心等候,不要冒险攀爬而出。

第六节 文化场所礼仪

一、图书馆礼仪

图书馆是提供知识服务的场所,与商场、餐厅等其他公共场所截然不同。为保证图书馆环境的严肃和庄重,必须遵守一定的礼仪规范。

(一)保持安静

保持安静是在图书馆首要遵守的礼仪规范。进入图书馆走路要轻,入座起座要轻,翻看书刊要轻。在图书馆内尽量少说话,遇到友人最好以点头微笑的方式打招呼,若确实要进行沟通,应附耳低语、简明快捷。

(二)保持洁净

1.注重个人仪表整洁

进入图书馆应注意个人仪表,塑造最佳形象。保持面容清洁,头发梳理整齐。

保持双手干净,没有污渍,以免把书弄脏。保持着装整洁得体,不披衣散扣。

2.保持馆内环境干净

图书馆是学习和阅读的公共场所,大家有义务保持馆内环境整洁。在图书馆内阅读时,不乱扔纸屑,不随地吐痰,不大声咳嗽,不吃零食。离馆时,把书刊放回原处,不随便摆放在桌子上。自己随身携带的纸笔要带走,废弃的纸张自觉扔到垃圾篓内或带出图书馆。自觉把桌椅复归原位。雨雪天进入图书馆,应将雨具放置在指定地点,把鞋底泥水弄干净,以免把地面弄脏或溅到其他人身上。

(三)遵守规则

进入图书馆须遵守图书馆借阅礼仪规范。进入图书馆,自觉排队。借还图书时,应双手将书递给工作人员,并使用礼貌用语,如"您好""请""帮""谢谢"等。爱护图书馆内公共财物和设备。不随意摇动桌椅,不在桌面上乱画乱刻。不将图书据为己有,不将书中精美插图和精彩书页撕毁。如确实需要某种资料,可征得工作人员同意后到指定处复印。不在图书上做标记、画线或折页等。进入图书馆,自己找座位就座,不能为他人占座。如临时离开座位,回来时有人在座位上,不应赶走人家。若确实需要这个座位,且留有书本,仍被他人占据,可轻声商量,互相谅解。借书时,与他人同时看中一本图书,不要争夺,可向工作人员询问有无复本。若没有,双方应相互谦让,急需者先借阅,另一人做预约登记。借阅的图书读完后及时归还。

二、博物馆和美术馆礼仪

博物馆、美术馆是高雅场所,参观者需遵守相应的礼仪规范。

(一)保持肃静

博物馆、美术馆与图书馆一样,是讲究安静的场所。因此,参观者在馆内参观时要始终保持肃静,走动脚步要轻,不大声喧哗,不高谈阔论,不高呼同伴名字。如有解说员讲解,要专心聆听,不宜不停地发问,以免影响其他参观者。

(二)衣着整洁

博物馆、美术馆对馆内环境要求高,对参观者也有一定的礼仪要求,在着装方面,要求参观者不能衣冠不整。例如,在夏季,不少游客穿着背心、短裤甚至拖鞋进入馆内,这是对其他参观者、对工作人员及展品的一种不尊重、不讲礼仪的行为。

(三)爱护展品

博物馆、美术馆内的展品都是十分珍贵的,具有极高的艺术价值和经济价值。参观者不能随意用手触摸展品。如禁止拍照或禁止使用闪光灯,参观者应特别注意并严格遵守。

三、音乐厅和影剧院礼仪

到音乐厅和影剧院欣赏音乐,观看电影、戏剧或文艺演出等,是一种高尚的娱乐和美的享受,观众在欣赏或观看的过程中应当遵守音乐厅和影剧院内的公共秩序,讲究文明礼貌。

(一)入场礼仪

欣赏音乐,观看电影、戏剧或文艺演出等,都应提前到场,对号入座。若迟到,可在幕间休息时入场;没有幕间休息时,应由服务员引导悄悄入座;穿过座位时姿势要低,脚步要轻,不要影响他人观看,对起身为自己让座的观众致谢。

(二)观看礼仪

观看时要注意以下礼仪:

(1)要摘下帽子,以免遮挡后面观众的视线。

(2)坐姿要稳重,不要经常左右晃动。

(3)自觉遵守场内规则,不吃零食、不随地吐痰,保护场地卫生。

(4)观看节目时保持安静,不要大声谈笑、窃窃私语、附唱、以手拍击或在演出、放映过程中解说和品评。

(5)在观看过程中应关闭手机。

(6)在节目演出、影片放映过程中,不应随便退场,不得已需中途退场时应慢步轻声,并尽可能在幕间休息时退出。

(7)演出的节目不对口味或演员表演出现失误,应给予谅解,不应喝倒彩、吹口哨、起哄或做出其他有辱人格的举动。

(8)看电影时如中途断片,应耐心等待,不要随意走动、喧哗。

(三)退场礼仪

对每位演员的演出都应报以热烈的掌声,不能厚此薄彼。全部节目演出完毕,应向演员热烈鼓掌表示谢意,等待演员谢幕后再行退场。在离去过程中,应按顺序退场,不得拥挤,更不得多停留,以免造成踩踏事故。

四、体育场礼仪

体育场是进行体育锻炼和体育比赛的场所。在体育场观看比赛,应遵循以下礼仪。

(一)按序入场

观看体育比赛时尽量提前或准时入场,并在入口处主动出示票证配合工作人员检验,进场后对号入座。如果比赛已开始,应就地入座,待中间休息时再寻找自己的座位。

(二)遵守秩序

观看比赛时,应自觉遵守赛场秩序。文明宣泄情绪,为运动员加油助威的标语、口号的内容应健康。对本方的运动员和另一方运动员都应加油助威,对精彩表现都应掌声鼓励。切忌起哄、吹口哨、怪声尖叫、喝倒彩、扔东西。

拍照不要使用闪光灯,因为闪烁的灯光会分散运动员的注意力,甚至可能造成运动员比赛失误或者受伤。此外,近距离观看某些项目的比赛,如射击、羽毛球、网球、短跑等,要将手机关闭或调成振动。

(三)讲究卫生

观看比赛时,要自觉维护体育场内的卫生,不随地吐痰,不乱扔果皮、瓜子壳等废弃物,不要乱踩座位,不可翻越栏杆,不能在室内体育馆吸烟。

(四)礼貌退场

比赛中,若要提前退场,应在不打扰他人的情况下尽快离开。比赛结束时,应向双方运动员鼓掌致意。退场时,应按座位顺序退场,向最近的出口缓行或顺着人流行进。

五、旅游礼仪

旅游是现代人时尚的休闲方式,遵守旅游礼仪规范,不仅有利于展示个人良好的风度和教养,而且可以使旅途生活愉快、顺利。遵守旅游礼仪,要注意以下细节。

(一)遵守规定

1.拍照取景的规定

在旅游景点拍照时,应遵守规定,不让拍照的不能强行拍照。拍照时不能践踏草坪、攀折树枝、不要攀爬雕塑作品等。在拍照时应相互谦让,不能争抢,也不要妨碍他人、影响交通。

2.爱护公物的规定

在旅游时,应爱护公共设施和树木花草,不应随意攀爬、乱摸、乱碰树木、雕塑、建筑物。对文物古迹应倍加爱惜,不应乱写、乱刻、乱画。对景点里放养的珍禽异兽,不应进行喂食、抓捕、恐吓。

(二)讲究卫生

旅游时应自觉保护环境卫生,不应随地吐痰,不乱扔果皮、纸屑、烟蒂、塑料袋、包装盒等。不准随地大、小便,对自己所带的儿童,也应教育并使其进卫生间大、小便。

(三)礼让他人

在公园等地进行练歌、唱戏、跳舞等活动时,应尽量避免干扰他人。公园和其他一些旅游景点所设置的长椅长凳,乃供游人作短暂休息之用,不可一个人长时间占用。

（四）注意安全

旅游时应特别注意安全。坐船游玩时，不应肆意打斗追逐，以防翻船落水；不应只身独闯危险地段；不应在景点里从事攀岩、跳岩等比较危险的运动。在拍照、摄像或观看动物时，应头脑清醒、留神脚下，防止发生意外事故。吸烟者、野餐者、野炊者，需特别注意防火。进餐时应注意饮食卫生，特别是应当避免生食各种食物，防止食物中毒。

第七节　护士涉外礼仪

涉外礼仪对于涉外工作人员来说是一种职业素质、文化修养，它不仅可以凸显个人魅力，还关系到一个医院的形象，乃至民族尊严和整个民族的精神面貌。随着我国对外交往的增多，护理事业正迅速与世界接轨，因而要求我们了解世界各国各民族的礼仪常识，这对我们顺利开展多元文化护理有着十分重要的意义。

一、涉外礼仪的概念和基本原则

（一）涉外礼仪的概念

涉外礼仪是指在对外交往活动中，用以维护自身和本国形象，向交往对象表示尊重和友好意愿的国际通用礼节规范。它是全世界各国人民共同遵守的准则。

世界各民族在其发展的历史过程中，形成了各自的风土人情和习俗，同时又受文化背景、生活习俗、宗教信仰等多种因素的影响，使得各个民族、各个国家的礼仪同中有异，异中有同。如有触犯或不恭，就会引起不快，甚至发生纠纷。

（二）涉外礼仪的原则

国际交往礼仪十分复杂，并且随着社会的发展和文明程度的提高而不断演变、发展。我国对外交往中提出坚持"和平共处五项原则"，即"互相尊重主权和领土完整、互不侵犯、互不干涉内政、平等互利、和平共处"。这不仅是我国处理国与国之间双边关系的基本原则，也是组织和个人在涉外交往活动中应遵循的基本准则。

1.相互尊重的原则

各国之间在交往中要相互尊重主权和领土完整、尊重国家的尊严；尊重国旗和国徽；尊重各国的宪法、法律；尊重各国的风俗习惯等，不可将自己国家的礼俗套用在外宾身上。因此，护士在护理外国籍的患者时，事先要了解该患者是哪个国家的公民，这个国家的公民普遍具有哪些习俗，以便满足患者的需求，更好地体现护理的价值。

2.平等相待的原则

在对外交往过程中要遵循"平等"原则,即在接待外宾中,不论国家的大小、强弱,接待的礼仪程序、规模规格等应一视同仁。充分体现联合国宪章中明确规定的"大小各国具有平等的权利"这一原则。交往中还要注意自身的国格、人格,始终坚持对人热情但不卑躬屈膝、点头哈腰,不卑不亢,也不盛气凌人。

3.维护形象原则

个人形象在涉外护理中之所以深受重视,主要是因为:①每一个人的个人形象,都真实地体现着护士的个人教养和品位,都客观地反映了她的精神风貌与生活态度。②每一个人的个人形象,都如实地展现了护士对交往对象的重视程度。③每一个人的个人形象,都是其所在单位的整体形象的有机组成部分。当人们不知道某一个人的归属时,他个人形象方面所存在的缺陷,顶多会被视为个人方面存在着某些问题。但当人们确知他属于某一单位,甚至代表着某一单位时,则往往将其个人形象与所在单位的形象等量齐观。④每一个人的个人形象,在涉外护理中还往往代表着其所属国家,所属民族的形象。

4.谨慎对待原则

所有的涉外活动都要认真谨慎对待,凡熟知涉外护理工作的护理人员都知道"涉外无小事,细微见风貌"。对患者治疗护理饮食起居都要照顾周到,谨言慎行,不能出现丝毫纰漏;稍有差池便覆水难收,难以弥补,既败坏了本人形象,也容易引起外交上的问题。

5.内外有别原则

与外宾的来往是有分寸的,热情友好并不等于什么都可以告诉对方,特别是涉及机密的有关科研课题、科研成果、文件记录、统计数据等均要注意保密,以免造成不可挽回的损失。

(三)西方国家的主要习俗

1.女士优先

所谓"女士优先",是国际社会公认的一条重要的礼仪原则,它主要适用于成年异性社交活动。"女士优先"的含义是:在一切社交场合,每一名成年男子都有义务主动自觉地以自己实际行动,去尊重妇女,照顾妇女,体谅妇女,关心妇女,保护妇女,并且还要想方设法,尽心竭力地去为妇女排忧解难。倘若因为男士的不慎,而使妇女陷于尴尬、困难的处境,便意味着男士的失职。上层人士尤为重视这一礼仪。人们发表演说,开场称呼总是要先说"女士们",再说"先生们";进出电梯,出入门厅,男士要抢先一步把门打开,然后让女士先行;与女士一同进餐,男士应把椅子从餐桌下往外拉开,女士站到位后再把椅子推回,让她坐下;上楼梯时,是女先男后,下楼梯则是男前女后,以防发生意外时,男士可以设法保护女士。总之,男士应当尽可能地为女士效劳,尽量为她们提供方便。

2.尊重隐私

一般的交谈,尽量不要涉及敏感的政治问题、私人生活问题和疾病、死亡等话题,也要避免语带讥讽,不要说些庸俗的俏皮话,但适度的幽默和风趣则很受欢迎。一般而论,在国际交往中,下列八个方面的私人问题,均被海外人士视为个人隐私问题。其一,是收入支出。其二,是年龄大小。其三,是恋爱婚姻。其四,是身体健康。其五,是家庭住址。其六,是个人经历。其七,是信仰政见。其八,是所忙何事。要尊重外国友人的个人隐私权,首先必须自觉地避免在与对方交谈时,主动涉及这八个方面的问题。为了便于记忆,它们亦可简称为"个人隐私八不问"。对方不愿回答的问题也不应究根寻底。对对方反感的问题应表示歉意或立即转移话题。在谈话中一定不要批评长辈或身份高的人,不要议论当事国的内政,不要耻笑、讽刺对方或他人,不要随便议论宗教问题。

3.谈话求实

对一些表达心意的话,西方人喜欢直率的谈吐,而忌讳客套。在涉外护理中涉及自我评价时,虽然不应该自吹自擂,自我标榜,一味地抬高自己,但是也没有必要妄自菲薄,自我贬低,过度地对外国人进行谦虚、客套。如我们中国人做报告或发言,总要来一段谦虚词,说"准备不充分""水平有限"。完了还要补充说明是"抛砖引玉,请批评指正"。而美国人上来先自我表扬一番,特别说明准备得如何充分,讲完了还要对别人的恭维话进一步发挥,"我确实讲得很清楚……"。如果中国人学美国人,或是美国人学中国人,在自己的沟通对象面前说话就会引起反感。

4.爱护环境

作为涉外礼仪的主要原则之一,"爱护环境"的主要含义是:在日常生活里,每一个人都有义务对人类所赖以生存的环境,自觉地加以爱惜和保护。在涉外交往中,之所以要特别讨论"爱护环境"的问题,除了因为它是作为人所应具备的基本的社会公德之外,还在于,在当今国际舞台上,它已经成为舆论关注的焦点问题之一。与外国人打交道时,在"爱护环境"的具体问题上要好自为之,严于自律。具体而言,中国人在涉外交往中特别需要在"爱护环境"方面备加注意的细节问题主要有:①不可毁损自然环境;②不可虐待动物;③不可损坏公物;④不可乱堆乱挂私人物品;⑤不可乱扔乱丢废弃物品;⑥不可随地吐痰;⑦不可到处随意吸烟;⑧不可任意制造噪声。

二、涉外礼仪的基本规范

(一)见面礼

1.称谓礼

不同的国家有不同的称谓习惯,外国人姓名与我国的姓名区别很大,姓名中的字词含义、组成、排序都有明显不同。按其排列顺序基本上有以下 3 种:①姓前名后,如在中国、朝鲜、越南、日本、蒙古、阿富汗、匈牙利和一些非洲国家。②名前姓后:如在欧美各国、中东和亚洲的印度、泰国、菲律宾等地区。③有名无姓,如在缅甸、印度尼西亚和我国的蒙古族。

(1)通称:国际上不论其年龄长幼,通常称成年男士为先生;对已婚女士称夫人、太太或女士;对未婚女子称小姐;对戴有结婚戒指的可称夫人;对不了解婚姻状况的女子也可泛称小姐或女士。在西方,女士们普遍喜欢用比自己的实际年龄更显年轻的方式被人称谓。

(2)职衔称:对医生、教授、法官、律师、博士等具有明确职衔者,可单独称其职务或学位,如"秘书小姐""护士小姐"。也可加上姓氏和先生,如××法官先生、××医生、××教授等;对军人、警察等,一般称其军(警)衔或军(警)衔加先生,如少校先生、警官先生。

(3)习惯称:对来自君主国家的贵宾,则按其国内的习惯称呼。如××国王(王后)、××国王陛下、×××公主、××王子殿下;对有爵位称号的,可称其爵位,也可称阁下或先生。

有的国家还有习惯称呼,如称公民等。在日本对妇女一般称女士、小姐,对身份高的也称先生,如中岛京子先生。

(4)其他称谓:对服务人员一般可称服务员,如知道姓名的可单独称名字。但现在很多国家越来越多地称服务员为先生、夫人、小姐。

对教会中的神职人员,一般可称教会的职称,或姓名加职称,或职称加先生。如福特神父、传教士先生、牧师先生等。有时主教以上的神职人员也可称阁下。

2.问候礼

问候、寒暄用语反映了一个民族的文化:中国人拿"吃饭"问候是因为在我们这个世界上人员最多的国度里"吃饭"是人人关注的问题,反映了中国"民以食为天"的心态,而英国人以"Lovely weather,isn't it?"谈论天气的话与人搭讪,与英国的地理环境有关。中国人见面打招呼除说像英语的问候语"你好""你早"外,最常用的是"上哪儿去?""吃了吗?"这两句若用英语直译出来成为打招呼的句式的话,则会使以英语为母语的人感到不快,因为:"Where are you going? What are you doing? Where have you been?"均属私事,旁人没有必要打听。他们的内心反应的潜台词可能是："It's none of your business!（你管得着吗?）"而"Have you eaten yet?"或"Have had your lunch?"他们可能理解为："我也没有吃,走吧! 我们一起去吃点东西吧!"或者听到此话后会不高兴地说:你们为什么老问我吃了没有? 我不是没有钱呀!

3.吻手礼

属拉丁语系的国家及欧洲多数国家,行吻手礼的风俗甚为普遍。所谓吻手礼,是指一般高层社会的妇女,尤其是贵族,遇见男士时,稍倾其上身,伸手,手指下垂,此时男士须谦恭地执其手指,稍提起,吻其手,或做轻吻状,这就是吻手礼。

行吻手礼应注意:①吻手多为表示意思,轻吻即可。②女士未先表示,男士不可强行。③不可对未婚女士行吻手礼。④吻手礼多在正式场合用,一般公共场所不行吻手礼。

4.亲颊礼

欧美国家行亲颊礼也很普遍。一般而言,只亲吻其右颊,表示友谊。很亲密的至亲好友,也可亲了右颊,再亲左颊。行亲颊礼,男女皆可主动。

5.拥抱礼

拉丁美洲、中东乃至东欧,男士间或女士间相见,多行拥抱礼。拥抱礼多用于官方、民间的迎送宾客或祝贺致谢等社交场合。两人相对而立,上身稍稍前倾,伸开双手,右手高伸,搭对方左肩上方,左手从对方右肋往背后轻轻环抱,彼此头部及上身向右相互拥抱,再向左拥抱一次,并用手轻拍对方的背,表示重逢的喜悦和亲密。离别时行拥抱礼表示珍重,稍作寒喧或道别,再松手复原。注意事项:行拥抱礼切忌紧抱或搭错位。

（二）服饰礼仪

在涉外社交场合,服饰表征了一种无言的文化,着装体现了一种精湛的艺术。所以,人们常常将穿戴什么、如何穿戴作为评价涉外社交礼仪的一个重要尺度。

1.服饰原则

服饰原则除遵循第五章所述"TPO"原则外,还需遵守以下原则。

（1）"PAS"原则:"PAS"是 profession(职业)、age(年龄)、status(地位)的缩写。意即在涉外社交场合,我们的服饰要符合职业、年龄、地位这些特质。因为外国人普遍认同只有尊重自己的职业、年龄、地位,才能去尊重他人的观点。由于电影和小说对西方社交舞会的大肆渲染,使许多人在现实的涉外社交场合,或穿得暴露性感,或一味堆砌自己的权威感、大谈创业奇迹,或模仿他人的穿着,而事实上,这都是非常失礼的,外方会认为你的服饰是表演,是掩饰,合作必然缺乏诚意,毫无疑问,令人反感。

（2）"NC"原则:"NC"是 nation(民族)、character(个性)的缩写。在涉外社交场合,精心穿着体现民族风情文化、富有个性美和自然美的服饰,并不完全是出于自尊,也是为了尊重他人的文化和审美,这是服饰礼仪的内在道德要求。

2.服饰禁忌

在任何涉外社交场合,女士不能穿超短裙,男人不能穿短裤;西方女性可以穿袒胸露背的长裙或透明装进入社交场合,而东方女性因传统文化习俗的羁绊,不可盲目仿效。

参加一些盛大的典礼时,发现仪容不整或需调换衣服,应到盥洗室;在涉外社交场合,男士提裤子,女士隔着裙子提长袜都是大不雅;无论天气如何炎热,不能当众解开纽扣,敞开外衣;小型便宴,如主人请客人宽衣,男宾方可脱下外衣。男士任何时候在室内都不应该戴帽子、手套;通常在室内不要戴黑色眼镜,就是在室外,遇有隆重仪式或迎送等礼节性场合,也不应戴黑色眼镜。

参加各种涉外活动,进入室内场所均应摘去帽子和手套,脱掉大衣,风雨衣等。西方妇女的纱手套、纱面罩、帽子、披肩、短外套等,作为服装的一部分允许在室内穿戴。

(三)西餐礼仪

吃西餐讲究文雅,进入餐厅,不要直冲入自行找位,而应先在接待处等候,再由侍应带领入座。就餐时,要求坐姿端正,不可以手托腮或臂肘交叉放在餐桌上。坐定后将餐巾打开,平铺在腿上,不能将餐巾拥在腰间或吊在领口(婴幼儿除外)。落单时应由头盆、汤、主菜顺序逐样点,甜品及咖啡可在吃完主菜后才点。西餐餐具与中餐不同,一般有刀、叉、匙、盘、杯等,刀叉的握法一般是左叉右刀。欧陆式方法是以右刀切食物,用左叉将食物送进口内,直至吃完才放下刀叉;美式方法则是以右刀切开食物,然后放下刀,换右手拿叉才吃。选择哪一种方式都可以,但应"从一而终"。吃面包时,应用刀切成片或用手撕成片后送入口中,不能拿起整块面包用嘴直接啃。喝汤时,应用汤勺舀起一勺一勺地喝,不能端起汤碗直接喝,最重要的是千万不要喝出声来,汤太烫时,不能用嘴吹,要想冷得快,唯一的方法是用小勺轻轻搅拌。喝酒或饮料要先擦擦嘴再喝,以免将嘴上的油渍遗留在杯口上。

进餐时,一面嚼东西一面交谈是不礼貌的。同桌人可相互敬酒,但绝对不能劝酒。用餐时也不能吸烟。万一有东西嵌入牙缝,可以用餐巾遮住嘴偷偷取出,如果不能简单取出,就借故去一下洗手间再想办法,千万不可当桌用手指或叉子掏剔。喝茶或咖啡如愿加牛奶和糖,自取后用小茶匙搅拌,搅好后将茶匙放在小碟内,不要插在杯中。喝时应端起杯子就口慢慢喝,不要用勺舀,也不要端起杯子一饮而尽。

进餐中途离座或吃完饭离去时,应将餐巾略折,放于左边台面。吃到一半欲暂停时,可将刀叉呈"八"字左右两边放在碟上,吃完后刀叉则应平衡地斜放右边,叉尖向下。自助式西餐,取食时应沿菜台按顺时针方向移动,以免与人发生碰撞。吃好后暗示服务生收拾餐具的方法是:将刀叉合拢并列放在盘子中间。

第五章　护理工作中的沟通礼仪

第一节　聆听与说服礼仪

聆听是一门艺术,是尊重他人的具体体现,是建立良好人际关系的一种需要。在沟通过程中,当自身有一些观点和意见希望被对方接纳时,总是力图通过各种方式说服对方。

一、聆听

聆听并不是把别人所说的话听到而已,也不是简单地聆听对方所说的词句,聆听还应注意对方的面部表情、声调、措辞、身体姿势等非语言行为。在护理工作中,有效的聆听可以帮助我们获取必要的信息,更深入、更全面地了解患者,有针对性地与之交流,实现更好的护患沟通,提高护理服务的质量。因此,护理人员学会聆听,对护理工作非常有帮助。

(一)聆听的重要性

1.获取信息

聆听最基本的作用在于收集信息,越是耐心地聆听越能获取更多、更完整的资料。聆听的过程要善于思考,真正把握谈话的内容,理解谈话者的真正意图。护理人员通过聆听可以了解患者的个性、心理需要和其他需要,收集患者对某些问题的理解和想法等,为进一步的护患沟通打下基础。

2.对对方的尊重

认真聆听是一种礼貌的表现,体现了对对方的尊重,满足了对方受尊重的心理需要。专注地聆听,带给对方的信息就是“你是个值得我关注的人,我很重视你”,这是建立和谐的人际关系,保证人际沟通顺利进行的重要手段。

3.促使对方讲得更多

聆听不等于不说话,听的过程中要积极思考和分析,并且有技巧地提问,才能引发对方表达的欲望,而且良好的聆听技巧,可以使对方受到鼓励,促使他讲得更多,谈得更深入、更全面。如果面对的是个默不作声、心不在焉的听众,谈话者绝对没有兴致再说下去。

(二)聆听的内容

一个人的谈话除了语言本身之外,还包括一些非语言性的信息,如言外之意、语调、表情、姿势等。一个善于聆听的人,不仅要学会怎么听,还要懂得听什么,即在听到的话语中提取有用的信息,最大限度地利用资料,实现有效聆听。

1.语言

语言是沟通中最显露、最直接的成分,也是聆听的主要内容之一。面对大量的语言信息,聆听的关键任务是抓住重点内容。一般来说,重点的内容会被谈话者多次重复,以示强调。比如,一位患者交谈中多次提及手术费用,与之交谈的护理人员就应该听出他是想讨论这方面的问题。

2.言外之意

有的是出于礼貌,有的是为了避免尴尬,有的是想先试探一下,人们有时会把真正的意图先隐藏起来,而用另一种比较婉转的方法来表达。护理人员要学会听出对方的弦外之音、言外之意,特别是个性比较内向,或者社会历练比较丰富的患者,与之交谈往往要领悟其话中之话。

3.语调

同样一句话,用不同的语调表达,会收到截然不同的效果,所以在聆听过程中,除了接受语言信息之外,还要留意其语调所表达的含义。往往语调与说话者的情绪密切相关,情绪低落的人语调低沉缓慢,情绪高涨者语速快、调子高。护患沟通中,护理人员要善于从语调中判断患者的情绪。

4.表情

面部表情虽然不是直接由耳朵听出来,却是聆听中的一个关键要素。对于聆听到的内容一定要结合说话者的表情,才能准确判断对方所表达的信息。例如:紧蹙的眉头表示不满、不解或者高度关注;皱鼻子代表厌恶或者遇到麻烦;嘴角上翘的抿嘴代表赞同或者下定决心;嘴角向下代表不赞同或者犹豫不决;眉毛上扬、睁大双眼、张大嘴巴代表了惊讶。

5.姿势

身体姿势也是一种常用的非语言表达方式,它主要通过身体的状态或者动作来反映人的内心活动。人在说话过程中总会无意识地呈现出各种身体状态或做出各种动作,这些往往是说话者自己没有留意到的,因而不带掩饰性,所以身体姿势所表达的信息可能比语言本身能更真实地反映说话者的意图。

例如:双臂在胸前交叉是一种防御性很强的姿势,代表不愿意与对方太过接近或不想继续进行沟通;身体向前倾,代表谈话者希望对方能留意他所谈的内容;突然从松垮的姿势坐正起来,代表已下定决心或正要改变主意。

（三）聆听的技巧

护理人员工作繁忙,不可能与每个患者作长时间的交流,或听患者长篇大论的诉说,良好有效的聆听技巧可以帮助护理人员快速、准确地获取信息。

1.良好的护患关系为基础

一个人是不会与自己所不喜欢的人作深入的沟通的。患者是否愿意对护理人员表达更多的信息,取决于其对护理人员的信任度。和谐的护患关系能促进沟通的顺利进行,所以护理人员想听取更多的信息,前提条件就是要和患者建立良好的护患关系,让自己成为患者喜欢的人或愿意倾诉的对象。

(1)高尚的职业道德和精湛的专业技术:护理人员首先要具备高尚的职业道德,本着以患者为中心的服务理念,急患者之所急,想患者之所想;同时具有精湛的专业技术,以熟练、准确、轻柔的护理操作,减轻患者的病痛。优质的护理服务会让患者产生安全感和信任感,愿意去接近并信赖护理人员,向护理人员倾诉,这样就能收集到更多的信息。

(2)尊重患者:应尊重患者的人格尊严,以真诚、热情、友善的态度对待每一位患者,使患者感到温暖和亲切。护理人员对患者的尊重,对鼓励患者准确地表达各种信息、积极地进行护患沟通非常有帮助;相反,得不到尊重的患者,肯定不愿意再去护理人员那里碰钉子,不愿继续进行交流。因此,尊重是沟通的必要条件,是聆听前的准备。

(3)了解患者的心理特点:由于病痛的折磨,患者的身体和心理都承受着巨大的痛苦,因此带来一系列的心理变化,常见的情绪反应有恐惧、焦虑、抑郁、愤怒、情感脆弱等。护理人员要善于观察并分析患者的心理特点,要予以理解并宽容对待。只有充分了解患者的心理特点,才能准确掌握其表达的真正含义,才能做到有效的聆听。

2.有技巧的提问

提问可引发对方谈话的欲望,并把谈话引导到你需要的话题上去。

(1)开放式的提问:开放式的提问是一种不提供选择答案,需要回答者自主发挥、自行准备答案的提问。在交谈的开始或者广泛收集资料的时候,最适宜采用开放式的提问。例如:"你这么说是什么意思?""你现在觉得怎么样?""为什么不下床走走?""感觉如何?""哪里不舒服?"开放式的提问的优点是不限制思路,可以让对方畅所欲言,更完整地表达自己的感受、想法或意见,使聆听者更全面地掌握信息。

(2)封闭式的提问:封闭式提问是一种限制了回答的范围或提供选择答案的提问。在会谈的中期或晚期,或者收集具体的针对性的资料时,常用封闭式的提问。例如:"昨晚还有没有咳嗽?""你的意思是想尽早进行手术,是吗?""咳出的痰带血吗?""今天还疼不疼?"封闭式的提问的优点是对一些具体性的问题可以迅速了解情况,节省时间,提高效率。

3.关注对方

沟通是一个互动的过程,一方在说,一方在听。为了听到更多有用的信息,就必须鼓励对方说得更多,而关注就是一个很好的鼓励手段。关注本身是一种态度,可以通过以下形式来实现。

(1)全神贯注:护士与患者交谈时,应集中精力、专注聆听,不做与聆听无关的动作,使对方感受到聆听者的重视。在聆听的过程中,聆听者尽量采取放松、舒适的姿势,表情亲切自然,与患者保持适当的距离,并用目光适时与患者交流。切忌东张西望、不停看表、随意摆弄饰物或不断变换姿势,这些表情或动作,都会显示出聆听者心不在焉、不以为然或急躁、不耐烦的心理,影响谈话者的兴趣和信心。

(2)及时反馈:护士聆听患者讲话时应适时应答,积极反应,只有这样,才可表明你正在认真聆听他们的讲话,帮助他们更清晰地表达自己的感受。同时,也表明你对患者的关注。如患者述说患病经过时,护士可适时地提问,"您做了哪些检查?""能说得详细点吗?""您说得很有道理!"或用"嗯"、"哦"、"这样啊"等简单的话语进行互动,使患者觉得你在认真聆听他的介绍,对他所讲的内容很感兴趣,他会提供更多有价值的信息给你,从而有利于做出护理决策。

(3)适当的肯定:在交谈过程中:如果谈话的一方受到对方的肯定,那么他就会乐意继续说下去而且会谈得更深入、更全面;如果对方是持否定态度,那么谈话者就可能不愿意说下去了。所以,在非辩论的情况下,想要更好、更多地收集信息,达到有效的聆听,就要适当地给予肯定的表示。最常用于表达肯定的方式是点头、抿嘴和微笑,一般还要配合目光的交流同步进行。

(4)复述:这里的复述是指一般在某个内容的谈话即将结束时,或者谈及某些重要话题时,重复对方的话语。复述有两个作用:一是与对方确认谈话的内容,澄清双方的理解是否一致;二是表示已获取了对方所表达的信息,并强调其重要性。护理人员在聆听患者的述说时,对涉及与病情有关的陈述时,一般要进行复述。

(5)注重礼节:护士在听患者讲话时,如随意打断对方的讲话,会中断其思路,显得很不礼貌,如确实需要打断对方讲话时,应先向对方表示歉意,并说明这样做的理由。如"对不起! 能打断一下吗? 您刚才说头痛,能不能说得具体一点"。不急于判断或评价患者阐述的内容,如"你病情加重了,肯定是昨晚没服药"或"谁叫你不听医生的话"等,这样会使患者失去继续讲下去的欲望,不愿继续述说。

(四)影响聆听的因素

1.缺乏兴趣

很多谈话内容,患者以为很有必要,而护士并不如此认为,这种认识上的差异,使护士被动聆听,参与不够,反馈不及时,影响患者的谈话兴趣。因此,护士与患者沟通时,即使患者所讲的内容枯燥乏味,但为了获取有价值的信息,也必须提起兴趣,认真聆听。

2.心理障碍

护士由于精神紧张、焦虑、恐惧、疲乏或有心事不能全身心地投入到与患者的交谈中,对患者传达的信息关注不够,也影响沟通效果。

3.性格因素

在交谈时,有的人习惯于先说或不停地说,而很少能静下心听别人说,这是一种很不好的习惯。还有的人由于缺乏自信,交谈时始终处于紧张、惶恐之中,从而影响聆听的效果。

4.其他

由于听觉、语言等方面的问题,如患者说话声音太小,表达含混不清或谈话中方言、土话使用较多,也会影响聆听的效果。

二、说服

说服就是要使自己的想法变成他人的行动。说服工作是护理工作的重要组成部分。患者由于缺乏疾病知识,不了解药物性能,担心预后不良等,会出现紧张、焦虑等心理问题,甚至不配合治疗,要解决这些问题,就需要通过说服工作去完成。

(一)说服前的准备

1.了解说服对象

说服对象的个性、知识层次、文化程度不同,在接受他人意见的态度上是不一样的。同样的说服对于不同的对象,效果往往是大相径庭。所以,在进行说服之前应先了解谈话对象的特点,从而选择不同的说服方法。护理人员如何了解说服对象呢?最常用的方法就是观察,通过观察对方的言谈举止、行为表现、情绪反应,分析判断他的个性特点,进一步有意识地交谈。另外,还可通过对他人进行了解,如咨询其家属或其他医护人员。

2.良好的护患关系

要让对方信服你,并接受你的意见,前提是双方必须有一定的沟通基础。因此,护士想取得患者的配合,首先必须主动与之建立良好的护患关系,并以亲切诚恳的态度和娴熟的专业技术获取患者的信任。另外,在临床中还常见患者因为疾病的痛楚而产生心理上的异常,有的人因此而对医护人员产生抗拒和抵触。所以,护士一定要及时了解患者心理,化解矛盾,避免冲突。

3.选择适当的说服环境

涉及个人隐私的对话,或者说服内容比较重要时,最好选择在安静的不受干扰的地方进行,比如没有第三者在场的病房或护士站。如果说服的内容是众所周知的事实,则可以在公开场合进行,并适当地利用舆论的力量。另外:舒适、令人放松的环境会让被劝者心情愉悦,比较容易说服成功;嘈杂、局促的环境会令被劝者情绪紧张、思维受限,说服的效果往往较差。

4.选择恰当的说服时机

时机的选择十分重要,要注意避免在干扰较多的氛围中进行说服,要避免在被说服对象情绪反常的时候进行说服。应该选择在说服对象心情舒畅、精神状态良好的时机进行说服。这时他们的头脑清醒、思维活动正常,容易听进劝说者的分析,进行自我调整。如果被劝者情绪激动,意识不清楚,或者精神状态差,则很难听进他人的劝解并进行有效的思考,更不可能作出调整和改变。有学者研究发现在上午 10 点钟的时候,人的积极性、热情上升,并将一直持续到午饭时分,所以是一个比较好的说服时段。

5.调整说服的期望值

说服是一门考验耐心的学问,说服者要先有心理准备,调整对说服的期望值,要认识到不是所有的说服都能一次就成功的。有时由于说服方法不当,或者对方自身心理因素的影响,说服变得很困难,这时就需要进行反复多次、不同角度、各种形式的尝试。

(二)说服的导入

不是所有的说服对象都适宜开门见山的谈话方式,也不是所有的话题都可以采用单刀直入的说服方法,在进行说服时,往往需要进行适当的引入。

1.寻找共同话题作为切入点

如果交谈双方有共同的特点或者具有类似的经验,可以拉近双方的心理距离,说服的成功率会大大提升,所以说服者要善于寻找双方的共同语言或者相似点,如以"我见过和你一样的患者"、"我有个熟人也有类似情况"等话语作为切入点,能让对方产生共鸣,而更容易接受说服的信息。

2.进行适当的铺垫

适当的铺垫可以让对方对谈话的内容有足够的心理准备。通常可用对方所熟知的事例引出话题,或者用众所周知的事实作为引论。铺垫不宜过长,还要注意有的放矢,而非夸夸其谈、不着边际。

(三)有效说服的方法

每个人都有自尊的需要,要说服他人,必须先尊重他人,不得随意批评。说服患者时,应先了解患者的意见和要求,找出不合作的原因,然后才能"对症下药",平等待之并处处维护其尊严。常见的方法主要有以下几种。

1.直言点拨法

说服有时可以直言点拨,但要注意分寸。这种方式效率高,节奏快,稍加点拨,对方就能心领神会。

2.以理服人法

这种方法就是摆事实,讲道理。具体来讲,就是在说服患者之前,先要明确改变对方的什么观点、态度,然后找出与这种观点、态度相违背的事实,再用对方又不得不承认的事实来发问,最后,被说服者发现自己处于一种两难中,要么否定自己的观点、态度,要么否定事实,既然事实无法否定,就只能改变自己原来的观点。

3.循序渐进法

首先说服患者接受一个较小的要求,实现后再提出大的要求,这种方法容易被患者接受,效果往往不错。如妻子要求每天吸两包烟的丈夫戒烟,一下戒掉是不太可能的,不妨先劝丈夫每天吸一包,然后再劝他吸半包,最后就可能完全戒掉。

4.迂回诱导法

在说服中,常常会遇到固执己见的患者,对他们如果开门见山地劝说,往往会碰钉子,这时,就可以应用此法,先将对方的注意力从敏感的话题上引开,这样可以避免陷入僵局,使对方不产生抵触。

5.以退为进法

说服并不意味着完全否认对方,适当的退让和肯定对方的观点,对方会觉得你通情达理,也就愿意接受你的观点,达到说服的目的。如要说服一个不愿意参加锻炼的人坚持锻炼,他会说工作太忙,抽不出时间,这时你首先承认对方工作确实挺紧张,然后告诉对方,通过锻炼,增强了体质,调节了大脑,工作效率自然提高。

(四)说服中的技巧

1.态度真诚

不管说服的对象是谁,说服者都要本着真诚的态度与之交谈。真诚意味着发自内心地为对方着想,设身处地地为对方考虑,摒弃个人偏见。真诚的说服能让人如沐春风,感到舒适与温暖,愿意主动接受说服。在护患沟通中,真诚的说服,亲切和蔼的态度,还能化解护理过程中的矛盾和冲突,消除误会,使护理人员在患者心目中树立可亲可信而又权威的形象,增强患者对护理人员的信任感。

真诚还体现在说话的口气上,说服者的态度要亲切和蔼,一般人是不会或者不好意思拒绝与态度和气的人进行交谈的,切忌使用生硬粗暴的态度。如想劝患者不要吸烟时,不管你本身是多么讨厌吸烟的行为,也不能带着厌恶的态度,而应和颜悦色地进行规劝。

2.晓之以理、以理服人

任何形式的说服只有符合客观规律才能让人信服,所以说服者一定要把其中的道理讲透彻,才能做到以理服人。在说服患者接受治疗时:一定要详细介绍治疗的目的、方法、程序、注意事项等,讲清楚治疗的科学依据和不接受治疗可能引发的后果,以科学道理引导患者的判断;同时还要善用准确的论据来印证观点,做到有理有据。可以引用的论据有临床上的科学数据、其他患者的事例等。

3.站在对方的立场上

说服者要学会站在对方的立场上思考,从对方的角度看问题,以对方的需要作为说服的出发点,让对方感到自己是被理解、受尊重的。在护患沟通中,常有患者因缺乏医学知识,不理解检查和治疗的意义,而对医护人员有怨言。这时,护士更应从对方的立场出发,了解他所担心和关心的是什么,调整说服的策略以符合对方的需要。

4.留给对方思考的空间

说服时,就算很有道理,也无须咄咄逼人,非要对方马上接受不可,而应留给对方思考的余地,让他有时间去感受和消化你的说服。还要注意,不要给对方太大的压力,不要总以教训的口气去促使他人改变,更不要去指责对方的无知或错误,而是用建议的口吻引导对方认识问题、发现问题,让对方自愿做出调整。

第二节　赞美与批评礼仪

在沟通过程中,对他人的态度可以分为肯定与否定两种,对于肯定和认同的人,我们通常给予赞美,对于否定与反对的人,我们则给予批评。在护理工作中:恰当地运用赞美,可使患者心情愉快,增强与疾病做斗争的信心;巧妙地运用批评,既可使患者受到教育,又不会伤害彼此之间的感情;艺术地使用赞美和批评,能够协调护理工作中的各种人际关系,促进和谐。

一、赞美

赞美是指对他人的行为或品质的高度认同与肯定,并以称赞、表扬的形式表达出来。通过被赞美,人们的自我价值得到肯定,自我评价得以提升,自尊的需要得到满足,自信心也得到增强。

(一)赞美的意义

1.激励作用

使一个人发挥最大能力的方法是赞美和鼓励,因为每个人都有实现个人价值的欲望。恰当的赞美能激发人的上进心、荣誉感,增强人的自信心与成就感;赞美是促使一个人向上的催化剂,也是挖掘一个人内在潜力的最佳良方。因为,当一个人受到赞美时,他就会强化自己这方面的美德,更加努力地去做。如:赞美患者坚强,他就会更加坚强;赞美患者乐观,他就会更加开朗。

2.协调关系

赞美可以缩短人际间的距离,使彼此之间更加亲近。巧妙地应用赞美,也可以消除人与人之间的隔阂与摩擦。在护理工作中,护士要通过细心的观察,注意发现患者的优点,并及时给予赞美,这样不仅可以鼓励患者,还可以促进护患关系的融洽。如你可以这样对患者说:"你恢复得真快,这与你坚持功能锻炼是密不可分的!""大娘,您真有福气,子女对您真孝顺!"

3.培养乐观

赞美他人要善于发现别人的优点,发现人世间一切美好的东西,并以乐观、欣赏的态度面对人生,对生活充满信心。一个经常赞美他人的人,一定是一个尊重他人、胸襟开阔、快乐自信之人。他不会总用挑剔的眼光看待周围的人和事,处处发现别人的缺点,而总让自己陷入失望和痛苦中。

4.完善自我

一个人取得的成绩、进步,总希望得到社会的认可,在心理上得到满足,赞美就是一种最直接、最有效的肯定方式。赞美他人不仅可以激发他人奋发向上,也能够促进自身进一步完善。当我们不善于发现别人的长处或者不善于恰到好处地给予别人赞美时,我们常常是封闭且自满自足的。当我们需要提高自己的赞美意识和技巧时,我们就必须打开自己的心灵,用心观察、主动地寻找他人身上的优点和长处。当我们说出别人的闪光点时,这种积极影响也会使我们自己更加充实与圆满。

(二)赞美的内容

1.真实的内容

赞美要真诚、不虚假、恰如其分,赞美的内容必须是对方确实具有的品质或特点,否则会让人感到言不由衷,甚至怀疑你赞美的动机。如对着一个精神不振的患者,称赞他说:"你今天的气色真好。"这就会让他感到莫名其妙,不知你是什么意思。不如说:"今天的脸色没有昨天那么苍白,是不是感觉好一点了呢?"赞美他人要有"度",适可而止,不可过于夸张,否则就显得太虚伪了。

2.具体化的内容

赞美的内容必须具体化,要具体点出对方值得称赞的事情,而不使用空洞虚幻的辞藻。如要表扬一个儿童患者,与其说"你真棒!"还不如说"你刚才打针时只哭了一下,有进步,说明你越来越勇敢了。"因为过分空泛的表扬也会让小孩感到迷惑——究竟是因为什么表扬我,我是哪方面做得好呢?

3.赞美对方最在意的事情

赞美他人时,一定要选择他最关心、最在意的事情,否则达不到积极的效果。如夸一位老大爷身体硬朗就比夸一个年轻人体质好更能鼓舞人心。只有谈及对方最关注的事情,才能引起他的共鸣,这样的赞美才最具效果。

（三）赞美的方法

赞美以明确、具体的语言,直截了当地赞美对方的行为、能力、外表等。可配合运用语言或眼神、表情、姿势等非语言行为,向对方暗示自己对他的赞赏与尊重。赞美别人有助于发扬被赞美者的美德和推动彼此友谊健康地发展,但赞美时不掌握一定的赞美技巧,也会好事变坏事。赞美前我们要掌握以下技巧。

1.因人而异

人的素质有高低之分,年龄有长幼之别。有特点的赞美比一般化的赞美能收到更好的效果。如:同老年患者交谈时,可多称赞他引以为自豪的过去来提高他面对病魔的勇气;对年轻患者不妨语气稍为夸张地赞美他的创造才能和开拓精神来树立他战胜疾病的信心等。当然,这一切要依据事实,切不可虚夸。

2.情真意切

虽然人们都喜欢听赞美的话,但能引起对方好感的只能是那些基于事实、发自内心的赞美。若无根无据、虚情假意地赞美对方,会招致他人反感。真诚的赞美才会使被赞美者产生心理上的愉悦。

3.翔实具体

在日常生活中,人们有显著成绩的时候并不多见。因此,交往中应从具体的事件入手,善于发现别人最微小的长处,并不失时机地予以赞美。赞美用语愈翔实具体,说明赞美者对对方愈了解,对他的长处和成绩愈看重。让对方感到赞美者的真挚、亲切和可信。

4.合乎时宜

赞美的效果在于相机行事,真正做到"美酒饮到微醉后,好花看到半开时"。

5.雪中送炭

最需要赞美的不是那些早已功成名就的人,而是那些因长期患病而产生自卑感或身处逆境的人。他们平时很难听到一声赞美的话语,一旦被人当众真诚地赞美,便有可能振作精神。因此,最有实效的赞美不是"锦上添花",而是"雪中送炭"。此外,恰到好处的体态语言的应用,如给患者投以赞许的目光、做一个夸奖的手势、送一个友好的微笑也能收到意想不到的效果。

6.赞美时机

赞美他人一定要及时,如果一出现好行为就马上表扬的话,对方可能会越做越好,如看到一个一直不愿下床活动的患者开始有所改变,肯坐到床边晃动双腿时,要及时表扬他说:"做得好,下床活动对身体的恢复很有帮助。"听到这话,往往会促使患者作出进一步的行动。

在对方表现出得意时及时赞美。如一位外科手术后的患者向你展示他手臂力量的恢复情况时,要适时鼓励他"不错,有进步"。或者选择在你一发现对方有值得赞美的地方的时候及时给予赞美,因为这个时候你的感受是最真实的,感触也是最深的,一定要及时把它表达出来。

(四)赞美的误区

著名作家马克·吐温说过:"一句美好的赞语可以使他人多活两个月。"也有人说:"赞美之于人心,如阳光之于万物。"但是,赞美应有度,否则会适得其反。赞美时应避免以下误区。

1.阿谀奉承

赞美应实事求是,有理有据,切忌编造事实,牵强附会,或张冠李戴,刻意吹捧,给人以缺乏真诚、阿谀奉承之嫌。卡耐基曾说过:"赞美最细小的进步,而且是每一次的进步。要诚恳地认同和慷慨地赞美。"所以,护士赞美患者时,应以事实为基础,认真观察,细心留意,真心实意地发掘患者病情的每一点变化,并及时给予赞美和肯定,以激发患者战胜疾病的信心和勇气。如护士对患者说:"你昨晚睡得不错吧,今天看起来精神好多了""最近,你水肿消退多了""谢谢你的理解"等,会让患者感觉自己很受护士关注与重视,从而更加信任护士,并积极地配合治疗与护理。

2.虚情假意

每个人,都渴望被赏识和认可,而且会不惜一切得到它,但是没有人会喜欢缺乏诚意、随意敷衍的赞美。只有发自内心的真诚质朴的赞美才会引起患者的共鸣,达到预期的效果。任何言不由衷、矫揉造作、虚情假意的赞美不仅不能产生效果,反而影响患者对护士的信任,产生厌烦情绪。

3.方式不当

赞美是一种艺术,成功的赞美过程是一种智力、魅力、活力、感召力和亲和力的综合展示过程,而不是空洞的说教。因此,赞美患者时,应善于抓住机会,找准切入点,因时、因地、因人、因事而选择恰当的赞美方式,真正将赞美的功效发挥到极致。如:一个人春风得意时,你可以赞美他的能力;屡遭挫折时,则要赞美他的毅力;性格内向的人,尽量单独谈心;性格开朗、善于言辞的人,则可灵活、幽默地当众赞美。

4.过多过滥

护理工作中,提倡多赞美,少批评,但赞美要适度,分寸适宜。过多的赞美会让患者产生厌烦情绪而失去赞美的功效;如果赞美过滥,夸大其词,又容易让患者沾沾自喜,忽视自己的病情,不注意休息,最终可导致病情加重。

二、批评

批评代表对他人的某些行为或品质持否定态度,目的是希望对方能够认识问题,并作出改正,达到自我提升的目的。在护理工作中,合理的批评有助于患者更好地配合治疗和护理,同时,也有助于医院规章制度的维护。如果批评运用不当,特别是过多的批评,将会伤害患者的自尊心,打击其自信心,从而丧失对疾病康复的信心,护患之间也容易出现隔阂,甚至发生冲突。因此,如何批评、何时批评都是一门学问,要好好地把握,才能使批评达到预期的效果。

(一)批评的形式

1.当面批评

最常见的批评形式就是口头批评,通过语言直接将自己的观点表达出来,指出对方的错误,并提出希望。这种做法的优点是直截了当,信息传递迅速,但是,这种面对面的提意见方式有时会让人感到难堪,尤其是性格内向,或者心理承受能力较差的人,他们往往难以接受当面的批评。

2.间接批评

有时不一定要直接把批评的内容说出来,可以通过其他形式,如沉默不语、严肃的表情、不予理睬等来表达对对方的否定。这样做的好处是既表达了批评的态度,又不会伤害他人的自尊心。例如:老师上课发现有学生违反纪律,便停止讲课,以沉默来提醒犯错的同学,或者用严肃的表情看着他,使之有所警觉;护士长发现护士操作不规范,便不出声地走过去亲自演示。

3.利用其他媒介

可以将你的意见、想法等写成留言条,或者通过短信、网络等平台与之交流。少了面对面交谈的尴尬,这样的沟通更加顺畅、更深入,对方也会更容易接受你的批评。

(二)批评的内容

1.真实

一定要在了解清楚情况的基础上进行批评,批评的内容只有真实才有说服力,否则单凭自己的主观臆断而批评对方,既达不到促使其进步的效果,又伤害了彼此的感情。因此,批评的内容一定必须有足够的根据。为了解真相,除了客观调查之外,还应该听听对方的想法和意见,要让对方有说话的余地,要多方面了解情况,并学会客观地思考和分析。

2.一个错误只批评一次

对同样的错误,只说一次就够了,不要重复。重复不仅不能增加批评的效果,还可能产生反作用,使对方感到厌烦而产生抗拒的心态。还要注意,不要翻出陈年旧账,不要在一次批评中重复讲对方以前的错误,这样容易让人抓不住重点,往往削弱了主要问题的批评效果。

3.具体化

和赞美他人一样,对他人的批评也要具体化,不可简单笼统地批评。如对一位在病房里喧闹的患者家属,不要简单地说"你不能这样",而是说"请不要在病房里大声喧闹",让他明确知道自己的错误,这样做批评的效果才明显。

4.适度

批评要把握好度,不宜过于激烈,点到即止,尤其是对于初次犯错的人,要让对方有思考的空间和自我反省的时间。不宜随便把批评的内容提升到某一高度,如纪律性、组织性、人品等。如不要因为一个人某次在公共场合大声嚷嚷就把问题提升到个人素质上去。也不要随便给他人"贴标签",如因为个别小事而断定某人"没教养"。这种简单的分类容易对被批评者造成伤害,也影响彼此的人际关系。

(三)批评的方法

1.情理交融法

批评要动之以情,晓之以理,措辞委婉,谆谆告诫,这样既能使人受到教育,又能看到自己缺点的严重性与危害性,从而增强改正错误的自觉性与自信心。进行严肃批评时必须把握好分寸,既要本着爱护、不伤害对方的原则,又要考虑措辞得当,不超出对方的心理承受能力。切忌冷嘲热讽和尖酸刻薄。

2.甜言婉批法

批评的语言本身就是一把利器,可能会伤害到他人,所以一定要小心使用,要从态度、表情、语气等方面让对方感受到你的批评是为他着想,希望他进步的。批评时切忌态度粗暴、恶语伤人,否则不但不能达到批评的目的,还会激化彼此的矛盾,使得问题复杂化。

3.善后沟通法

批评后要选择恰当的时机,及时和被批评者交换意见,询问你的批评是否与事实相符,并一起分析产生这些错误或缺点的原因、危害性及其改正和克服的方法。批评后的谈话恰似锦上添花,可使双方的关系变得更加和谐融洽,也能使对方从被批评后的不良心态中迅速调整过来;否则,会使双方产生矛盾、隔阂甚至怨恨。

4.欲进先退法

被批评者情绪激动时,往往逆反心理和对立情绪都十分强烈,如顶撞医务人员,拒绝治疗和护理,此时如果去批评教育他,无疑是火上浇油,双方很容易发生矛盾和冲突,从而不利于问题的解决。所以,护士在密切关注事态发展的同时,先将事情缓一缓,给患者充分的时间自我反省、自我剖析、调整情绪,待时机成熟,再对患者动之以情,晓之以理,效果会更加显著。

(四)批评的礼仪

批评双方各代表着正确与错误,是相互对立、相互矛盾的双方。作为处于主动一方的批评者,应最大限度地消除这种对立和矛盾,所以,在批评别人时应注意以下礼仪。

1.把握时机、场合与控制情绪

对他人进行劝导、帮助和批评时,应根据不同的对象、时间、地点和场合,采取灵活的批评方式和批评方法。准备批评他人时应考虑对方是否具备接受批评的心境,一般情况下,应该从以下几个方面考虑批评的时机与场合。①尽量避免当众批评:可以在小范围内批评的,就绝不能在大范围内批评。②批评要及时:多用启发性语言,少用评判口气;不说过头话,讲究语言艺术。③在双方情绪冷静时批评:批评时还应就事论事,不要无限扩展。批评时避免掺杂个人感情,自始至终保持冷静态度,控制好自己的情绪,才能进行行之有效的批评。

2.从称赞与真诚的欣赏开始

心理学家研究发现,人们接受批评的一个重要心理障碍是担心被他人批评之后,自己会很丢面子,而打消这种疑虑最佳方法就是先赞美,后批评。被批评者会感觉批评者并非全盘否定自己,说明批评者是善意的、全面的,自己没有理由不接受。批评别人时,一定要以诚相待,与人为善。无论任何人,对于别人的批评和劝告,往往由于自尊心的缘故难以接受。如果批评者再带有个人偏见或从感情出发,运用挖苦、质问、指责等话语,就会伤害对方,激起对方的反感,甚至促使对方固执己见或对立反抗。因此,批评时一定要真诚地为对方着想,让对方确信:你是真正为他好,你这样做是在帮助他,而不是故意干涉和挑剔他。

3.用暗示含蓄表达否定态度

暗示是一种间接指出他人错误的方法。在很多情况下我们不必直截了当地告诉别人哪里做错了,而是可以通过某种暗示使他人意识到自己的问题并且自行矫正。暗示批评法既顾全了他人的面子,又启发了他人的自觉行为,是一种非常有效的方法。

4.用激励和教育的方法批评

很多时候有很多人对自己的缺点、错误是清楚的,他们缺少的不是自知,而是如何才能改进自己的缺点或者是自己能做的更好的信心。对这样的人,我们最好使用激励和教育的方法,帮助其分析错误的根源、危害以及改正、克服的方法。

第三节　宴请礼仪

宴请是为了表示欢迎、答谢、祝贺、喜庆等举行的餐饮活动,以增进友谊和融洽气氛,是交往中最常见的交际活动形式。常见的形式有宴会、招待会、茶会、工作进餐等。宴请的形式多样,礼仪繁多,在这里只介绍一般日常社交场合中的宴请。

一、宴请准备礼仪

宴请是一种社交性活动,是对宾客的一种礼遇,必须按规定礼仪的要求进行准备。

1.确定宴请对象、范围、规格

宴请的目的一般很明确,如节庆日聚会、贵宾来访、工作交流、结婚祝寿等。根据不同目的来决定宴请的对象和范围,并列出客人名单。在确定邀请对象时应考虑到客人之间的关系,以免出现不快和尴尬的局面。宴请规格的确定一般应考虑出席者的身份、人数、目的、主宾情况等因素。规格过低,会显得失礼、不尊重;规格过高,则易造成浪费。

2.确定宴请的时间、地点

宴请的时间和地点应根据宴请的目的和主宾的情况而定,一般来说,宴请的时间安排应以双方都较为合适的时间为宜,尽量为客人方便着想,避免与工作、生活安排发生冲突,通常安排在晚上 6～8 点。在时间的选择上还不宜安排在对方的重大节日、重要活动之际或有禁忌的日子和时间,例如,欧美人忌讳"13",日本人忌讳"4"、"9",宴请时间尽量避开以上数字的时日。宴请的地点也应视交通、宴会规格和主宾的情况而定,如是官方隆重的宴请活动,一般安排在政府议会大厦或客人下榻的宾馆酒店内举行;企事业单位的宴请,有条件的可在本单位的饭店或附近的酒店进行。

3.邀请

邀请的形式有两种,一是口头的,一是书面的。书面邀请通常采用发"请帖"的形式,书面邀请时应注意以下礼仪。

(1)掌握好发送时间:一般以提前 3～7 天为宜。过早,客人可能会因日期长久而遗忘;太迟,客人可能另有安排不能参加。

(2)发请柬的方法:请帖上面应写明宴请的目的、名义、时间、地点等,然后发送给客人。请帖发出后,应及时落实出席情况,作好记录,以安排并调整席位。

4.席位安排礼仪

中餐宴会往往采用圆桌布置,通常 8～12 人为一桌。如果有两桌或两桌以上安排宴请时,排列桌次应以"面门为上,以近为大,居中为尊,以右为尊"为原则,其他桌次按照离主桌"近为主、远为次,右为主、左为次"的原则安排。

5.宴请程序

迎客时,主人一般在门口迎接。官方活动除主人外,还有少数其他主要官员陪同主人排列成行迎宾,通常称为迎宾线,与宾客握手后,由工作人员引入宴会厅。主宾抵达后由主人陪同主宾进入宴会厅,全体宾客入席,宴会开始。

二、赴宴的礼仪

宾客参加宴会,无论是代表组织,还是以个人身份出席,从入宴到告辞都应注重礼节规范。这既体现了个人素质与修养,又反映了对主人的尊重。

1.认真准备

接到邀请,能否出席应尽早答复对方,以便主人做出安排。万一遇到特殊情况不能出席时,要尽早向主人解释、表示歉意。出席宴会之前,一般应梳洗打扮。女士要化妆,男士梳理头发并剃须。衣着要求整洁、大方、美观,这给宴会增添了隆重热烈的气氛。如果参加家庭宴会,可给女主人准备一份礼品,在宴会开始之前送给主人。礼品价值不一定很高,但要有意义。

2.按时抵达

按时出席宴会是最基本的礼貌。出席宴请活动,抵达的迟早、逗留时间的长短,在一定程度上反映了对主人的尊重,应根据活动的性质和当地习俗掌握。迟到、早退、逗留时间过短,都被视为失礼或有意冷落。出席宴会要正点或提前五分钟抵达。出席酒会可以在请柬注明的时间内到达。

3.礼貌入座

应邀出席宴会活动,应听从主人的安排,入座时注意桌上坐席卡是否写有自己的名字,不可随意入座。如邻座是长者或女士,应主动协助,帮助他们先坐下。入座后坐姿要端正,双脚应踏在本人座位下,不可随意伸出,影响他人。不可玩弄桌上的酒杯、碗盘、刀叉、筷子等餐具。

4.注意交谈

坐定后,如已有茶,可轻轻饮用。无论是主人还是宾客或陪客,都应与同桌的人交谈,特别是左邻右座,不可只与几位熟人或一两人交谈。若不相识,可自我介绍。谈话要掌握时机,要视交谈对象而定。不可只顾自己一人夸夸其谈,或谈一些荒诞离奇的事而引入不悦。

5.文雅进餐

宴会开始时,一般是主人先致祝酒词,此时应停止谈话,不可吃东西,注意倾听。致辞完毕,主人示意后,即可开始进餐。进餐时要注意举止文雅,取菜时不可一次过多。吃东西要闭嘴嚼,不可发出声响。嘴里有食物时不可谈话。剔牙时,要用手或餐巾遮口,不可边走动边剔牙。

6.学会祝酒

举杯祝酒时,主人和主宾先碰,人多时可以同时举杯示意,不一定碰杯。祝酒时不可交叉碰杯。在主人和主宾祝酒、致词时应停止进餐,停止交谈。主人和主宾讲话完毕与贵宾席人员碰杯后,往往到其他席敬酒,此时应起立举杯。碰杯时要注视对方,以示敬重友好。

7.告辞致谢

宴会结束后,应向主人表示谢意和告辞,同时也要向其他客人进行道别,若出席人较多,应礼让年长者和女士先走。席间一般不应提前退席,若确实有事需提前退席,应向主人打招呼,对主人的宴请表示致谢后轻轻离去。

第四节　拒绝与表达礼仪

拒绝就是在遇到不合理的要求或者自己的利益受到侵犯时表示不接受,包括不接受对方的观点、礼物、要求等。表达是一种能力,对人际关系的建立和维护非常有益。妥善拒绝对方,清楚明了地阐释自己的观点,是现代护士必备的一项职业能力。

一、拒绝

拒绝是一门学问,那就是要用巧妙而委婉的方式,把由于拒绝而产生的失望与不快降低到最小,使自己从无法答应的困境中解脱出来,让对方比较愉快地接受拒绝。

(一)难以拒绝的原因

心理学家告诉我们:当一个人明确表示拒绝的时候,他的整个身心会处于一种十分紧张的收缩状态,而被拒绝的一方,更会因此而产生紧张和不愉快的情绪。由此可以看出,拒绝对双方都有影响。拒绝,怕伤害别人,招致对方怨恨;不拒绝,又会影响自己今后的工作和生活;再者,经常说"不",也会让人觉得你不近人情,影响今后的人际交往。

拒绝与批评相比,虽然并不意味着他人一定错误,而常常是由于我们的原因无法满足他人,但是拒绝可能会产生与批评同样的结果:使他人自尊心受到伤害,引发矛盾、冲突,甚至拒绝还有可能出现超出批评的不良后果。例如单位领导因为拒绝员工的某项要求而导致恶性事件的发生。之所以会出现这样的后果,是因为拒绝不仅仅可能伤害对方的自尊,同时也可能使对方的某一现实要求不能得到实现。这种双重的挫折往往比批评(只是损害自尊)更加令人难以承受。因此,我们往往在需要拒绝的事情面前感到左右为难。

其一,担心影响双方的关系,尤其对亲朋好友的请托,推辞的话语更加说不出口,行动上亦不得不努力而为之,一些人犯错误甚至违反法律就是这种心理作祟的结果。

其二,害怕得罪他人,这主要表现在不敢发表不同意见,因为害怕对方产生不满或者记恨,索性也不表达自己的不同看法了。

其三,不好意思拒绝,因为对方过于周到、热情等原因,使我们感到某种于心不忍,例如在商场购物,因为导购小姐的热情服务使我们感到"盛情难却"等。

总之,阻碍我们拒绝的核心因素是怕伤害他人的自尊和情感,但在许多场合说"不"却是必要的。那么,有没有办法使我们既可以顺利地拒绝对方又能维护好原有的关系呢?答案是肯定的。应该说,拒绝并不意味着人际链条的中断,相反,它应该成为进一步交往的契机,至少也保留在原来的沟通水平上而不会后退。要做到这一点,就必须掌握拒绝的方法。

(二)拒绝的方法

1.含蓄拒绝法

这种拒绝法不是就事论事,直接拒绝,而是通过顾左右而言他的方法间接地、巧妙地、委婉地加以拒绝。这种拒绝法特别适用于有人为某事向你求情而你在原则上又不能答应的情况。

2.先退后进拒绝法

不把自己的反对意见说出来,相反,先退一步,表示同意对方的看法,然后再针对对方所提出的问题,摆出自己不同的看法。这种方法特别适宜欲拒绝权威性人士的意见,又使对方不失体面。

3.强调客观拒绝法

这是一种强调说明主观上我是愿意尽力帮忙的,但是客观上却有许多障碍,确实是爱莫能助,以诸多的客观原因来加以拒绝的方法。

4.诱使对方自我否定拒绝法

如果认为对方要求不合理,又不便向对方提出,在对方提出要求后,不马上正面回答,而是先讲一点理由,再提出一些条件或反问一个问题,诱使对方自我否定,自动放弃原来提出的要求。运用此种拒绝法,必须反应灵敏、机智。

(三)拒绝的原则

1.是非分明

内心要有把标尺,做到明辨是非、坚持原则,凡是违反法律法规、不符合道德伦理规范、违背自己的为人处世原则、有损人格尊严的事情都应拒绝。平时要多观察、勤思考,提高自身的判断力水平,避免出现该拒绝时不拒绝,到头来却无法履行承诺,或者不该拒绝时拒绝了,结果耽误了正事、伤害了感情。

2.以诚相待

要以真诚的态度对待每一位沟通的对象,就算要拒绝他,也必须是态度诚恳。拒绝时宜开诚布公地说出真实情况,诚恳地说明拒绝的理由,并以抱歉的语句,如"实在对不起"、"请您原谅"等表示自己的遗憾,以寻求对方的理解,最大限度地减轻对方因为被拒绝而受到的打击,减缓其敌对情绪。

3.正确的心态

敢于拒绝、懂得拒绝的人才是心理健康的人。合理的拒绝大多能被对方所理解,坦荡的拒绝还有助于减少压力,使自己在人际交往中处于主动地位,所以要保持正确的心态,坚持自己的原则,不受他人的态度左右,正确行使拒绝的权利。

(四)拒绝的技巧

1.说明具体理由

在拒绝他人时,不要只是简单地说"不行"、"不可以",否则对方可能以为你不想帮忙或者对他有意见。而应该把你拒绝的理由,甚至是难处或苦衷告诉对方,如在拒绝患者提出的不符合院规的请求时,可以说:"不行,这样做是违反院规的,我会因此受到处理。"如果陈述的理由合情合理,那么对方即使遭到拒绝而不愉快,也会表示一定程度的理解。

2.语气婉转

婉言拒绝是指在拒绝他人时,用温和的语言来表达拒绝之意。委婉拒绝不容易伤害他人的自尊心。婉转拒绝可以用行动进行暗示,如用看手表的动作来暗示时间不早,不想再聊下去了。婉转拒绝还可以强调拒绝是因为客观原因而非主观意愿,如在拒绝邀请时可以这么说:"谢谢你的邀请,但我最近都在忙着护士节的礼仪活动,实在没有时间。"婉转地表达既能让对方明白,又不会使他感到受伤害。还可以根据实际情况,向对方提出一些有效建议,或用另一种替代的方法去帮助他。如在拒绝他人要求帮忙的请求时说:"这个问题我不清楚,不过我可以帮你问问医生"或"虽然这事我帮不了你,但以后你有其他什么困难还可以来找我,我会尽力的。"

3.适当的幽默感

幽默本身是一种轻松有趣的表达方式,且颇具感染力。拒绝可能会给对方带来负面情绪,但是如果能够在拒绝时使用一点幽默,用轻松诙谐的话语或者生动有趣的比喻,可以避免正面刺激对方,使对方放松心情,化解敌对情绪,从而就容易理解拒绝者的立场。

4.因人而异

在拒绝方法上,要做到因人而异,对不同个性的人要用不同方式对待。如:性格开朗、心胸开阔的人宜及早地表示拒绝及说明拒绝的理由,好让他及早另作安排;面对心理承受能力差或对拒绝毫无思想准备的人时,宜使用暗示的办法,让他有一定的心理准备,再采用委婉的方式告知。

二、表达

表达就是通过文字、语言或者表情、动作等形式传递信息，展示自己的思想和感情。表达可分为书面表达、口头表达，或者分为语言表达、非语言表达等。学会表达，善于表达，是现代社会成员必备的一项基本素质，也贯穿于护理工作的始终。

（一）护理工作中表达的基本要求

1.态度亲切，热情诚恳

在护理过程中，护士不管是要表达什么，都要保持亲切自然的态度，使患者感到有安全感，以有效地缓解患者紧张、焦虑的情绪，提高护理质量。只有在亲切的态度下表达出来的内容才能给人以真诚可信的感觉，让患者感到可亲可近、值得信赖，让人容易接受。

2.声音柔和，吐字清晰

语言的表达主要是通过声音传递的，如果声音是悦耳的、令人舒适的，那么表达的效果将大大提升。护理人员应该尽量调节自己的声音，使之婉转柔和，不宜过尖、过细、过粗、过低；护士面对的工作对象往往是陌生的人，他们不可能熟悉你的口音，应准确发音，不带口头禅，患者才容易明白、容易理解；语速要合适，不宜过快，尤其对儿童和老年患者，通常需要格外放慢语速，甚至需要多次重复，这样才能使之理解和接受。

3.主题突出，条理清晰

语言表达讲究主题突出，即表达的中心意思要明显，这样才容易为人所理解；表达的层次要清晰，要有严密的逻辑关系，要有严谨的思维习惯和良好的表述能力；表达时尽量言简意赅，减少无意义的重复。

4.科学合理，通俗易懂

表达要讲究科学性，做到准确合理，因此，护理人员应该注意表达的科学性、严谨性和客观性。由于患者大多缺乏相关的医学知识，所以表达时还要尽量避免医学术语，遇到无法替代的专业词汇时要及时讲解、耐心解释。必要时理论联系实际，用实际例子或简单明了的比喻来帮助说明情况，使表达的内容形象生动，往往有事半功倍的效果。

（二）注重表达效果

在表达过程中，护士要不断地核实表达效果，以掌握对方对信息的理解程度，从而不断调整表达方式和表达技巧，力求使对方听清楚，听明白，不会发生误解、曲解或不能理解等情况。常用的核实方法有以下几种。

1.重复

重复是指让对方将护士说话的要点重新说一遍，以帮助护士检查患者是否理解及理解是否准确。重复可以使用原话,也可以将原话用不同的语言表达出来,但意思要相同。如"请你复述一下!""我的意思是……"等。在患者说不下去时,可适当提醒,以缓解患者的情绪。

2.澄清

澄清是指护士将对方话语中不明确、不完整或模棱两可的陈述弄清楚,加以纠正、补充,使其获得更完整、更具体的信息。如"我没听清楚,请您再说清楚一点!""对不起,不是这样的,我说的是……"

3.归纳总结

用简单、概括的方式将表达的内容重述一遍,以核实自己的感觉,可将话题聚焦在关键的问题上,以增加信息的准确性。如护士给一位出院患者做完出院指导后,总结道:"刚才我已经对您回家之后应注意的问题和自我照顾的方法进行了介绍,我感觉到您已经听懂了,一定要记住并按要求做,现在请您简单地把我刚才讲的说一下,看看有无遗漏。"

(三)提高表达能力

在护理工作中,护士良好的表达能力,对正确处理人际关系,顺利完成治疗和护理计划是非常有益的。要想提高表达能力,就必须多读书,多积累,多与人交流,在阅读中丰富,在积累中长进,在交流中学习。

1.提高语言修养

护士的语言修养体现出护士的文化素养和精神风貌.是护士综合素质的外在表现。护士良好的语言修养,是与其文化知识水平、思想道德修养、思维理解及其驾驭语言文字的能力密不可分的。平日里多读、多看报纸杂志、名家名著、诗词小说等,让自己在阅读中不知不觉地提高驾驭语言文字的能力。也可有意识地与表达能力强的人多接触,通过不断的模仿和锻炼,加以提高。

2.注重表达技巧

(1)区分不同的对象:表达要针对不同的对象采取不同的方法,要根据患者的性别、年龄、身份、经历、文化背景等具体因素来选择适合的表达方法。如:对儿童患者的语言要活泼、轻快;对中年患者的语言要稳重;对老年患者要大声、慢速,并且使用敬语以示尊重;对男性患者要简单、直接;对女性患者要讲究委婉细腻;对自信或者固执的患者要以解释劝导为主;对缺乏自信、个性依赖的患者要多给予直接指导。

(2)重视互动与反馈:表达的过程要及时了解对方能否理解、是否接受,才能使表达有效地进行下去。护患沟通中,为了准确了解对方的想法,护理人员应主动聆听患者的想法,给患者留出发表意见的时间和空间,关注患者的反应,避免单方面的信息传递。比如护士在交代完注意事项之后,要问患者"听懂了吗"或"明白吗",

甚至可以要求他"你重复一次我听"以确保信息的有效传递。

（3）利用其他非语言手段：除了语言之外，还有其他非语言的手段可以作为信息表达的途径，护理人员要善于利用这些辅助手段来传递特定的信息或增强语言表达的效果。①表情：护理人员在表达时应展现自然而略带微笑的表情，表现得落落大方，让患者感到亲切和温暖。在传递信息时眼神要专注，这既是对对方的尊重，也体现了护理人员个人的基本素质。在工作中尤其是危急时刻，如急救过程，护理人员的眼神要坚定、冷静，它能给患者以信心和安全感，有助于稳定患者的情绪。②仪表：护理人员应该仪表整洁，端庄大方。得体的仪表传递着护理人员良好的职业修养，让患者觉得可亲可敬。③举止：护理人员的举止要自然大方，不宜矫揉造作，也不可大大咧咧。动作要轻盈，操作要娴熟，体现出护理人员一丝不苟的敬业态度和精湛的业务素质。④触摸：护理人员可以通过适当的触摸来表达对患者的关心、理解、体贴和安慰，其效果有时会超过语言。例如：产妇剧痛时，护士在一旁握住她的手，给产妇的体贴感比简单说些安慰的话更好；患者因疼痛而烦躁不安时，护士轻轻拍拍他的手背表示理解，可以减轻他的焦虑；轻轻抚摸幼儿患者，可以让他产生安全感和满足感。

3.加强实践练习

平日与人交流时，护士要利用每一次表达的机会，迅速理清思路，使用准确、规范的语言，清晰明了地阐述自己的观点和看法，使听者轻松、准确地理解其意图。也可以通过阅读、朗读、背诵或演讲等方式来提高自己的表达能力。

第六章　护理工作中的语言沟通

第一节　语言沟通的概述

在人类社会交往中,语言作为一种交往工具,不仅是人类文明的重要标志,更是传递信息的第一载体。正如俄国著名诗人马雅可夫斯基所说:"语言是人的力量的统帅。"如果没有语言,任何深刻的思想、丰富的内容和美好的设想都难以表达。护理学既是一门学科,又是一种艺术,语言是医患关系的桥梁,它贯穿于治疗和护理的全过程。护士与患者每天都在通过语言传递信息,语言运用得恰当与否,会直接影响疾病的康复与转归,甚至会引起护患纠纷。因此语言沟通在加强护患沟通之间起着举足轻重的作用。

一、语言沟通的含义与作用

(一)语言沟通的含义

在准确理解"语言沟通"这一概念之前,首先要掌握语言的内涵。什么是语言?语言是一种以语音为物质外壳,以词汇为建筑材料,以语法为结构规则而构成的符号系统和信息载体。它在《现代汉语词典》的解释是:"语言是人类所特有的用来表达意思、交流思想的工具,是一种特殊的社会现象,由语音、词汇和语法构成一定的系统。"《中国大百科全书·语言文字卷》的解释是:"人类特有的一种符号体系。当作用于人与人的关系的时候,它是表达相互反应的中介;当作用于人和客观世界的关系的时候,它是认知的工具;当作用于文化的时候,它是文化信息的载体。"语言是人们交流思想的媒介,是一套共同采用的沟通符号、表达方式与处理规则,是人类最重要的交际工具。沟通在本质上是一种信息的传递,信息是抽象的,它必须借助于一定的符号代码才能进行传递,而语言就是载荷这些信息最主要的符号代码。沟通是人与人之间思想与感情的传递和反馈的过程,以求达成思想的一致和感情的通畅。

语言沟通是指沟通者出于某种需要,运用有声语言或书面语言传递信息、表情达意的社会活动。人类的生存需要语言,人们用它进行思想交流。语言是传递信息的符号,这些符号应当是为发出者和接受者都能准确理解的。

(二)语言沟通的作用

1.信息交流

语言沟通的主要作用是信息交流。通过语言沟通,可以更直接、更准确、更广泛、更迅速地获取信息、传递信息和交换信息。在日常临床工作中,从对患者进行入院宣教、获取病史资料、进行术前术后护理,一直到对患者进行健康宣教和出院指导等,都需要通过语言沟通来实现。

2.协调与改善人际关系

通过语言沟通,可使沟通双方彼此认识,进行信息、观点、意见和建议的交流,增进双方的了解和友谊,协调人际关系。

3.心理保健作用

人们通过语言沟通,可以抒发自己的情感,缓解紧张、焦虑的情绪,释放压力,同时通过与对方进行情感上的交流,从而得到精神上的安慰,保持良好的心理状态。

4.工具性作用

语言作为一种社会现象,它最基本、最重要的功能就是其工具性,它不仅是交际工具——"语言是工具、武器,人们利用它来互相交际,交流思想,达到互相了解",而且是思维工具——"不论人的头脑中会产生什么样的思想,以及这些思想在什么时候产生,它们只有在语言材料的基础上、在语言的术语和词句的基础上才能产生和存在"。人类不论在任何社会,不论在任何民族,都有属于自己的语言,也都离不开语言这个工具。

5.社会整合功能

语言是组成社会必不可少的重要因素之一,是人与人联系的桥梁和纽带,也是人类区别于动物的重要特征。离开了语言,人与人之间就无法交际,社会也会崩溃。通过语言沟通,可以把分散的个体整合起来,组成一定的社会群体,从而形成不同的社会关系。

二、语言沟通的类型

语言是人类社会发展的产物,人类从存在时起,为了生存和协调人与人之间的生产行为就创造了分音节的有声语言,即口头语言。随着人类社会的发展,有声语言因受时空的限制而渐渐不能满足人类交流发展的需要,于是又产生了有形语言,即书面语言。因此语言沟通包括口头语言沟通(交谈)和书面语言(文字、数据、图像等)沟通两种主要类型。

(一)口头语言沟通

口头语言沟通又称交谈,是人们利用有声的自然语言符号系统,通过口述和听觉来实现的信息交流,也就是人与人之间通过谈话来交流信息、沟通心理。口头语言沟通的形式有很多,比如会谈、电话、广播、会议等等,是使用历史最久、频率最高、范围最广的言语交际形式,是书面语言产生和发展的根本。

1.口头语言沟通的优点

(1)信息传递速度较快:口头语言沟通可以把想传递的信息直接传递给对方,节省了书写、印刷、递交等所有程序,传递速度很快。

(2)信息传递范围较广:口头语言沟通是借助于交际符号进行的多种交际活动,可以在两个人,甚至数百乃至上千人之间进行,范围很广,如授课、演讲、做报告等。

(3)信息传递效果较好:口头语言沟通多是交际主体利用口头言语符号直接面对面地传递给受体,为强化想传递的信息内容,还可以借助于诸如表情、手势、姿态等形象生动的非言语交际符号来提高信息交流的效果。

(4)信息反馈较快:口头语言沟通作为一种直接的交谈方式,当信息发出者提出问题后,信息接受者可以直接向对其发出的信息表示赞同或者反对,即信息发出者能够在第一时间得到信息接受者对其信息的反馈。

2.口头语言沟通的局限性

(1)信息保留时间短:口头语言交谈如果不录音留取资料,那么说完后声音的内容就没有了,所传递的内容事后不能再现,只能依靠记忆来维持。

(2)信息易被曲解:口头语言通过声音符号进行信息的传递,一般不重复,为一次性的,因此信息的接受者有时会因为误听或者漏听,而对信息的理解不准确。此外,在沟通的过程中,还会有很多的中间环节,就更容易造成接受的信息失真。

(3)信息易受干扰:使用口语传递信息,由于语音传递的距离有限,容易受到外界因素的影响,如果空间过大、人数过多、周围环境嘈杂等,都会使沟通出现困难。

(4)难做详尽准备:进行口语沟通时,交际主体一方要在现场进行语言的传递,就无法事先做详尽的准备,必须针对对方的信息反馈,及时调整发问与应答的内容,因此容易出现疏漏。

3.口头语言沟通的语体形式

按照口头语言在社会交际中的不同需要,一般可分为三种形式。

(1)日常口语:人们日常生活中的会话交流,具有通俗易懂、灵活易变的特点。

(2)正式口语:人们常说的普通话,以口语词汇和句式为主,具有通俗准确、严谨规范的特点。由于在内容和时间的选择上较随意而且贴近生活,所以适用于一般社交场所,是医护人员与患者沟通的常用方式。

(3)典雅口语:其特点是凝练并富有文采,在较庄重的场合适用,接近书面语言,如演讲、演说或大会发言等。

4. 口头语言沟通的表达形式

口头语言沟通不仅是简单的说话,它们之间也存在着一定的差别。语言学家将口头语言沟通分为四种类型,即述、说、讲、谈。

(1)述:指陈述、复述,即说话人清楚明白地陈述一件事情或一个道理,把要表达的信息传达出去。"述"是其他三种口头语言沟通的基础,在学生学外语、儿童学母语时,常用复述训练。

(2)说:指一般的口头表达。"说"不仅可以指简单的重复,还可以是自言自语。说与讲、谈的最主要的区别是后两者都有一般意义上的听话人,说却可以没有听众。

(3)讲:指一种比较正式的口头语言沟通行为。"讲"一般是有充分准备的,而且有听众,如演讲、大会发言、授课、做报告等。

(4)谈:指谈话、对话。通常在双方交谈中可以有述、有说、有讲,因此它是口头语言沟通中最常使用、最能体现沟通能力的一种表现形式。在临床工作中,医护人员与患者的沟通,主要使用交谈。在交谈中,沟通双方不断互动,可以体现出一个人的沟通水平。

(二)书面语言沟通

书面语言沟通是用文字符号进行的信息交流,是对有声语言符号的标注和记录,是有声语言沟通由"可听性"向"可视性"的转换。书面语言是在口语基础上产生的,以写和读为传播方式的语言,是口语的发展和提高,是人际沟通中较为正式的方式,可以在很大程度上弥补口头语言沟通的不足。它最方便的一点就是大脑所记不住的可以以书面的形式记录下来,是依靠视觉所感知的语言形式。

1. 书面语言沟通的优点

(1)信息传递准确:使用书面语言沟通时,人们有充分的时间进行推敲和准备,经过深思熟虑,将组织好的信息内容传递出去,因此传递的信息更准确,更具权威性。

(2)沟通领域扩大:使用书面语言沟通可以使信息交流的范围和领域更加扩大,使人类的交际活动不再受时间和空间的限制,远隔万里的人们也可以鸿雁传书、互通信息。

(3)信息长期存储:书面语言传递的信息可以作为资料和档案长期保存。

2. 书面语言沟通的局限性

使用书面语言进行沟通,对交际主体的语言文字水平有很高的要求,文字修养水平的高低,直接影响到交际效果的好坏。此外,书面语言传递信息不如口头语言及时、简便,同时信息接受者对信息的接受与反馈也比较慢。

3.书面语言与口头语言的差异性

由于进行书面语言与口头语言沟通时所需的信息载体不同,因此形成了截然不同的两种表达风格。通常口头语言用词通俗易懂,结构松散,句子简短;书面语言用词文雅,结构严谨,句子较长,可使所要表达的意思更清晰,更有条理。口头语言灵活易变,不受语法的限制,而书面语言稳固保守。

4.书面语言沟通的表达形式

书面语言沟通的表达形式很多,包括通知、书信、文件、布告、报刊、论文、备忘录、书面总结、汇报等。

三、语言沟通的基本原则

语言沟通是临床工作中最常用的沟通方式,是医护人员进行各项临床工作,为患者解决健康问题的重要手段。在进行语言沟通中,医护人员应遵循以下六个原则。

(一)目标性原则

护患之间语言沟通是一种有意识、有明确的专业目标的沟通活动,即为服务对象解决健康问题,预防疾病、促进康复、减轻病痛。医护人员无论向患者询问情况、提出问题,还是说明事实,都要做到目标明确、有的放矢,以达到有效沟通的目的。

(二)规范性原则

医护人员与患者及家属进行口头语言沟通或者书面语言沟通时,都应规范用语,尽量少用医学术语,如"失禁"、"备皮"、"探查"等,因为使用专业术语,如与患者沟通时不加以解释,会影响患者对自己健康信息的了解,也会妨碍医护人员从患者那里得到正确的信息反馈。医护人员语言表述也不能过于简单,以免造成误解。例如,护士对患者说:"吃的时候摇一摇。"结果患者服药时使劲摇动自己的身体,而不去摇药瓶。此外,医护人员的方言也会造成患者及家属理解的不一致。因此,医护人员在沟通时要做到吐字清楚,用词朴实、准确、精练,语法规范,同时要有逻辑性和系统性。

(三)尊重性原则

尊重是确保沟通顺畅进行的首要原则。在与患者的沟通过程中,医护人员应将对患者的尊重、友好放在第一位,要敬人之心常存,处处不可失敬于人,不可伤害患者的自尊,更不能侮辱患者的人格。在为患者提供服务时,要以自己的行动去重视对方、接受对方、赞美对方。

(四)治疗性原则

治疗性交谈主要是指医护人员为患者解决健康问题而进行的谈话。医护人员在与患者建立相互信任的专业性人际关系时,在与患者讨论其需要制订的可行性治疗、护理计划时,以及在实施计划过程中,都必须借助于治疗性交谈。治疗性交谈侧重于帮助患者树立战胜疾病的信心,使患者配合各项治疗和护理,克服个人心理障碍,如恐惧、焦虑、压抑、悲伤等,从而达到减轻病痛、促进康复等治疗性目的。

医护人员的语言可以"治病",也可以"致病"。因此,在治疗性交谈中,医护人员应慎重选择语言,多用鼓励性的语言,避免使用任何刺激性、伤害性的语言。

(五)情感性原则

真诚是医患交流的基础。医护人员在与患者进行语言沟通的过程中,应一切以患者为中心,加强与患者的情感交流,态度谦和、语音温柔、语言文雅,使患者倍感亲切。

(六)艺术性原则

艺术性的语言沟通不仅可以拉近医护人员与患者及家属的心理距离,还可以化解医患、护患之间的矛盾。因此,医护人员应注重加强自身的语言修养,加强语言沟通的艺术性。

第二节　交　谈

一、交谈的定义和特点

(一)交谈的定义

交谈是指人们借助一套共同的语言沟通规则来交流情感,以自然语言为沟通手段的信息交流,以交换信息或满足个体需要为目的的双边或多边的语言活动。它常是一种面对面互动的沟通行为,也就是人们在交往中用口头语交流思想、情感和观点的方式。

人与人交往大都离不开交谈,交谈多以讲话的方式进行,如访问、讲课、演讲、电视、电话、报告、会议等。通过交谈,可以传递信息,沟通思想。交谈不但是日常生活中传达信息的基本形式,也是护理工作中最重要的语言沟通方式。

护士在护理服务对象的过程中,都需要与服务对象进行交谈,如采集病史、收集资料、核对信息、护理评估、护理诊断、制定护理计划、实施护理措施、心理护理、健康教育、征求意见等。可以说,交谈贯穿于护理工作的始终。

通过交谈,护士能为患者解除思想包袱,减轻心理负担,并为完成治疗计划提供帮助,从而更好地完成护理任务,达成护理目标,同时还可以丰富日常生活,获得他人的友谊,改善与他人之间的关系,所以良好的交谈能更好地帮助人们获取信息、解决问题和达到目标。因此,学会并掌握交谈的技巧,对于护士立足护理岗位,建立有效的护患沟通,正确处理护患关系都是非常有益的。

（二）交谈的特点

1.互动性

交谈是人们交流思想、互换信息、联络感情和增进友谊的双向沟通活动,它在两个或两个以上的个体之间进行,其表现形式多种多样。可以是以一个人为主的交谈,也可以是多个人共同探讨问题,七嘴八舌,各抒己见。因此,交谈具有发言者与听众角色互换和听众与发言者相互影响的特点。交谈是一种双向交流,交谈中发言者和接受者双方可以运用语言和非语言沟通方式交换意见,传递信息,双方既互为发言者,又互为听众,因而有着明显的互动性特点。

2.善问性

在交谈中,把握好恰当地提问和回答问题的方法和时机,是交谈能否成功的关键。作为交谈者,应当掌握交谈的技巧,真正做到能说善问,高效交谈。护理人员通过提问和回答,需要引导交谈围绕主题进行和展开,从而达到专业性目的。护理专业性交谈涉及提问和回答的比重较其他多数专业更多,因此,提问和回答在护理专业性交谈中具有关键性作用。

3.目的性

任何交谈,无论其范围如何广泛,内容多么复杂,总有一个或几个特定的话题,并设法使它们聚焦、延续、不走题,这便是交谈的目的性。护理专业性交谈的内容涉及生理、心理和社会政治、经济、文化等方多个方面,也具有很强的专业性目的,即通过护理服务为服务对象解决现存或潜在的健康问题,促进健康,减轻痛苦及预防疾病。

4.反馈性

反馈是指信息接受者对信息发出者的反应。只有使信息在接受者和发出者之间不断地反馈,形成良性循环,才能形成有效的交谈;否则,沟通便是无效的。

5.灵活性

一般来讲,交谈是一种比较随意、轻松的语言交流方式,特别是在非正式场合下。它既不像谈判那么庄重,又不像辩论那样话题集中而尖锐,也不像回答面试问题那样紧张。交谈可以就一个或几个话题同时展开讨论,也可以在交谈的过程中提出新话题,内容比较灵活。而且交谈的时间、地点、方式、对象和策略也会因人、因时、因事而变化。

6.程序性

交谈可分为正式交谈和非正式交谈。正式交谈具有较强的程序性,即交谈双方遵循一定的原则,围绕交谈目的,进行一系列交谈活动的过程。一般分为交谈开始、进入主题、交谈结束三个阶段,交谈的基本形式是提出问题和回答问题。

7.适应性

交谈时,沟通双方均应礼貌、谦虚,彼此尊重,能站在对方的角度,细心考虑对方的兴趣、特点及要求,尽可能适应对方,使其感到交谈对象真诚、可信,有交谈的必要和价值,确保交谈的成功。

8.通俗性

交谈时所说的话一般都不经过刻意修饰。由于人们在交谈时,主要考虑交谈的内容,对语言的形式考虑较少,因此交谈具有句意明确、句式简短、修饰词和复句较少的特点。同时,由于交谈双方有着特定的交际场景,对交谈的内容有着或多或少的共知条件,所以有些话不必讲得太清楚、太详尽,就能达到沟通的目的。

9.广泛性

交谈是人们日常工作和生活中最常用的交际手段。有统计资料表明,平均每人每天说话的时间不少于 1 小时。所以,人们交往离不开交谈,日常交谈具有很明显的广泛性特点。

10.随机性

交谈者一般根据交往的目的来随机选择话题,而不用做特殊的准备,依当时情况而定,比较灵活,可随时转换话题,这是交谈内容的随机性。对场所也没有特殊要求,随时随地都可以开展交谈,这属于交谈场地的随机性。

二、交谈的类型

护理人员与患者的交谈具有一般性交谈的特征,但其主要的目的是为了解决患者的健康问题,即预防疾病、促进健康、提高生活质量。根据不同的分类方法,交谈可以有不同的类型组。一般常用的划分依据有交谈的职业目的、交谈规模、交谈的接触情况和交谈的方式。

(一)根据交谈的职业目的分类

1.估计性交谈

护理人员进行评估性交谈的主要目的是获取或收集患者信息以确定患者现在的和潜在的健康问题,包括对患者病史的采集等。这些信息能为确定护理诊断、制定护理计划提供依据。护理人员在这种交谈中同时也可以向患者提供信息,比如自我介绍以及医院环境和规章制度介绍等。在这种情况下,交谈的护患双方所关注的是信息的内容,较少注重相互关系和个人情感。交谈所涉及的问题多是与病情有关的。主要包括:患者的既往健康问题和目前的健康问题,遗传史、家族史、心理与精神状况、生活习惯、自理能力等。比如,患者说:"近来我的胃肠不好。"护士深入地追问:"您平时解大便规律吗……"经过进一步询问核实,有可能他的真正意思是痔疮出血。所以与患者交谈时,应认真分析原因,找到问题的根源,正确地估计病情,以便为诊断疾病提供可靠依据。

2.治疗性交谈

护理人员进行治疗性交谈的主要目的是为患者解决健康问题,是护理人员为患者提供健康服务的重要途径。治疗性交谈是护理人员为患者提供护理的重要途径。这种情况下,护理人员侧重于帮助患者了解自身的健康问题,克服患者的心理障碍,从而达到解决健康问题、减轻痛苦、促进康复、治疗和预防疾病的目的。治疗性交谈根据治疗目的可分为指导性交谈和非指导性交谈。

(1)指导性交谈:指导性交谈是以护理人员为主导,由患者配合来实施的交谈方式。护理人员为患者提出其现存或潜在的健康问题,解答患者提出的问题,或者护理人员围绕患者病情所要阐明的观点,并告知引起这些问题的原因,然后针对这些问题提出解决的方法,说明病因、与治疗有关的注意事项以及治疗的措施等。

指导性交谈的特点如下。

①护理人员应具备较全面的医学基础知识和临床护理知识,如各类疾病的防治措施、治疗中需要配合的问题、医疗护理中需要注意的问题等。

②护理人员与患者的关系属于纵向的关系。

③护理人员占主导地位,患者主要属于倾听者。

④省时,信息量大。

(2)非指导性交谈:非指导性交谈是护患处于较平等的地位进行商谈的一种交谈方式,护理人员应鼓励患者尽量主动参与到治疗和护理过程中来,使患者认识到自己有认识和解决自身健康问题的潜能,主动来改变对健康不利的行为方式,是指探讨问题的交谈。出发点是鼓励患者积极参与治疗和护理过程,改变过去不健康的生活方式和行为,获得更为广泛的信息,如心理、社会、家庭和精神等方面的信息,为找出患者现存的健康问题和潜在的健康问题提供依据。

非指导性交谈的特点如下。

①属于非正式交谈,双方处于平等关系。

②可以获得更多的信息。

③有利于提高患者的参与度。

④比较费时。

在护理工作中指导性交谈与非指导性交谈经常是交叉进行的,其作用是互补的。可以达到指导患者康复、全面收集可靠信息的目的。

(二)根据交谈规模划分

1.个别交谈

个别交谈是在特定环境下仅限于两人之间进行的信息交流。个别交谈的形式多种多样,内容广泛,随时可谈,随处可见。交谈一般都有一个主题,应该是双方都感兴趣的话题。现实生活中的护患交谈、医患交谈、医护交谈、父子交谈、师生交谈等都属于这种类型。

2.小组交谈

在多人之间进行的三人或者三人以上的交谈称为小组交谈。小组交谈一般控制在 3～7 人，最多不超过 20 人。参与交谈的小组可以是有意形成的小组，这种小组交谈有明确的主题，有较强的目的性，如护士组织同一类型的患者进行的健康宣教、科室内的病历讨论、病房手术前后患者自发组织的对手术评论的临时交谈小组等；也可以是无意或临时形成的小组，这种小组交谈可以没有主题，一般是根据交谈当时的场景提出交谈的内容，比如，等候在手术室外的数名患者家属可围绕患者的手术状况进行交谈，也可围绕医院的收费进行交谈。小组交谈是否成功，取决于交谈者的态度是否真诚、坦率和平等，是否能给对方发言的机会。如果参与人员过多，就可能无法在有限的时间内达到充分交流和沟通的目的，无法表达清楚个人的意见，也就无法达到小组交谈的目的。

（三）根据交谈的接触情况划分

1.面对面交谈

护理人员大多采用面对面交谈的方式与患者沟通。由于交谈的双方处于同一个空间，身处彼此的视觉范围内，所以可借用表情、手势等非语言沟通方式辅助表达观点和意见，使双方能更准确地表达和接收信息。

2.非面对面交谈

随着科学技术的不断发展，人与人之间的交往已经不再只是采用面对面交谈的方式，而是还可采用电话、互联网等非面对面的方式。护理人员为患者提供病情或心理咨询和健康指导时，可采用电话、互联网等方式。在进行非面对面的交谈时，双方能够在更大的空间范围内交谈，不受地域的限制，可使交谈双方更为放松、更为自由地进行信息交流，也可以避免面对面交谈时可能发生的尴尬场面。但因非面对面交谈的空间范围大，交谈双方都不在彼此的视野范围内，所以它可能会影响信息交流的准确性。

（四）依据交谈的方式分类

1.封闭式交谈

这种交谈方式具有明显的目的性，交谈者事先充分准备要提出的问题。在交谈中，发问者处于主动地位，而被问者则处于被动地位。

2.开放式交谈

这种交谈方式与封闭式交谈的区别之处在于，开放式交谈无目的性，发问者因只提供主题和引导交谈而处于被动地位，被问者由于所答内容广泛、开放而处于主动地位。

三、交谈的层次

每个人都在和周围的人进行交谈,根据人们相互之间的关系及信任程度,交谈有如下五种层次。

(一)一般性交谈

一般性交谈是最低层次的沟通,也可称为粗浅性交谈,是一种社交应酬性寒暄式交谈,它的话题比较表浅,没有深刻的内容。如"最近忙吗""有空到我家来坐坐"等。

一般性交谈在彼此关系比较生疏、不熟识或不密切时使用,可作为开头语,有助于打开局面和建立人际关系。一般性交谈不需要思考,无须担心说错话,可避免发生一些不期望出现的场面。但是,护患之间的交谈不可长期停留在这个层次上,不能次次见面都如此,这样不利于患者说出有意义的内容。要发起一次有目的的交谈,这种层次的交谈仅是开始。

(二)陈述性交谈

陈述性交谈是一种仅仅罗列客观事实的谈话方式,交谈中不加入任何个人意见、观点和感受,不涉及人与人之间的关系。比如"今天我仍然肚子痛""上午张医生给3床王某做胸穿时,患者面色苍白,血压下降,张医生对患者进行了抢救"等。在陈述事实的过程中没有做出任何评价。交谈双方只陈述事实,不发表个人的意见、观点和情感。在用这种沟通方式进行沟通时,应注意语言表达清晰、明了,注意倾听,力求信息发出和接收的准确性。

(三)交流性交谈

交流性交谈是比陈述性交谈高一层次的交谈,是交换个人想法和判断的交谈。当人与人之间开始以这种方式沟通时,说明他们之间已经在建立相互关系的过程中有了一定的信任感。这种交流方式必须将自己的想法和结论说出来,希望自己的观点获得认可、引起共鸣,并且交流一些看法与意见。如"我肚子痛这么久还没好转,会不会是医生误诊了""是不是因为刘医生技术不高才导致那个患者在胸穿过程中发生了意外"。在此阶段,要让对方充分说出自己的看法,不能流露出不赞同,甚至指责、嘲笑的表情或行为,否则,对方可能会隐瞒自己的真实想法,从而不利于相互了解,影响评估资料的准确性,妨碍护理目标的实现。

(四)分享性交谈

分享性交谈是在交谈者相互信任,彼此无戒心,有安全感的基础上进行的一种交谈。这时双方认为与对方交流对自己会有好处,而且告诉对方自己内心深处的想法不会有害处,起码不会被到处乱说。因此很愿告诉对方自己的想法以及对过去或现在一些事情的评价,甚至会告诉对方自己的隐私。交谈双方能够相互理解并彼此分享感觉,这种分享对双方都是有利于身心健康的。要达到这个层次的交流,建立信任感是必要前提。因此,护理人员应热情接待患者,善于理解患者,使患者产生信任感和亲切感,愿意把自己的心里话讲出来。

(五)默契性交谈

默契性交谈是双方分享感觉程度最高的层次,也是交谈所能达到的理想境界。交谈双方能达到一种完全一致的状态,产生高度和谐的感觉,也就是所说的"心有灵犀一点通",有时甚至不用对方说话就知道对方的体验和感受。这种感觉往往是短暂的,在第四个层次沟通时偶尔自然而然地产生。

四、交谈层次的运用

以上五种交谈层次的主要差别在于交谈者希望把自己的真实感觉与别人进行分享的程度不同,而这又取决于彼此间的信任程度。

在护患交往的过程中,在不同的情况下,可以达到不同层次的交谈。在与患者进行沟通的过程中,应让对方自如地选择他所希望采取的交谈方式,不必强求进入更高层次的交谈。但护理人员要经常自我评估与患者或周围人的沟通层次,是否与所有人都只能进行一般性交谈,是否存在着由于自己的语言行为不妥而导致患者不愿意与自己进行高层次交谈的情况。

五、护患交谈中的常用语言

(一)指导性语言

指导性语言是指当患者不具备医学知识或者缺乏医学知识时,医护人员采用一种灌输式方法将与疾病和健康保健知识有关的内容教给患者,使其配合医护人员的工作以达到康复目的的一种语言表达方式。随着人们生活水平的不断提高,人们对良好生活习惯和健康生活方式的要求越来越高,因此,医护人员除了为患者提供基本的疾病治疗之外,还要对服务对象进行健康教育,帮助他们形成有益于健康的生活方式。面对新型的医学模式,医护人员已不再对患者的提问一问三不知,只会用"去问医生"的回答来解脱,而是运用自己的专业知识为患者提供必要的专业指导,尽自己最大的努力去满足患者的需求。

(二)解释性语言

解释性语言是指当患者提出问题需要解答时,医护人员采用的一种语言表达方式。每一个患者都对自己的身体和疾病非常关注,非常迫切地希望能从医护人员那里获取与疾病有关的更多信息,以缓解心理上的不安。因此,面对患者及患者家属提出的各种疑问,医护人员应根据患者的具体情况,给予恰如其分的解释。如有一位患者因炎症导致白细胞升高,他把自己的病和白血病相混淆,由此导致极度恐惧而产生轻生的念头,医护人员了解了情况以后,及时向患者进行耐心的解释,使患者减轻压力,积极配合治疗。此外,当患者或家属对医护人员及医院有不满时,医护人员更应该及时予以解释,以减少或避免纠纷的发生。

(三)劝说性语言

劝说性语言是指当患者行为不当时,医护人员对其采用的一种语言表达方式。不同的语言方式可以产生截然不同的心理效果。如:患者在病室内吸烟,护士如果简单地使用斥责性的语言,会使患者感到心里不舒服;如果采用劝说性语言,向患者讲清吸烟对疾病治疗的影响,患者就比较愿意接受。患者比较容易相信医护人员的话,因此对于患者的某种不良行为,可以通过医护人员进行劝解。此外,还可以通过患者熟知的、治疗效果很理想的同类病友进行劝解,这样更容易使患者产生信任,达到理想的效果。

(四)鼓励性语言

鼓励性语言是指医护人员通过交流,帮助患者增强信心的一种语言表达方式。

鼓励性语言常用于病情较重并且预后较差的患者,主要从两个方面对患者进行鼓励:一是患者自卑,缺乏面对现实的勇气,医护人员通过鼓励增强患者的自尊心,使其树立战胜疾病的信心;二是当患者犹豫不决时,医护人员运用成功的经验或实例对患者进行鼓励,促使患者做出科学正确的决定。医护人员切忌盲目、不切实际地鼓励患者去做他做不到的事,这样会挫伤患者的积极性,降低患者的自信心。比如在临床护理过程中,可以鼓励患者说:"你配合得真好";"你很理智,这事考虑得真周全。"医护人员只有明确表达希望患者达到的目标是什么,鼓励才会有效果。

(五)疏导性语言

疏导性语言主要用于心理性疾患的患者。医护人员通过应用疏导性语言使患者倾诉心中的苦闷,这是治疗心理障碍的一种有效手段。面对心理受挫的患者,医护人员通过婉言疏导,可以让患者把心里的话说出来,从而心里感觉舒畅和满足。如一位中年女工的儿子因意外不幸身亡,面对突如其来的打击她悲痛至极,茶饭不思,住院后整日以泪洗面。此时医护人员应该主动亲近患者,耐心倾听她的诉说。在患者倾诉之后对患者说:"阿姨,遇到这样的事情确实很意外也很不幸,您千万别太难过了,现在即使再悲痛也不能挽回您儿子的生命,您要多保重自己的身体,您儿子也不希望您这样。"通过这些朴实的话语来稳定患者的情绪。

(六)安慰性语言

安慰性语言是一种使人心情安适的语言表达方式。医护人员对患者使用安慰性语言,可以很好地稳定患者的情绪,使其树立战胜疾病的信心,以利于疾病的康复与治疗,在护患间产生情感的共鸣。如急诊住院患者因为突发疾病产生烦躁不安、悲观失望的心理,手术患者担心手术是否顺利而出现焦虑、恐惧心理。患者的这些心理状况对已经存在的躯体疾病无疑是一种不利因素,会导致形成"恶性循环"。此时,患者最需要的就是得到家人或医护人员的安慰,如:"这种药效果很好,许多患者服用后都有好转,你也一定会有效的"等。医护人员在使用安慰性语言时态度要诚恳,要设身处地地为患者考虑,对患者的关心和同情恰如其分,避免过分做作让患者产生假情假意的感觉。最巧妙的方法是在安慰中予以鼓励。

第三节 护士的语言修养和沟通技巧

一、护士的语言修养

语言是人际沟通的主要形式之一,是护理人员与患者交往的最基本、最普遍的工具,通过语言交谈,不仅可观察患者的病情,掌握患者精神、心理状态,而且会影响到护理人员在患者心目中的形象。护理人员在工作中接触不同职业、性格、民族、社会层次和文化素养的人,必须掌握谈话分寸和交谈技巧,达到收集病情资料,提供优质护理,促进患者康复的目的。因此,护理人员的语言能力如何十分重要。

护理人员的口语除了遵循一定的规范,掌握一定的技巧外,还应注意口语表达的艺术,这是护理人员整体服务水平的指标之一。下面从几个方面论述护理人员的口语技巧。

(一)简洁精练的艺术

1936 年 10 月 19 日,上海各界人士举行公祭鲁迅先生的大会。出版界代表邹韬奋先生说:"今天天色不早,我愿用一句话来纪念先生:许多人是不战而屈,鲁迅先生是战而不屈!"一句虽短,却高度概括了鲁迅先生的伟大人格,从而给与会代表留下了深刻的印象。列夫·托尔斯泰也曾说过:"绳是长的好,话是短的好。"同样,护理人员在与患者沟通时,简洁精练的话语往往比繁冗的话语更吸引人。再者,由于医务工作者的工作性质具有很强的时效性,向患者表达观点、介绍健康知识时,若啰啰嗦嗦会使得对方觉得你占用了他的时间。向患者解释注意事项时,若唠唠叨叨也会让对方觉得你低估了他的理解能力。简洁的话语则能在时间和能力上都使人感觉得到尊重,患者对说话人也会产生好感。所以说话简洁的人常常是受欢迎的谈话者。

(二)句式选择的艺术

句子是表达思想的基本单位。词语构成句子,不管它形式简短还是复杂,都能表达思想,完成交际任务。一般来说,不同的句式会产生不同的表达效果。护理人员在医疗活动中常用到的句式主要包括陈述句、疑问句、反问句、祈使句和否定句五类。

1.陈述句　陈述句一般多用于宣传科学知识,解释疾病诊断和医院规章制度、医院环境以及需要患者配合治疗的一些问题等。比如:"明天,您将要做手术,术前半小时千万别忘记吃药。"

2.疑问句

疑问句一般用于询问疾病相关的情况。比如:"今天您感觉怎么样呀?"

3.反问句

反问句这种句式常有责备的嫌疑,护理人员应当避免这种方式询问。比如,患者要求护理人员再次核对医嘱,护士对患者说:"难道你不相信我吗?"对此患者无法回答。

4.祈使句

祈使句有请示和命令两种形式。请示表示礼貌和尊重对方,比如输液前做准备时,对患者说:"马上就给您输液了,需要去卫生间吗?"另一种方式也可以这样说:"赶快去趟卫生间,回来马上给您打针。"这两种表达方式不同,传递的情感也不相同,前者是以商量的口气,能使人感到被关心和尊重。而后者则是强令的指派,会使人感到被轻视和敷衍。护理人员在应用祈使句时,应慎用命令式的祈使句。

5.否定句

否定句通常用于表达否定的意思。比如:"你仅仅是肺炎,不是肺结核。"如用双重否定,则不仅表示肯定,而且还能表示强调地肯定,比如:"他患的不可能不是肺结核。"护理人员在使用否定意义的否定句时,应相当慎重,避免刺激患者和家属,造成医患之间的矛盾。再比如说,患者家属可能出于治愈心切,对护理人员说:"听说有一种治疗方法很有效。"有些护理人员有可能会责备患者家属,说:"你瞎说什么,真是一窍不通,医生都没你懂得多。"这些话对于家属来说无疑都是一种嘲讽,使他们大失面子。有经验的护理人员则会这样解答患者家属,说:"你说的方法我们以前没有做过,也许你说的方法有效,这样吧,我会替你转告医生的,你别着急。"同样都是否定,但是,一个"我替你转告医生",像是接受了对方的意见,实际上却是委婉地拒绝了对方的意见。其实患者家属心里明白,医务人员未必认同他的建议,但这种回答却保全了患者家属的面子,避免了护患之间的矛盾。这也是护理人员口语表达艺术性的体现。

(三)委婉而谈的艺术

委婉是指人们为了使对方更容易地接受自己的意见,以比较婉转的方式表达语义的一种口语方式。

常言道:良药苦口利于病,忠言逆耳利于行。但是,从公共关系学的角度看,应将这句俗语改为:良药爽口利于病,忠言顺耳利于行。运用委婉的语言进行护患交谈,能使患者或患者家属更易接受护理人员的建议。例如,"我不认为你是个勇敢的孩子"比"我认为你不是一个勇敢孩子"要使人更易于接受。又如,"别哭了吧"比"别哭了"就要好。委婉的话语对患者来说是一种安慰剂,这样的表达方式比生硬的例行公事式的询问效果要好得多。

(四)模糊表述的艺术

模糊表述,是指人们在符合特定要求的前提下,根据具体情况主动运用的一种述说方式,而非表达含糊不清,闪烁其词。语义较为宽泛含蓄,可以产生特殊的交际效果。在这种情况下,表达者的思路是清晰的、目的也是明确的。护理工作之所以需要运用模糊表达,主要是受客观和主观两种因素的影响。

1.客观因素

由于人们对外界客观事物的认识总有一定的限度,对有些事物尚不能揭示其本质,反映在思想上就存在一定程度的不确定性,再折射到语言表达上就只能是模糊表达。比如,观察上消化道出血的患者,护理人员在交班报告中这样描述:"未见黑便。""未见"回避了到底是"有"还是"没有"的准确提法,但是这并不影响其科学性。因为肉眼看不见黑便,并不能排除消化道出血,只能通过大便潜血试验才能准确地诊断。如果简单地说"没有",反而显得武断,甚至延误病情。

2.主观因素

人们在一定的场合下,因表达策略或现场语境的不同,需要运用宽泛含蓄的语言表达情感和语意,给自己留下一定回旋的余地,保持语言的灵活性和对自己的有利性。比如,某患者做胃大部切除术之前问护士:"这种手术风险大吗?"护理人员回答道:"一般来说,手术都有一定风险,但你的主治医生是位经验丰富的医生,由他主刀的手术,患者预后都是比较好的,所以如果不出现意外的话,手术应当是很顺利的。"护理人员这样的模糊回答,于情于理,于人于己都十分恰当。

(五)幽默风趣的艺术

幽默是一种才华,幽默引人发笑而又意味深长,它以善意的微笑代替抱怨,使人与人的关系变得更有意义。幽默的话使一些深刻的思想表达得更浅显、更形象。列宁说,幽默是一种优美的、健康的品质。正如幽默疗法学会主席施泰因·泰尔代尔所说的那样,幽默的语言能激发患者舒心的一笑,可以改善血液循环,消除抑郁,更重要的是激发免疫系统,增强机体抵抗力。许多接受过幽默疗法的患者说,幽默是一剂良方,可以使人从痛苦的经验和情绪当中挣脱出来。

美国的一些单位在招收员工时,常常把幽默感列进录用的条件之一。因为幽默可以化解矛盾,促进工作。在护患沟通中护理人员可以根据当时的环境气氛、患者的病情、患者的性格适当地运用比喻、模仿、直话曲说、假装糊涂等幽默技巧,既可有效地表达护理人员的意见,又能调动患者的愉悦情绪,取得事半功倍的效果。

幽默的运用亦应恰到好处,切忌假幽默、乱幽默,不恰当的幽默易产生误会、产生矛盾。

二、护士的沟通技巧

随着护理学的发展及整体护理在临床工作中的实施,人际沟通越来越被人们所重视。掌握人际沟通的技巧,对构建和谐的医患关系将起到极为重要的作用。

日常生活中最频繁使用的沟通信息平台为听、说、读、写、看,因而沟通的技巧主要体现在这五个方面。除此之外,创造一个支持性的沟通环境对于沟通的顺利展开也会起到极为重要的作用。

(一)开场的技巧

在护理工作中,初次与患者交谈是非常重要的事,如果初次交流不利,事后要想再让患者相信你,就难以挽回了。因此,与患者的首次交谈,好的开场白是形成良好第一印象的关键。

开场技巧是绝不可马虎的。首先要面带微笑,给对方以温暖的感觉,营造良好的氛围,拉近双方的距离,尽快消除初次见面的陌生感。然后需要有必要的寒暄,寒暄是为了使双方都能尽快稳定情绪、调整思路和心态,也是对双方谈话风格的初步了解。进行有效开场的方式有以下几种可供参考。

1.自我介绍式

如:"您好,是新来的病友吗? 我叫李小频,是这个病室的责任护士,我已经大体了解了您的病情,医护人员会积极治疗,解除您的病痛,如果不出什么意外,用不了多久就可以痊愈出院了。""有什么要求请尽管告诉我,我一定会尽全力帮助您的,你先休息吧,有事请叫我,好吗?"

2.问候式

如:"昨天晚上睡得好吗?""今天早晨吃药了没有啊?"

3.关心式

如:"您哪儿不舒服,让我给你测量一下血压好吗?"

4.言他式

如:"哟,这么多好吃的东西,是你家人送来的吧,他们这么关心你呀,一定是希望你配合医生和护士的治疗,争取早日康复出院,你说呢?"

5.赞美式

如:"小明,今天你真勇敢。"对于老年患者和患儿可多应用赞美技巧。

(二)选择话题的技巧

人类行动的动机来自内心的需求。因此,打动他人最好的方法是引起对方内心的强烈需求。与人交谈首先要明确谈话的内容,话题的选择对交谈的展开起着决定性作用。比如一位患有糖尿病的患者，他所关心的是怎样使血糖控制在正常水平。所以，患者可能会问："吃什么样的主食有利于病情呀？"如果此时护理人员大谈如何加强体育锻炼，那就不能满足患者的需求，护理人员应告诉患者："要多吃粗纤维的蔬菜和含糖分少的蔬菜，如韭菜、芹菜、大白菜、山药、南瓜，少吃淀粉类的主食，以控制饮食，按照医嘱按时服药或注射胰岛素，这样病情很快就会得到控制。"此时，患者可能还会继续询问："听说这药注射多了有危险，少了又不管用，是真的吗？"护理人员应针对患者的问题说："我正准备跟你谈这个问题呢，注射胰岛素的剂量取决于血糖水平，注射前应该留取血样做血糖测试，根据血糖的高低来决定注射胰岛素的剂量。注射量过多会发生低血糖，甚至昏迷，注射量不足，治疗效果可能不好，还可能会引起并发症。"这样的谈话，就抓住了患者的需要，解决了患者的疑惑，是有效的护患对话。

（三）有效倾听的技巧

倾听是指全神贯注地听取、接收和接受对方在交谈时所发出的全部信息，并做出全面的理解。倾听是一门艺术，也是沟通中最常用、最基本的技巧之一，它可以使讲话的人感到自己受到了对方的尊重与关注。

人际沟通是双向交流，只有用较多的时间注意听别人说，沟通才能有质量。倾听也并不只是听对方所说的词句，也应注意对方说话的音调、语气、表情、目光、姿势和动作等各种非语言行为。倾听应注意整体和全面理解对方所表达的全部信息，并真正听出对方所讲述的事实、所体验的感情、所持有的观点等，否则就会引起曲解。美国著名成人教育家戴尔·卡耐基曾说："如果你想成为一个谈话高手，必须首先是一个能专心听讲的人。"但在现实生活中，人们往往重"说"轻"听"，说得多，听得少。

戴尔·卡耐基还曾说："商业会谈并没什么特别的秘诀，最重要的就是注意倾听对方的说话，这比任何阿谀奉承都更为有效。"一位音乐家曾说："上天赐人以两耳两目，但只有一个口，即欲使其多见多闻而少言语。"这与人们做的统计结果是一致的，如果把倾听、说话、读书、写字按百分比计算，倾听占的比例是53%。然而很多人不重视倾听，据估计，人在倾听对方10分钟的谈话时，大约只有25%的效率。这说明不良倾听习惯直接影响人们的交谈质量。

从护理人员的角度来说，注意倾听有着十分重要的意义，它好比在暗示患者：我在关注你，关心你；有什么心里话你都说出来吧，我在听。这样，患者顾虑会消除，从而能畅所欲言。

护理人员听患者介绍自己情况时，最好先耐心听，而不要急于插话。因为话头一旦被打断，陈述者欲表达的信息可能会中断，收集到的病情就可能不够全面。可以说，护理人员能接收到多少有价值的信息，很大程度上取决于护理人员是否在耐心地倾听。

做一个好的听众,应注重如下倾听技巧。

1.得体的体态语言

根据实际情况与对方保持一定的距离,得体的站姿,身体略前倾,眼睛注视患者,适时地点头或适当地使用手势增强语意的渲染性,面部表情应随患者的病情或情绪而有所变化。假如患者说到痛苦之处时,十分伤感,护理人员可握住患者的手,以此体现出对患者的同情心。

2.专注倾听,适时插话

在听患者叙说时,护理人员首先要全神贯注,热情友好地、耐心地、及时地倾听对方讲话,表现出对患者的尊重和同情。但是,如果听患者说话时一直保持沉默不语,就会使患者感觉受到了冷落从而产生不快。因此,适时地插话和提问,不仅表示你在认真倾听,而且还能让患者感受到护理人员的真诚和尊重,并能获得对方的信任和尊重。

3.敏锐地体会谈话意图

"人人心中都有一架衡量语言的天平。"护理人员要尽快地发现对方谈话的意图,只有充分理解患者表述的真实内涵,才能从容自如地跟随对方将话题引向深处。对方也会因为你能敏锐地理解他的话而对你表现出敬佩和赞赏。比如,一位阑尾炎的患者急需手术,患者对护理人员说:"打针能治好我的病吗?"看来患者是害怕手术,有恐惧心理。护理人员就应从如何消除患者的恐惧心理入手,而不是解释打针能否治病。

4.不急于下结论

常言道:"兼听则明,偏信则暗"。我们与患者交谈时,不应该只听一两句就感情冲动,而需要保持冷静的头脑和理智的态度。要在倾听的过程中迅速地进行分析判断,哪些是患者真正要反映和表述的深层面的信息,哪些是浅层面的信息,是他心里的话,还是另有隐情。总之,要冷静倾听,理智分析,慎重地下结论,以免陷入被动,以避免造成误会。

5.区别对待不同性格的患者

在医院就诊的患者来自四面八方,各行各业,性格也各有不同。对于性格急躁的患者,即使其言语过激,护理人员也要耐心听完,因势利导地说明自己的看法;慢性格的患者,可能会东拉西扯,很久不入正题,此时切忌表现出不耐烦的情绪。护理人员可以追问、引导患者从速表达主题,以便针对性地进行交谈,达到劝解或解决问题的目的。

6.复核重点内容

当患者说完所有内容以后,用简明扼要的话语总结一下患者所表达的信息,以核实护理人员的理解是否与患者所反映的问题一致,最好把对方隐藏的意图也恰当地表达出来,以示你确实在听,而且听明白了他的意图,使他满意。

(四)提问的技巧

提问在治疗性交谈中不仅是收集和核实信息的手段,而且可以引导护理人员与患者围绕主题展开讨论。只有护理人员掌握了一定的问话尺度,才可以了解到患者的需要。

1.封闭式提问

这种提问是将患者的应答限制在特定范围之内,患者回答问题的选择性很小,甚至可能只是要求回答"是"或"不是","好"或"不好","同意"或"不同意"等。比如问"今天你服药了吗?""伤口还痛吗?…我扶你到花园里走走吧。"

封闭式提问特点:一是省时,即在单位时间内获得的信息量大,但是由于它的提问方式的限制而难以获得更全面的相关信息;二是护理人员占主动地位,而患者被动回答问题,患者缺乏自主性,另外,这种提问方式还具有很强的暗示性。

2.开放式提问

这种提问的范围较广,不对患者进行限制,鼓励其说出内心的感受,特别是心理、精神等方面的信息。比如问:"你对我们的工作有何建议?""接受了新的治疗方法,你的感觉如何?"

开放式提问的特点:一是有利于护理人员掌握患者的真实意见和想法;二是患者也能较好地发挥其主观能动性,有较多的主动权;三是医护人员也可获得更多、更可靠的第一手资料,便于护理人员有的放矢地对患者进行护理,避免过于盲目。但是,这种方法比较耗费时间。

3.提问时要注意的问题

(1)避免连续性提问:在一般情况下,提出一个问题,应待患者答复后再提下一个问题,如果一口气连续问多个问题,结果可能是对方只记住最后一个问题,所以,要避免连续性地提问。

(2)不宜提对方不懂的问题:如果发问者不能确定对方能否充分地理解所问的问题,那么还是不问为佳。比如问患者一些医学方面的知识,一般的患者很可能答不出来,即便患者知道一些医学常识那也是道听途说、不足为凭的。如果患者说"我不太清楚",就会有失体面,护理人员也会感到没趣。

(3)不宜追问对方难以回答或伤感的问题:"别人服了这种药后病情就减轻了,而你用了这么长时间怎么一点也不见效?"这样的问话方式,看似是关心对方,实则对被询问者来说隐含着责备之意,可能会增加患者的思想负担,引起患者不愉快的情感。

(4)不宜打破砂锅问到底:如果在提问时不注意分寸,一味追问对方,会引起打听他人隐私的嫌疑。如果因工作需要而不得不询问,护理人员应向对方说明,在得到对方理解的前提下方可发问。

(五)阐述的技巧

阐述有叙述并解释的意思。在通常情况下,患者的疑虑较多,需要护理人员解答他们的疑惑,这就要求护理人员具有一定的阐述技巧。常见的阐述内容有如下几种。

1.解释患者疑惑不解的问题以排除内心疑虑

比如,骨折患者往往担心自己预后,尤其是功能的恢复情况是否良好,是否会影响日后生活等。护理人员可根据患者的病情及恢复状况做出相应的解释,减轻患者的紧张情绪。

2.护理操作各环节中的相关事宜

在做各项护理操作时,操作前、中、后期都应对患者做出解释,如主要操作目的、如何配合、注意哪些问题等,以确保操作质量,减轻患者的痛苦、减少并发症。比如,做肝功能检查为什么需要空腹抽血,为什么手术当天早晨需禁食等。

3.围绕患者存在的问题提出指导和建议

根据患者的实际文化素质,尽量用通俗易懂的话语告诉患者解决问题的方法,给出具体指导方案,使患者明确自己现阶段应如何做,怎样做。比如,产妇分娩之后,补充营养对其本人身体的复原以及乳汁的分泌都是必需的和有益的。但有些产妇为了恢复体形而盲目节食造成的后果将不堪设想,护理人员就应帮助产妇走出这个误区,从营养学和生理学的角度建议产妇采用合理的产后膳食。

(六)沉默的技巧

沉默本身就是一种信息,是超越语言力量的一种沟通方式。沉默可具有多重表示意义,比如赞美、默认、同情、震慑、毫无主见、决心已定、抗议、保留意见、心虚、附和等。可见,沉默表现的空间之大,寓意之广。在特定情况之下,沉默的表达效果是语言表达所不能及的。恰当地使用沉默技巧,对患者的治疗会产生意想不到的良好效果。

(1)在护理工作中沉默可以起到如下作用。

①有助于患者宣泄情感,使其感到自己受到了尊重。

②让患者觉得对方在认真专注地听他诉说,产生一种满足感。

③遇到棘手问题时,护理人员可以通过片刻沉默整理思绪,为解答患者提出的问题以及选择合适的交谈方式做好准备。

④患者也可以在沉默中考虑自己的问题,以及考虑需要进一步询问的问题。

(2)主动打破沉默:护理工作中,护理人员要学会主动打破沉默。常用的话语可随机选择,比如:"如果此时你不愿意回答这个问题那就不勉强了;如果需要我的帮助,请一定告诉我,好吗?""你怎么不说了,能说说你现在的感觉吗?""能详细说一下你对这些问题的看法吗?"当发现患者欲言又止时,护理人员应灵活应变:"接着说,你说得很好啊,还有什么不清楚的也说出来吧。"

(七)安慰的技巧

安慰性语言是对患者心理上和精神上的支持,常具有雪中送炭的作用,能给患者带来安全和温暖。我国古代的传统医学中就有语言开导疗法:"导之以其所便,开之以其所苦。"这是指劝导患者安心调养,并提出治疗的具体措施。解除患者畏难、恐惧以及消极的心理,使其积极主动地与病情作斗争,从而彻底治愈疾病。当今社会,心理疾病日益增多,有些疾病用药物治疗效果往往不佳,需要靠语言来治疗。而且,现代护理观强调以人为本的理念,所以更应重视用语言安慰患者。安慰患者时仅凭着热情和善良是不够的,还要讲究一定的方式、方法。

1.对身患绝症的患者

护理人员在面对身患绝症的患者时,经常为如何表达自己的感情而犯难。"别担心,一切都会好的。"当人们说这话时也知道患者的病已无药可救。事实上应更现实一些,可以这样问候患者:"你感觉怎么样,我能帮你做些什么?"这样就表达出当他需要你的时候,你就会在他身边的信息。同时,不能惧怕与患者有身体接触,轻轻拍打一下患者的手或主动拥抱一下患者,胜于言辞。

2.对危重患者

不应过多地谈论病情和治疗情况。这时患者已背上了沉重的包袱,护理人员再谈及过多,势必会雪上加霜。所以不妨谈谈患者关心或感兴趣的事。比如新闻、喜事、好消息,以此来转移患者的注意力,使其精神愉快,这样有利于患者的康复。

3.对于老年患者

目前我国已进入老龄化社会,对患者的安慰不可忽视其老龄化的特点。面对老年患者时尽量不要谈论死亡,不要提及儿女,尤其是对儿女不孝的老年患者。要特别尊重他们,尽量能像儿女一样关心体贴他们,让他们感受到家人般的温暖。

4.对于残疾人

残疾人由于多种原因,长期脱离社会,生活单调,大多有自卑、自怨、自弃、孤独、性情急躁等心理特点。因此,安慰他们时要小心谨慎,避免使对方产生护理人员在怜悯他的感觉。多说些积极向上,具有鼓励性的话语,运用正性激励的方法,多列举残疾人与病痛作斗争的事迹,唤起患者重新生活的信心和勇气。

5.对于不幸的人

在与不幸的人相处时,要记住自己所扮演的角色是支持者和帮助者,谈话内容应集中在对方的情感上,而不应该只讲自己的问题。不应以朋友的不幸为由来诉说自己的类似经历。

6.对患者家属

患者家属既是患者的照料者,又是其精神上的依赖者,还是患者的代言人。他们可以在患者面前表现得镇静、坚强,做出一副若无其事的样子。但其实他们往往承担着更沉重的压力,既痛苦又无助,若安慰不当反而会勾起其辛酸。所以护理人员谈话不宜过于直白,可以多谈论些平常事,让他们放宽心,或做好思想准备,在这个时候千万不能对患者有任何微词。

7.对于死者家属

刚刚失去亲人的人,需要经历一段悲痛的时间,他们需要向别人倾诉感情和思念。这时不应该打断他们,而应该仔细地倾听,对他们的情感表示理解。劝慰时,要多劝其节哀,往远处想,不能武断地制止其哭泣。眼泪是一种宣泄痛苦的方式,只有把内心的苦闷发泄出来,精神压力才会消除,心情才会好转。

(八)反馈的技巧

反馈是言语交际的重要环节。没有反馈的言语活动只能是信息的单向输出,而交际永远是双向的、互动的。一个人发出了信息之后,他就会期待得到反应。比如患者问护理人员:"明天我要做手术了,今天晚上还有什么需要注意的吗?"这时护理人员应有所应答,否则,患者可能产生不痛快的心理。可以设想一下:你对同事说"今天的天气不错",对方毫无反应,你又问他"现在工作忙吗?"对方也无动于衷。遇到这样的冷遇,谁还会有兴趣再交流下去呢?

1.反馈的意义

正如我们需要接受反馈一样,我们同样需要做出反馈。反馈在语言交流中的作用如下。

(1)表达诚意。

(2)体现自身的涵养,是对说话人应有的礼貌和尊重。

(3)表达出接受信息者在交往时的态度是积极的。

(4)反馈是获得准确信息的保障:人们在交谈时需要不断的反馈来验证听众是否听懂了内容。

(5)反馈是控制语言交际活动向良性循环方向发展的必要条件:在护理工作中,也许患者会滔滔不绝地向护理人员咨询问题,可这时可能还有很多患者在等着你去为他们服务。遇到这种情况,护理人员可以频频看手表,显出一副焦急不安的神情,或者直说"对不起,还有其他患者等着我去照顾呢,等我忙完了,再跟您谈好吗?"如果不向患者说明原因,扭头就走的话,患者可能会误解护理人员的态度不好,致使双方交往不愉快,甚至可能影响护理人员与患者之间的关系。

2.加强反馈效果的方法

(1)反馈的时间要及时:比如对于患者要询问的问题,最好能及时准确地告诉他,以免患者胡思乱想,增加心理负担。

(2)反馈的内容要准确:对所反馈的信息要做出必要的补充和说明,使反馈的信息真实可信,言简意赅。

(3)反馈的方式要得当:①判断式反馈:"你这样做真的很勇敢。""你做得太好了。"②回避式反馈:"小刘,我们不谈这个好不好?"然后转换话题:"听说最近你的论文发表了,恭喜你。""明天,真不巧,我明天正好有几件事要办,以后再说吧。"③慰藉式反馈:"家家都有一本难念的经,你的确很不容易。"用这些反馈的技巧,可以帮助我们把握交际的主动权。

三、语言交流中的礼貌用语

尊重别人和被别人尊重,是一个民族的文化素养和社会的进步的标志。尊重体现在语言中就是礼貌用语。经常使用的礼貌用语有以下几种。

1.称谓语

称谓语是见面时的招呼用语。在社交语言中,称谓语是"先行官",它能反映人与人之间的特定关系,反映相互之间的尊重程度。在社交中,人们对称呼是否恰当十分敏感,尤其是初次见面,称呼往往可以影响交际的效果。对各种身份不同的人在称谓上有严格的规则,如:对德高望重者称为"先生"、"前辈"等;对职位显赫者常以其职位相称,如"局长"、"经理"、"主任"等;一般在公共场合称"同志",它不分年龄、职业、新知还是故友,称同志既严肃又不失礼。现在,"先生"、"小姐"、"女士"的使用也日渐增多。称谓语的使用,可以使双方的关系、身份比较明确,以方便交谈和使感情融洽。

2.问候语

问候语是人们见面时常用的一种寒暄用语。诸如"您好!""早上好!""晚上好!"等。这种问候语简单明了,听起来亲切、自然。初次相识,说一声"您好!""见到您很高兴!"就可以减少人们之间的陌生感,使关系很快地融洽起来。恰当地使用问候语,不仅能让人感到舒心,还可以缩短人与人之间的心理距离。另外,在使用问候语时,还应注意语气和音调。

3.祝贺语

祝贺语是指节日或别人有喜庆之事时的用语。祝贺语大都因庆祝的内容而定,如"祝您节日愉快!""祝您生日快乐""祝比赛获奖!""恭喜发财!"等。恰当地使用祝贺语,既可以增添喜庆气氛,又能表达良好的祝愿,为合作成功和建立友谊奠定良好的基础。

4.感谢语

感谢语是得到别人帮助时的致谢用语。只要得到了别人的帮助,不论帮助的事情是大是小,都应该真心实意地致谢,如"谢谢,麻烦您了!""非常感谢您的帮助!"等。使用感谢语,可使对方感觉到自己的一番好意被别人领受了,而且得到了回报,因而非常愉悦。在说感谢时,应该以热情的目光、注视对方。

5.道歉语

道歉语是把自己内疚的心情说出来,以求得对方的谅解。"人生在世,孰能无过?"如果一个人的行为给别人带来麻烦或不便,或在人际交往中言行举止有失礼的情况,应及时地向对方表示歉意。诸如"请原谅!""对不起!""请多多包涵!""打扰您了!"等。当出现过错时,使用道歉语,可以对消除隔阂、弥补感情上的裂痕或增进友谊起积极作用。敢于道歉是胸怀开阔、虚怀若谷的表现,切不可顾及尊严和面子,对自己的失礼言行漠然处之。

6.征询语

征询语是在征求他人意见时的用语。在某些情况下,直抒胸臆地表达自己的想法和意见,可能致使对方无法回答或不好接受;使用征询语,既能清楚地表达自己的意思,又能给对方留出选择的余地,从而获得比较满意的效果。比如"我能为您做点什么吗?""您对我的看法有意见吗?""如果没有什么不便的话,我看看可以吗?""您不介意的话,能给我一张名片吗?"等。

7.推托语

推托语即在推辞、谢绝时使用的用语。在人际交往中,人们总会遇到一些为难的事情,不得不使用推托语进行谢绝。但在使用推托语言时,需要注意语言的礼貌性。如"对不起,让您失望了!""很抱歉,我实在无能为力!""您的一番心意我领了,但东西我不能收。"只要推托语使用恰当,即使对方被拒绝,仍能觉得你是一个通情达理的人,也不至于伤了彼此之间的感情。

8.告别语

告别语是与人会晤或拜访他人结束及与对方分别时所用的礼貌用语。如"占用您这么长时间,真不好意思。""不早了,您该休息了。"告别时最好用简洁的语言把此次交流概括一下,如"认识您很高兴,来日方长,有机会再来拜访。"使用告别语可以进一步强化已经形成的良好关系,并能给人留下深刻的印象。

总之,礼貌用语是建立良好人际关系的基础,恰当地使用礼貌用语,可使社交场合变得友好、融洽,人与人之间的关系也会更和谐、完美。

四、语言交流中的用语禁忌

医护人员的语言美,不仅涉及修养、医德问题,而且直接关系到患者的生命与健康。在护理工作中,护理人员不但需要明白该说什么、怎样说,而且还应谨记什么不该说、不该采用什么方式说。面对患者时,不可使用呵斥的语气,如"把衣服撩起来,别磨磨蹭蹭的,耽误时间",更不可进行恶意的责骂,如"没钱就别来医院看病"等。这些不文明的语言都是护理工作中的禁忌。

因此,医护人员一定要重视在临床工作中的语言作用,不但能够善于使用美好语言,避免伤害性语言,而且要讲究与患者的沟通技巧。常言道:良言一句三冬暖,恶语伤人六月寒。护理人员在护患沟通中应该避免伤害性语言,应以恰当的方法、良好的态度和深厚的语言修养赢得患者的信任,树立医护人员在患者心目中的良好形象,更好地为患者服务。

在护理工作中应避免使用以下语言。

1.指责

责怪患者或家属。比如:怎么病得这么厉害才来医院看病啊;小孩拉肚子肯定是在家吃了不干净的东西。

2.压制、冷漠

不允许患者提出意见或合理的要求。比如:你要有意见,就出院;你有意见,到院长那里去提也没有用。对患者缺乏必要的解释和说明,语调冷漠会使患者处于拘谨和不满的状态。

3.威胁

使用威胁语言迫使患者屈服,对治疗不做解释工作,只预示不良后果,以威胁使患者服从。比如:你的住院费用不够,不能及时缴纳的话,耽误了治疗我可不管;你不愿抽血,后果自负。

4.挖苦

用尖酸刻薄的话讥笑患者。比如护理人员挖苦喝酒的肝炎患者:你再多喝一点酒,肝炎会好得快些。

5.讽刺

用含蓄的话指责、讽刺患者,或者用比喻、夸张的手法对患者的行为进行批评或嘲笑。

6.过多使用专业术语

过多地使用专业术语会导致患者理解困难。比如护士对一位肾炎患者进行症状评估时,可能会问"您便秘吗?"不如问"您大便次数少、排便困难吗? 几天一次?"更明了易懂。给一位换药患者摆体位时,嘱咐患者"来,颈项抬高",若改为"您把头稍仰起来些,好吗?"则患者更易于理解。

7.方式欠灵活

护士交谈采用千人一律的方式会导致交谈效果不理想。实际上,面对不同年龄、不同性别、不同文化背景的人采用的交谈方式都是不一样的。对小孩要和声细语像姐姐、阿姨,对老人应关怀体贴像亲人、儿女。

8.说话含糊其辞

有些护理人员说话含糊,对患者的询问闪烁其词。如"我不清楚,你去问医生吧"或者"做手术有危险,不做也有危险,你自己拿主意吧"等。这会影响信息的准确性,增加患者思想负担,应尽量避免。

第四节　语言沟通的过程和需求

一、语言沟通的过程

语言沟通是一个完整的过程,一般要经过准备、启动、展开、结束四个阶段。

(一)准备阶段

护理专业性交谈是一种有目的的交谈,是打开与服务对象沟通的第一扇大门,能进一步收集资料,从而为有效沟通交流奠定基础,这并非一件容易的事情。KrisCole 曾经说过:"你只有一个机会创造良好的第一印象,不论好与坏。第一印象往往是很顽固的,它能在最初给人以很大的影响,乃至于长期都不会改变。"因此,为了达成护理的目标,使交谈获得成功,护理人员在交谈之前应做好充分的准备。

1.资料准备

交谈之前首先要明确要交谈的对象和交谈的目的,然后确定交谈的主要内容。护理人员与入院患者进行交谈,要根据患者的病情和入院时间选择交谈的时间和内容。如果有必要,可以列一份交谈提纲,使护患双方的交谈都能集中在同一主题上,也可以避免谈话时漫无边际,以致漏掉必须收集的资料。

2.护理人员准备

交谈之前护理人员要做好形象上与心理上的准备。良好的个人准备能给患者一个良好的第一印象,无形中就能拉近护患双方的距离。护理人员要衣着得体,举止端庄,态度随和,使患者产生信任感。在某些情况下要求护士上班时必须化淡妆,以显示对患者的尊重。同时还要收集一些有关患者的信息,比如通过阅读病例了解患者的现病史、既往史、治疗史及本次入院的原因等,也可以向其他医务人员或患者家属了解一些情况。

3.患者准备

要考虑到患者的身体状况来设定交谈的时间,尽量排除由于患者本身带来的一些影响因素。交谈前应帮助患者解决口渴的问题、排便的问题及休息的问题等。

4.环境准备

在进行有目的的交谈时,要尽量优化环境,以增进沟通效果。首先要保持环境安静,以免患者的注意力被分散,收音机与电视机等音响要关掉;其次要为患者提供环境上的"隐私性",门窗关好,必要时要用屏风遮挡;交谈时还要避开治疗和护理的时间。另外,交谈时护士最好关掉手机,谢绝会客等,以达到预期的沟通效果。

(二)启动阶段

交谈的启动是交谈双方形成"第一印象"的关键时期,如果没有启动就不能完成交谈,所以在交谈开始时,可以先使用一些问候语、寒暄语等,以礼貌、热情的态度开始。

1.启动阶段交谈的作用

通过初步交谈,可以给对方留下良好的第一印象,建立起彼此间的了解和信任;通过初步交谈,能调动对方说话的热情,以便使双方的交谈得以进行并顺利转入主题,通过初步交谈,还可以了解对方的一些基本情况,以便在下一步谈话中不触及对方的忌讳或隐私,从而使交谈更加愉快和顺利;确立谈话的基调,即以什么样的身份、什么样的态度和方式与对方谈话;在比较亲热的问候、寒暄的氛围中,通过初步交谈,可减轻对方的焦虑与紧张。

2.启动阶段交谈应掌握的基本原则

(1)树立自信心,克服胆怯和害羞心理。

(2)秉持真诚和尊重的态度,创造良好的谈话氛围。

(3)寻找双方都感兴趣的话题,调动双方谈话的积极性。

(4)使用日常生活中的"平常话"是启动阶段交谈的最佳途径。

3.启动阶段交谈的注意事项

(1)问候语和"平常话"要恰当:在交谈的启动阶段,一般所说的都是一些问候语和"平常话",比如:好久不见,你好吗;这儿的天气比您那儿冷多了吧;您穿的这套衣服款式真好,您穿上它真漂亮;您今天气色不错;您看了昨晚的足球赛了吗。启动阶段的平常话可以是有关对方的兴趣、职业、爱好、时政新闻、日常生活琐事、大家都关心的话题或是赞美对方的话。需要注意,问候语要符合情境习惯,强调与对方的关联性,不可随心所欲,漫无边际。涉及感情、婚姻、收入和个人信仰等隐私的平俗话尽量不要问,否则有窥探个人隐私之嫌。如果因护理需要,确实需要对方提供敏感信息时,应事先讲明原因。

(2)态度要温和、自然:温和、自然的态度,关切的方式,有助于取得对方的喜欢和信任,建立一种融洽的关系,是成功谈话的良好开端。

(3)有礼貌地称呼:要根据对方的年龄、性别有礼貌地称呼,这会给人以亲切感,拉近双方的心理距离。

(4)适可而止:启动语言是谈话的开始,只是为了引导对方的谈话,而不能无休止地"启动"下去,否则会影响主题的展开,从而达不到交谈的目的。

（5）调整好关系：交谈双方都期望以一种对等的关系互通信息，高人一等会遭到对方心理上的排斥。

（三）展开阶段

护士运用各种方法启动交谈后，接下来就要考虑如何将交谈全面展开，转入主题。此时，护士要做好各种充分的准备，有知识准备、内容准备和时间安排等。交谈的内容大多涉及疾病、健康、环境、护理等实际问题。

1.转入主题常用的方法

在交谈启动之后，就需要将话转入主题。下列转入主题的几种常用方法可供借鉴。

（1）因势利导：谈话开始，一般都是互相问候，谈论生活中的一些琐碎小事，但此类内容不能说得太多，太多会使对方觉得乏味。因此在适当的时候，就需将谈话转入正题。这也可以从一些与主题有关的生活小事谈起，以防止交谈对象感到内容来得太突然，然后因势利导，逐渐把交谈引入正题。

（2）暗示：在交谈时，如果出现对方谈话离话题太远的情况，而时间又有限，这时就需要用暗示的方法启发对方回到正题。如简短的插话或展示以及交谈与正题有关的物品等。

（3）提问：提问可以把对方的思路适时地引导到某个话题上来，同时还能打开场面，避免僵局。提问首先要有所准备，不要提出令对方难以应付的问题，比如超过对方知识水平的学问、技术问题等。也不可询问别人的隐私，如财产、夫妻感情、对方爱人的相貌以及其他公众忌讳的问题。其次，还要注意提问的方式，不可连续发问，这会令对方难以应付。

2.护士展开交谈应把握的内容

（1）灵活运用各种交谈策略：展开交谈时，须根据实际情况灵活运用各种交谈策略。当对方在诉说时，护理人员要认真倾听，通过核对表示自己对对方所说问题的关注，对不清楚的地方要采取恰当的提问方式，同时还要给予适时的回应，要能站在对方的角度上理解其感受。护理人员在给患者进行治疗性操作或护理时要阐述操作的原理、目的、注意事项等。要常鼓励患者积极与病痛作斗争，增强其战胜疾病的信心。在患者悲伤或情绪不佳时可采用沉默的方法使其安静下来。

（2）围绕交谈目标展开交谈：在交谈过程中，护理人员需要想办法创造和维持和谐、融洽的交谈气氛，围绕中心目标，整理好交谈内容的主次，按照目标引导谈话，让患者无所顾忌地将自己的真实想法和感受和盘托出。另外，护理人员在交谈过程中还会发现一些新问题，此时应及时地对谈话内容进行适当的调整。可以改变原来的主题，了解一些新的问题，以便及时解决这些问题。患者与护理人员交谈时，说得最多的是患病的经过、主要的不适、询问目前治疗的效果、需要住院时间的长短,所以要求护理人员具有良好的应变能力和丰富的经验,能及时巧妙地转换话题,达到交谈的主要目的,获取需要的信息和资料。

(3)有效控制交谈时间:与患者正式交谈,多是为了获取医疗动态信息,往往有明确的交谈目的,比如询问病史、家族史、疾病的特征性症状和体征等,从而为下一步的检查、诊断、治疗收集资料,切忌漫无目的地谈论患者感兴趣的事,而必须紧扣主题、控制交谈时间。

(4)注意交谈的立场:由于交谈的内容是固定的,而交谈又受到时间的限制,所以在与患者交谈过程中,如果处理不好谈话的立场,就容易使患者误解为护理人员缺乏耐心和同情心。

(5)做好相关记录:是否记录交谈内容是正式交谈与非正式交谈的重要区别之一。这种记录具有真实性,可与病历一同保存,具有法律效力。

(四)结束阶段

在语言交流过程中,如何启动交谈是一种艺术,怎样结束交谈也是一种艺术。实践表明,一个不恰当的谈话结尾给人留下的常是失望和不快,而一个巧妙适宜的结尾给人留下的则是留恋和美好的回忆。为使交谈有一个好的结尾,在结束交谈阶段,应该注意以下几个方面的内容。

1.把握时机,见好就收

护理人员与患者的每次谈话,都会有一个很自然的终止点,即双方都感到目的的达成、话题说尽之时。恰当地结束交谈,是交谈中不可忽视的最后一步。当双方谈话的中心内容已近尾声时,护理人员要善于把握时机,及时总结谈话的内容并与患者交换意见,感谢患者的配合和支持,为下次交谈奠定基础。否则无休止地谈论一些与主题无关的问题,会使双方感到疲乏和厌倦,这会冲淡交谈的效果。

2.言简意赅,重复主题

在交谈结束时,为强调谈话的内容,使双方谈话的主题达成共识,可以把主要内容言简意赅、重点突出地重复一下,切忌太啰嗦,顺利结束交谈。

3.再次交谈,做好铺垫

在与对方交谈时,有时一次交谈,可能无法达到预期效果,在这种情况下,当交谈接近尾声时,可以为再次进行进一步的交谈做一些铺垫工作,可以约定下次交谈的时间、地点和内容等。

4.正式交谈,做好笔记

正式的护理专业性交谈,比如询问病史、护理评估、治疗性交谈等,在结束交谈后,应及时做好正式笔记。如果需要在交谈中边谈边记,则应向对方做出必要的解释,以免引起对方不必要的紧张。

5.勿忘询问,客气结束

在谈话结束时不可忘记询问对方是否还有其他什么事等,如问"还有别的什么事吗?"这样既能防止谈话内容遗漏,又能显得友好、亲切和对对方的关心。结束交谈时,还应站起身,讲一些必要的客气话,道别时要认真而诚恳,以建立友谊,彼此留下一个美好的交谈结局,比如:多谢您的帮助;占用您这么多的时间,真是不好意思;给您添麻烦了。

以上是正式的护理专业性交谈的完整过程。实际上,现实中的交谈过程要比这个过程简单一些,随机性要大一些,往往没有明确的阶段划分,有时甚至可能只有几句话或者是十分简单的问答,内容也非常简单。所以,护士在与对方进行交谈时要灵活应变,不可死板地拘泥于这四个阶段的划分。

二、语言沟通的要求

语言沟通是指可理解的语言信息在两人或两人以上的人群中传递或交换的过程。对于护理工作者来说,整个护理工作都与语言沟通有关。语言是护患双方信息沟通的桥梁,是双方思想感情交流的纽带,语言交流在护患交往中占有最重要的位置。语言交流作为一种表达方式,随着时间、场合、对象的不同,而能表达各种各样的信息和丰富多彩的思想感情。了解语言沟通的各项原则和特点,对护理工作者的工作有很大的帮助。

许多人害怕与人交谈,唯恐自己无言以对,而对别人说的话一个字也听不进,结果反而使得谈话更难以进行。所以在与人交谈时要有自信,不可惊慌失措。同时也要注意倾听,做个忠实的听众。谈话本身包括说和听,不可口若悬河地掌控着整个谈话,要给对方发表意见的机会。也要全神贯注地聆听对方的讲话、不要轻易打断,以示尊重对方。护理人员只有通过仔细聆听患者的讲话,才能更透彻地了解其病情和要求,才能让患者满意。

如果想参加他人的谈话,应该事先打一声招呼。若别人正在进行个别私下交谈,不可凑上去旁听,那是很不礼貌的。如果有事找正在谈话的人,应站在一旁稍等,让别人把话说完,然后先表示歉意,告知自己要同某位先生或女士讲几句话。如果发现有第三者要参加谈话,应以微笑、点头或握手等表示欢迎。如果谈话过程中有人来找或有急事需要离开,应向双方解释清楚并表示歉意。

(一)语言沟通中的原则要求

交谈的基本原则是尊敬对方和自我谦让,具体要注意以下几个方面。

1.态度诚恳亲切

说话时双方的态度是决定谈话成功与否的重要因素,因为谈话双方在谈话时始终都相互观察对方的表情和神态,反应极为敏感,所以谈话时一定要给对方一个认真、和蔼、诚恳的感觉。

2.措辞谦逊文雅

措辞的谦逊文雅体现于两个方面:一是对他人要多用敬语、敬辞;二是对自己则应多用谦语、谦辞。谦语和敬语是一个问题的两个方面,谦辞对内,敬语对外,内谦外敬,则礼仪自行。

3.态度和气,语言得体

交谈时要亲切自然,充满自信。态度要和气,语言表达要得体。手势不可过多,谈话距离也要适当,内容一般不可涉及不愉快的事情。

4.语速平稳,语音、语调柔和

交谈时陈述意见的语速要尽量做到平稳中速。一般而言,语音、语调以柔和谈吐为宜。一般问题的阐述应该使用正常的语调,保持能让对方清晰地听见而又不引起反感的高低适中的音量。语言美是心灵美的外在表现,有善心才能有善言。因此要掌握柔言谈吐,首先需加强个人的思想修养和性格锻炼,同时还应注意在遣词造句、语气语调上的一些特殊要求。比如应注意多使用谦辞和敬语,忌用粗鲁污秽的词语;在句式上,应少用否定句,多用肯定句;在用词上,应注意感情色彩,多用褒义词、中性词,而少用贬义词;在语气、语调上,要亲切柔和,诚恳友善,不可以用教训人的口吻或摆出盛气凌人的架势。交谈时要有眼神交接,带着真诚的微笑,微笑能增加语言的感染力。

5.谈话要掌握分寸

在人际交往中,哪些话该说,哪些话不该说,应该怎样说才更有利于达到人际交往的目的,这是在交谈中应特别注意的问题。一般来说,善意、诚恳、赞许、礼貌、谦让的话应该说,且应该多说,恶意、虚伪、贬斥、无礼、强迫的话不应该说,因为这样的话只会造成冲突,破坏已有的关系,伤及双方感情。有些话虽然是出于好意,但如果措辞不当,方式方法不妥,好话也可能引出坏的结果。所以语言交际必须对所说的话进行有效控制,只有掌握说话的分寸才能获得较好的效果。

6.交谈注意忌讳

一般交谈时应坚持"六不问"的原则。年龄、婚姻、住址、收入、经历、信仰等,都属于个人隐私,在与人交谈时,不可好奇地询问,也不要问及对方的残疾和其他需要保密的问题。在谈话内容上,一般不可涉及疾病、死亡、灾祸等不愉快的事情;不谈论荒诞离奇、耸人听闻、黄色淫秽的事情。与人交谈,还要注意亲疏有度,对"交浅"者不可"言深",这也是一种交际的艺术。

7.交谈要注意姿态

交谈时除了要注意语言美、声音美之外,姿态美也很重要。首先应做到双方应互相正视,互相倾听,不可东张西望,左顾右盼。交谈过程中眼睛不可长时间地盯住对方的某一位置,这会令其感到不自在。交谈姿态不可懒散或面带倦容,乃至哈欠连天,也不可做一些不必要的小动作,比如玩指甲、弄衣角、搔脑勺、抠鼻孔等。这些小动作显得猥琐、不礼貌,也会令人感到对方心不在焉,傲慢无礼。

8.保持适当的距离

说话通常是为了与别人沟通思想,要达到这一目的,首先必须注意说话的内容,其次也须注意说话时声音的轻重,使对方能够听明白。在说话时必须注意保持与对话者的距离。说话时与人保持适当的距离也并非完全出于考虑对方能否听清自己的说话,另外还有一个怎样才更合乎礼貌的问题。从礼仪上讲,说话时与对方离得过远,会使对话者误认为你不愿向他表示友好和亲近,这显然是失礼的。但如果在过近的距离与人交谈,稍有不慎就可能把唾沫溅在对方的脸上,这是很令人讨厌的。有些人因为有凑近和别人交谈的习惯,也明知别人顾忌被自己的唾沫溅到,于是先知趣地用手掩住自己的口。这样做又形同"交头接耳",样子难看且不够大方。因此,从礼仪角度讲,一般保持一两个人的距离最为适合。这样既能让对方感到亲切,同时又保持了一定的"社交距离",在常人的主观感受上,这也是最能令人感到舒适的。

与人保持适当的距离就是控制自己的"界域"。"界域"主要受双方关系状况决定和制约,同时也受到交往内容、交往环境以及不同文化、心理特征、性别差异等因素的影响。美国西北大学人类学教授爱德华·T·霍乐博乐博士在他的《人体近身学》中提出了广为人知的四个界域:亲密距离、个人距离、社交距离、公众距离。

(1)亲密距离:距离在 0.15m 之内或 0.15~0.46m 之间,是人际交往的最小距离,适于亲朋、夫妻和恋人之间拥抱、搂吻,但不适宜在社交场合、大庭广众面前使用。

(2)个人距离:其近段距离在 0.46~0.76m 之间,适合握手、相互交谈;其远段距离在 0.76~1.2m 之间,普遍适用于公开的社交场合,这段距离可使别人自由进入这个交往空间交往。

(3)社交距离:主要适用于礼节性或社交性的正式交往。其近段距离为 1.2~2.1m 之间,多用于商务洽谈、接见来访或同事交谈等。远段距离在 2.1~3.6m 之间,适合于同陌生人进行一般性交往,也适合领导同下属的正式谈话,高级官员的会谈及较重要的贸易谈判。

(4)公众距离:近段距离在 3.6~7.6m 之间,远段距离则在 7.6m 以外,它适合于作报告、演讲等。

9.及时肯定对方

在谈话过程中,当双方的观点出现类似或基本一致的情况时,谈话者应迅速抓住时机,用溢美的言词肯定这些共同点。赞同、肯定的语言在交谈中往往能产生异乎寻常的积极作用。当交谈一方适时中肯地认同另一方的观点时,会使整个交谈气氛变得活跃起来,陌生的双方从众多差异中开始产生了一致感,进而就十分微妙地拉近了心理距离。当对方赞同或肯定自己的意见和观点时,己方应以动作、语言进行反馈交流。这种有来有往的双向交流,更易于双方谈话者的感情融洽,从而为达成一致协议奠定良好的基础。

(二)语言沟通中的禁忌要求

(1)切忌在公共场合旁若无人地高声谈笑,或者我行我素地高谈阔论,而应顾及周围他人的谈话和思考。

(2)切忌喋喋不休地谈论对方一无所知且毫不感兴趣的事情。

(3)应避开疾病、死亡、灾祸以及其他不愉快的事等话题,以免影响情绪。

(4)不要问过于隐私的问题,比如询问女性的年龄、是否结婚等,这都是很不礼貌的行为。

(5)不要在公开社交场合高声辩论,也不要当面指责,更不可冷嘲热讽。

(6)不要出言不逊、恶语伤人。

(7)切忌在社交场合态度傲慢、夸夸其谈、自以为是、目空一切。

(8)切忌与人谈话时左顾右盼,注意力不集中。

(9)谈话时不要手舞足蹈。

(10)谈话前忌吃洋葱、大蒜等有刺激性气味的食品。

第七章　护理工作中的非语言沟通

第一节　非语言沟通的概述

一、非语言沟通的概念

非语言沟通是指以仪表、举止、表情、体态、距离等非语言信息作为沟通媒介进行的信息传递和情感交流。在人际交往中,非语言沟通往往比语言沟通更为重要。美国著名的人际关系专家艾伯特·梅热比提出这样一个公式:

信息接收的全部效果＝语言(7％)＋语音(38％)＋非语言信息(55％)

二、非语言沟通的特点

非语言沟通之所以在人际沟通中具有不可替代的特殊地位,是由其自身的特点所决定的。

1.真实性

非语言行为比语言行为更能真实地传达信息的含义。在语言沟通中词语的选择可以有意识地控制,而非语言行为常常是无意识的。在某种情况下语言信息和非语言信息会传递不同的、甚至矛盾的信息,此时,人们常通过非语言行为来判断说话者的真实用意。所以,非语言行为通常是一个人的真情流露和表达。

人做了亏心事或偷了东西,总显得心神不定、六神无主或鬼头鬼脑;撒谎时,常常会不自主地出现摸头发、摆弄手指等非语言行为,显示出其内心的不安。著名心理学家弗洛伊德说:"没有人能保守秘密,如果他的嘴保持沉默,他的指尖却在喋喋不休地说着,他浑身的每一个毛孔都渗出对他的背叛。"

2.自然性

语言是人类为了交流与沟通而产生的,它需要通过一定的学习才能掌握。非语言沟通是社会活动中,通过观察、参与就可以获得的,并不需要付出多大的主观努力去学习。现实生活中,运用非语言行为进行沟通是每个人都具有的能力。

如一个人在说话时不自主地做手势、点头、微笑等动作,可增强沟通效果;几个月的婴儿就知道通过观察别人的表情来作出恰当的反应,当人们向他们微笑时,他们也会微笑,当人们对他们表示愤怒时,他们就会啼哭或恐惧;久别的朋友相见时紧紧拥抱、泪流满面,以此来表达互相的思念之情等等,这些都是非语言在交流中的自然流露。

3.情境性

非语言沟通与所处的语言环境有密切的关系。同样的语言符号在不同的环境中,含义不尽相同。有时,同一个非语言行为,由于理解的角度不同,在实际运用中容易造成曲解和误会。

如微笑可能是表示友善,可能是掩饰紧张,也可能意味着满不在乎或是在想象愉快的事情;沉默对一个人而言可能是他表达气愤的方式,而对另一个人则可能是感到困窘或对某事没兴趣的表示。

4.生动性

非语言沟通是人们直接感受到的,它比语言的抽象层次低,更能生动地表达人的思想感情。口头语言我们只能听到,书面语言我们只能看到,而非语言信号则可以被看到、听到、触摸到和用心去感受到。当一个被救治后痊愈出院的患者,内心充满感激之情,紧握医护人员的手来道别时,虽未开口讲话,但医护人员早已感受到并深深理解患者的感激之情。

5.差异性

运用非语言沟通要考虑到种族、地域、历史文化、风俗习惯等影响。虽然体态语言有一定的通用性,但不同的民族文化都有自己独特的体态语言。

在美国食指和大拇指搭成圈,剩下的三个指头分开向上伸直,表示"OK"即"同意"的意思;而在巴西,这一手势表示"肛门",如要表示"OK",则握紧拳头,向空中伸出拇指。俄国人把手指放在喉咙上表示吃饱;日本人做此动作却表示被人家"炒了鱿鱼"。可见不同民族、不同文化背景的人在一起交谈,要充分了解不同体态语言表示的含义,才能保证沟通顺利进行。

三、非语言沟通的作用

1.表达情感

非语言沟通的首要作用是表达情感,人们的喜怒哀乐都可以通过非语言形式表达。在护理实践中,由于疾病的影响或在特定的环境下,护士与患者及其亲属常常通过非语言形式沟通,一个眼神、一个动作就能表达他们内心的状况。如护士紧紧握住分娩产妇的手表示安慰;亲属在患者的病床边紧皱眉头、不停地搓手,表达了内心的紧张与焦虑。如朋友久别重逢,紧握对方的双手、紧紧拥抱对方,以此来表达激动、愉悦的心情。站在危重患者床边的家属,紧皱眉头,满眼泪水,表达出的是其内心的痛苦紧张和焦虑。

2.验证信息

它是指人们在运用语言行为进行沟通时,往往有词不达意或词意难尽的感觉,因此需要运用非语言行为对语言信息进行弥补,或对言词的内容加以强调,从而使自己的意图得到更充分、更完善的表达。对于患者来说,医院陌生的环境会使其谨慎和不安,因此会特别留意周围的人和物,对医护人员的非语言行为更是敏感。如有些肿瘤患者想知道疾病的严重性,他们会通过有意观察医护人员和家属的面部表情和行为来获取线索。同样,医护人员在观察患者时,也应注意其语言和非语言信息表达的情感是否一致,从而掌握患者的真实情况,实现有效沟通,提高服务质量。

3.显示关系

沟通信息包含内容含义(说什么)和关系含义(怎么说)两个层面。内容含义的显示多用语言信号,关系含义的显示则较多地依靠非语言信号。

在护患沟通中,当护士靠近患者坐着,这种交谈方式显示了双方平等的关系。当医护人员站着面对躺着的患者说话时,往往显示医护人员对患者的控制地位。但在其他场合这种关系含义可能恰恰相反,例如师生沟通中老师坐着而学生站着,正好显示了老师对学生的控制地位。护士开会时,往往年资高、职称高的老护士坐在第一排,年轻的护士和实习护生坐在第二排,这种身份地位的关系显示,靠的是非语言信号。和蔼体贴的表情向他人传递了友好的相互关系,而一副生气和呆板的面孔则向他人传递了冷漠和疏远的关系。因此,非语言沟通在维系医护人员与患者及其家属之间的良好关系方面有着不可低估的作用。

4.补充替代

非语言沟通是语言沟通的补充和完善,在许多语言沟通无法准确表达的时候,利用非语言沟通可以达到更好的效果。而且不受民族、国家、语种以及特殊人群的限制,医护人员通过无声的语言不断地将自己的情感、态度、技术水平等信息传递给患者,使患者产生良好的感受,对疾病的诊疗、康复可以达到事半功倍的效果。

脑外伤引起的失语患者由于事发突然,患者往往不能接受失语的事实,而恢复语言功能的过程又很缓慢,所以有效的非语言沟通不仅有助于满足患者的身心健康,密切护患关系,更能有效地开展各种治疗护理,提高护理质量,有利于患者的早日康复。气管切开的患者由于不能开口说话,只能靠表情、姿势表达自己的感受,如口渴时舔嘴唇、饥饿时半张嘴的表情等。在医护工作中要结合语言与非语言沟通形式,并逐步教会患者使用非语言交流模式如手语、身体语言等,以缓解护患之间的沟通障碍。

第二节　非语言沟通的主要形式

　　非语言沟通的内涵十分丰富,包括身体语言、仪表表情、人际距离、身体接触、副语言等。恰当地运用非语言沟通,使之与语言信息相互结合、相互渗透、共同发挥作用,有助于建立良好的护患关系。在护理过程中,不仅护理人员需要正确运用非语言沟通技巧,而且要通过患者的表情、动作等非语言行为,真正理解患者所表达的内容,体会患者的真实感受。

　　非语言沟通的形式很多,概括起来有以下几种。

一、身体语言

　　身体语言即体态语言,也称作身势语,是以身体动作姿态表示意义的沟通形式。恰当的身体语言可以支持、修饰语义,表达出口头语言难以描述的情感,也可以表达肯定、默许、赞扬、鼓励、否定、批评等意图,促进护患之间良好的沟通。如果护理人员举止端庄大方,各种操作娴熟,必定会给患者留下美好的印象,消除患者的不良情绪,使患者产生亲切感与信任感,从而能够积极配合治疗和护理,达到护理治疗的目的。

　　身体语言主要包括身姿、手势和首语三种,在临床护理工作中,身体语言起着很重要的作用。对一个进入陌生环境的患者来说常常更多地根据护理人员的身体语言来判断与护理人员的关系和自己的病情。护理人员是平静地注视自己还是表情紧张,说话时漫不经心还是神情庄重,患者都能作出不同的判断。另外,患者向医护人员传递信息,也离不开身体语言。如某些患者的肌肉紧张、四肢抖动、烦躁不安、眼神呆板等,都是病情发生变化的信号和征兆,必须引起护理人员高度警惕。

(一)身姿

　　身姿是人们经常使用的姿势动作,它能在一定程度上反映个人的社会角色、文化教养以及心理状态。正常生活、工作中,为适应环境,人体会表现出各种各样的姿势,每种姿势也都会在一定程度上透露出一个人的健康状况、内心所想、情绪状态等信息。可以说身姿不仅仅是一个人美丑的重要衡量标准,更是一种无声的语言,用一种特殊的方式向人们传递着种种信息。身姿主要分为动态体态与静态体态两种:动态体态主要有走、跳、爬等;静态体态主要有立、坐、蹲、躺、卧等。

　　身姿可反映一个人文化修养,也是与患者建立沟通的渠道之一。因此护理人员要注意自己的坐、立、步态和持物等姿势。

(二)手势

　　手势是指人的双手及手臂所做的动作,是人类在漫长的进化过程中形成并发展起来的一种特殊沟通方式,是体态语言的主要形式,使用频率最高,形式变化最多,因而表现力、吸引力和感染力也最强,最能表达丰富多彩的思想感情。相比于其他沟通方式而言,手势具有应用范围广泛、表达内容丰富、能充分增强语言表现力和感染力强等特点。

1.手势的类型

科学研究表明,人类通过手势能够表达多种复杂甚至极其微妙的含义。从手势表达的内容和作用来看,手势语可分为情意手势、指示手势、象形手势与象征手势。

(1)情意手势:用以表达感情,使抽象的感情具体化、形象化。手势的"词汇"十分丰富,表达的感情也非常复杂,如招手表示致意,挥手表示告别,握手表示友好,摆手表示拒绝,搓手表示期待,合手表示祈祷,拍手表示称赞,拱手表示答谢,举手表示赞同,垂手表示服从,捶胸表示悲痛,两人击掌表示合作愉快,挥拳表示义愤,推掌表示拒绝,搓手表示紧张等。情意手势可以和语言配合使用,也可以单独运用。

(2)指示手势:用以指明时间、数目和具体对象所处的方位等情况的手势,其动作虽然简单,但是可以增强语言的表现力和感染力,使沟通对象感受到真实感和亲切感。例如,在向患者或家属介绍医院环境时,可辅以指示手势向患者说明与患者诊疗相关的地点。但是,使用指示手势时应切忌用手指点他人,这不仅是不礼貌的表现,还会引起不必要的误会。

(3)象形手势:用以模拟谈论对象的形状、体积、高度、大小等情况的手势,可以引起听众注意,使其对谈话内容产生具体而明确的印象。如形容一个人很胖时,可用双手比划成球形,形容一个人很高时,可以把手高高举过头顶,甚至踮起脚尖。这种手势常具有夸张的特点,运用起来往往与语言同步进行,在使用时只求神似。

(4)象征手势:常用以表现某些较为复杂的情感和抽象概念的手势,往往具有特定性和普遍性,以生动具体的手势和有声语言构成一种易于理解的意境,如讲故事、做演讲、辩论时配合的手势等。

2.手势的应用

手势形式变化最多,在身体语言中最具表现力,在护患沟通中使用频率最高。在语言不通或特定的情况下,手势几乎成了最主要的人际沟通方式。运用手势时应注意的事项。

(1)协调自然:用手势表情达意,应该是情意的自然流露,避免生硬造作、粗俗别扭的手势。在护患沟通中,护理人员手势的运用应该与沟通的内容、情感及护理人员的身份协调一致,力求得体自然、简练适度。手势要和有声语言相协调,不能说东指西,令人无所适从。手势还要和其他身体语言协调。

(2)恰到好处：运用手势，并非多多益善，而是当用则用，该多则多，这样才能发挥其作用。要想产生良好的效果，一定要针对环境和说话对象，考虑是否使用手势。在大庭广众之下，手势不宜过多，动作幅度不宜过大，切忌"指手画脚"和"手舞足蹈"。双手乱动、乱摸、乱放、咬指尖、折衣角、抬胳膊、抱大腿等都是应当禁止的手势。

(3)清晰明了：似是而非的手势不仅不利于表达思想，甚至还会让对方产生歧义。

(4)手势语禁忌：①不卫生的手势：在他人面前挠头皮、掏耳朵、抠鼻孔、剔牙齿、擦眼屎、抓痒痒、摸脚丫等，都极不卫生，令人反感。②不礼貌的手势：掌心向下挥动手臂、勾动食指或拇指外的其他四指招呼别人、用手指指点他人等都是失敬于人的手势。

（三）首语

首语是指运用头部动作、姿态来传情达意的体态语，是人们经常使用的一个动作姿势。人的头部可以做出许多表意动作，如点头表示同意，摇头表示不同意，昂头表示高傲，低头表示服气，歪头表示发横，晃头表示得意，微微地点头表示礼貌。首语往往能简洁、明快地表达人们的意图和反应，对个人的行动起到强化或削弱的作用。同时首语所表示的含义也十分细腻，需要根据头部动作的程度，结合具体的条件进行判断。

首语适用于比较随便的场合，常见以下几种类型。

1.点头

点头可以表示多种含义，如赞成、肯定、理解、承认等。在某些场合，如在路上行走与熟人相遇或在病区走廊上与患者相遇，不需驻足交谈时便可以点头致意。点头致意的正确做法是面向对方，面部表情自然大方，头部向下微微一动即可。

2.摇头

摇头一般表示拒绝、否定的意思。在一些特定的背景、条件下轻微地摇头还有沉思的含义和不可以、不行的暗示。

3.仰头

仰头可表示思考和犹豫。如果你就一件事征求患者的意见时没有马上得到回答，而见对方仰头，无疑在暗示你"等等，让我再考虑一下"。

4.低头

低头则有两种含义。一是陷入沉思时会低头，表示精力很集中；二是受到批评、指责或训斥时，自己理屈词穷会低头表示认错、羞愧。压抑、抑郁或缺乏自信时也常常是低着头的。

在护理实践中，当某些患者不能用语言表达自己的意愿和要求时，护理人员也可通过其点头或摇头去判断和理解患者真正的意愿和需要,从而提供恰当的护理。例如,咽喉部手术的患者通常以头部的动作示意其需求。

二、仪表表情

(一)仪表

仪表是指人的容貌、身材、服饰所表现出来的外貌形象。仪表是内秀见之于外表的最直接表现。一个人的仪表在某种程度上可以显示出其个性、爱好、身份、气质及文化修养。在护理工作中,护理人员得体的仪表不仅可以向患者展示护理专业独特的美,也能为患者带来心理上的安全感和亲切感,既是护理人员尊重患者的具体表现,也是护患沟通的必要前提。护理人员工作时的服饰应以整洁、庄重、大方、适体、衣裙长短和松紧适度、方便工作为原则,与工作环境和谐统一。护理人员的制服与帽子以白色为主,对不同科室,如手术室、小儿科、传染科等可选用不同色彩和式样。通过服饰给患者以庄重、亲切的感觉。也可由于服饰的不同与他人建立职业的沟通。

仪容是指容貌上的美化和修饰,通常是由发式、面容以及人体未被服饰遮掩的肌肤等内容所组成。虽然人的相貌美丑是天生的,但每个人都可以通过适当的修饰使自己看起来大方得体。仪容修饰既是自尊自爱的表现,也是尊重他人的表现。护理人员的仪容应体现其职业特点,以端庄、大方、简洁、整齐为主。在工作中,护理人员应特别留意头发、妆容等方面。

(二)表情

通常情况下,表情是指人类情绪、情感等通过人体面部肌肉收缩或舒展,以及眼、耳、鼻、口等器官的动作在人体面部的具体表现,是人类情绪、情感的生理性表露,能够最自然、最真实地反映人们的思想、情感,更容易被人们所观察和理解。另外,美国心理学家艾克曼等人研究发现,虽然世界各地的人们文化背景千差万别,但是对于面部表情的认识人们却是惊人地一致。可以毫不夸张地说,表情是一种世界性语言。

患者的面部表情是护理人员获得病情变化的一个重要信息来源。例如,正处于疼痛的患者常会愁眉苦脸,内心害怕的患者看起来神情紧张,而焦虑的患者则会深锁双眉等。同样地,患者也可以很快地注意到护理人员脸上的表情,而将其与自己的需要与焦虑相结合。因此,护理人员不仅要善于通过患者的面部表情发现患者的真实想法,还必须控制那些容易引起患者误解或影响医患关系的面部表情,如皱眉、咧嘴等,以最大程度上避免无效沟通或错误沟通的发生。但是,某些人的面部表情往往带有掩饰性或虚假性,与其内心真实情绪相矛盾或者相去甚远,某些人甚至能够达到"不露声色",需注意辨别。

恰到好处地运用目光是一种艺术,有时一个眼神胜过千言万语,护理人员应善于运用目光表达不同的情感和意义。如护理人员温和的眼神能使患者消除焦虑,亲切的眼神能使患者感到安慰,镇定的眼神能使患者获得安全感,关怀的眼神能使患者得到力量与支持。另外,在交流中运用目光接触技巧时,护理人员要注意视线的方向和注视时间的长短。一般来说,目光大体在对方的嘴、头顶和脸颊的两侧这个范围活动为好,给对方一种很恰当的、很有礼貌地看着他面部的感觉,并且表情要轻松自然。

所有面部表情中,微笑无疑是最具魅力的表情。俗话说:"面带三分笑,礼数已先到"。微笑作为世界通用的语言,是最富有吸引力、最有价值的。护理人员的微笑是美的象征,是爱心的体现,是人际关系的润滑剂。面对患者,微笑可以缩短护患双方的心理距离,缓解患者的紧张感,消除误会、疑虑和不安,创造良好的沟通氛围。

三、人际距离

所谓人际距离是指人与人之间的空间距离,也称人际空间、界域、空间效应等,它不仅是人际关系密切程度的一个标志,也是人际沟通中传递信息的载体,是沟通双方通过个人空间位置和距离等传情达意的特殊沟通方式。心理学家研究发现,任何人在人际交往过程中,都需要一个自己能够把握的空间范围,这个空间的大小会因性格、个人背景和环境等的不同而不同,但只要是处于清醒状态,这个自我空间都是存在的,而且不容他人侵犯。当这个领域受到他人有意或无意的侵犯时,人们就会感到不安、恐惧甚至绝望。尊重人们这种对空间距离的要求,有利于缓解心理压力,提高沟通的有效性和舒适感。

(一)人际距离的层次

美国人类学教授霍尔有一个著名的论点是"空间能说话",一语道破了非语言沟通中的人际距离机制。他在其《无声的语言》一书中指出,人际距离可分为四个层次,即亲密距离、个人距离、社交距离和公共距离,并对四种距离的具体适用范围进行了解析。

1.亲密距离

亲密距离是指交流双方距离小于 0.5m,而且允许身体接触的人际距离。一般只有感情非常亲密的双方才会允许彼此进入这个距离。这种距离通常只发生在恋人、亲人或者非常亲密的朋友之间,而不具备这种关系的人贸然闯入,便会造成对"个人空间的侵犯",会使对方十分不快。

在医疗护理工作中,护理人员不可避免地会进入患者的个人空间,如体检、手术、导尿、灌肠等涉及隐私的一系列工作,对患者造成或多或少的影响,这就需要护理人员在提供护理服务的同时注意患者的个人空间范围,比如在进行相关检查之前,护理人员应首先向患者说明原因,给予患者必要的解释和安慰,使患者有所准备并积极配合,避免患者产生紧张情绪。在操作过程中也应该尽量保护患者的个人隐私。在工作过程中,也应避免不必要的身体接触、眼神交流等,以免引起患者被冒犯的感觉。

在医院环境设计中,也应考虑到患者的空间需要,否则患者在原本陌生的环境中不能建立或保护自己的个人空间,心理压力会大大增加。例如,病房的床位若紧挨在一起摆放,就会导致互不相识的患者坐在床边时脚碰脚,或者躺在床上时被另一个人的呼吸扰得不能安睡,当两人目光相遇,发现自己与别人挨得这么近时,浑身会有说不出的不自在。因此应尽可能合理地安排利用病房的空间,保持两张病床的适当距离。

2.个人距离

个人距离是指交流双方距离在 $0.5\sim1.2m$ 之间。这也是一种比较亲近的沟通距离,适用于亲朋好友、熟人之间的交流。在护理工作中,护理人员通常可以采用这一距离进行护患沟通,了解病情或向患者解释某项操作相关情况。既能充分体现护理人员对患者的关切与爱护,又能保证患者的个人空间不被侵犯,还便于双方都能听懂说清。这种距离使护患双方都感到自然舒适,又不至于产生某种程度的亲密感,所以是护理人员与患者之间较为理想的人际距离。

3.社交距离

社交距离是指交流双方距离在 $1.3\sim4m$,通常是人际关系一般或陌生人相互沟通时的交往距离,这是正式社交或公务活动中常用的距离,进入这一距离域的人彼此不十分熟悉。此时双方已从握手的距离拉开,唯一的接触是目光的接触。说话的音量中等或略响,以使对方听清楚为宜。

在医疗护理工作中,医护人员站在病房门口与患者说话或交代某事时,在查房中站着与患者对话时,常用此距离。医护人员在一起工作时,如讨论病案,交接班,也常用此距离。在护理工作中,与人际距离较为敏感的患者或异性患者沟通时,也可采用这种人际距离,以减轻患者的紧张情绪,促进沟通效果。

4.公共距离

公共距离是指交流双方距离在 $4m$ 以外,这是人们在较大的公共场合常保持的距离,常出现在作报告、发表学术演讲等场合。此时,一人面对多人讲话,声音响亮,非语言行为如手势、姿态也比较夸张。距离的加大使人们不能用正常的说话语调来进行个人性质的谈话,同时也使视觉的精确性下降,因此这个距离不适合进行个人交谈,不适合用于护理人员的日常工作。

(二)护理工作中人际距离的调节

在护理工作中,护理人员要有意识地控制和调节与患者之间的距离,根据患者的种族、文化、年龄、性别、病情、人格特征、文化教养、病情需要、个性心理以及与患者的沟通层次,建立和调节适宜的人际距离。

1.根据对象调节

交往对象不同,其人际距离也有所不同。比如:对儿童和孤独老年人患者,护理人员应主动亲近,缩短人际距离,以体现自己的尊重与热情;对有些敏感的患者、沟通层次较低的患者,人际距离应适当疏远,给对方以足够的个人空间,否则会使对方有不安全感、紧迫感,甚至产生厌恶、愤怒、反抗的情绪;对艾滋病、性病等传染病患者,由于他们对自己的病情不了解,心理上感到压抑,护理人员与他们交流时,千万不要把距离拉得太远,以免加重他们的心理负担。

2.根据内容调节

通常情况下,如果沟通内容比较严肃,护理人员应适当加大与患者的人际距离,而比较轻松的内容则人际距离可以相对缩小。如患者正被抢救、其家属询问情况时,护理人员就应该以社交距离告知家属要耐心等待,而不能太过亲密,以免使患者家属在担心之余再添反感。

3.尽量减轻个人空间被侵犯的影响

患者进入医院后,他们常常无法得到家庭提供给他们的空间范围,而不得不在一个完全陌生的环境中与一些完全陌生的人建立生活上的联系。医护人员可以随意进入患者房间,走近他们的身边,他们还要接受许多检查和治疗护理,这些操作进一步缩小了患者的空间范围,特别是在有许多病床的大病房里,患者空间范围的私人性更小,这一切都使患者对医院生活感到不适应。作为护理人员,虽然不能消除区域产生的这些问题,但可以在客观条件允许的情况下,采取一些方法帮助他们建立新的个人空间,并协助患者减轻由于个人空间被侵入所造成的焦虑。例如:病床与病床之间用屏风相隔;对一些操作给予必要的说明和解释;在进行检查或治疗时,尽量避免暴露患者的身体,如进行导尿、灌肠等操作时,用布帘或屏风遮挡,使患者对不得已被侵犯所产生的不适感降到最低限度。

四、身体接触

身体接触是非语言沟通的一种积极有效的方式,包括抚摸、握手、搀扶、拥抱等,其传递的信息是其他沟通形式所不能替代的。在护理工作中,护理人员可以采用身体接触方式对患者的健康状况进行评估,为临床治疗提供资料;可以用来表达关心、鼓励、理解、体贴等情感,给予患者无声的安慰和心理支持;也可以将抚触疗法作为辅助治疗手段,起到一定的保健和辅助治疗的作用。

例如:护理人员为卧床患者翻身、叩背、擦身、按摩,可使患者感到温暖、亲切、舒适、放松,还能促进血液循环、预防压疮等;护理人员在手术中握住患者的手可使其减少恐惧,稳定情绪;护理人员触摸患者的额头,帮患者掖一下被角可让患者感受到护理人员无微不至的关怀,起到此时无声胜有声的作用。此外,美国皮肤接触科研中心的专家对人体的皮肤接触进行了研究,揭示了按摩和触摸刺激可以增强免疫系统功能和有益健康的生理意义。

(一)体触的形式

身体接触简称体触,是指人体各部位之间或者人与人之间通过接触抚摸等动作来表达情感或传递信息的一种特殊沟通方式。有关专家研究发现,体触主要有以下三种形式。

1.常规性体触

这一类体触形式是每一位护理人员都必须掌握且必须亲身实践的,如为患者按摩患处,为生活不能自理的患者洗脸,搀扶年老患者步行等。

2.关爱性体触

关爱性体触是指护理人员通过按摩等体触方式在为患者减轻生理或心理痛苦的同时,为患者带来慰藉、安详等感受。例如:护理人员用手轻握焦虑、紧张的患者,可使他们减少恐惧,稳定情绪;护理人员怀抱、轻拍啼哭的婴儿,可使他们安静下来;护理人员与幼儿进行一些体触游戏,可减少他们对治疗的抵触心理等。

3.保护性体触

保护性体触是一种在身体和心理上同时保护患者的体触形式,其意义在于能使患者放松,减缓精神压力,从而增强药物效力,多用于意识不清或有精神障碍的患者。

(二)体触的作用

对于护理人员来说,恰当的体触具有以下作用。

1.有利于儿童的生长发育

临床研究表明,经常进行亲子教育的婴儿其生长发育相对较快,睡眠质量高,正常情况下很少哭闹,而且抗病能力较强。与此相对,如果婴儿缺少与母亲的身体接触,婴儿就会食欲不振,容易哭闹,发育迟缓,抵抗能力下降,稍大后会表现出孤僻、攻击性强等异常行为,甚至在成人后也会有缺乏安全感的表现。

2.有利于人际关系的改善

科学研究发现,对于适当的体触方式,人们不仅会感到愉悦,甚至也会对体触对象产生情感依赖。专家指出,有的家长与孩子显得不太亲密,就在于家长在孩子幼年时忽略了亲子教育,即孩子缺少与父母的身体接触。在成人的世界里,一些非常复杂,微妙的事情往往用一个手势、一个拥抱就可以产生"一切尽在不言中"的效果。可见身体接触对于人际关系的改善非常重要。

3.有利于传递信息

在非语言沟通中,体触作为一种沟通方式是其他沟通方式所不能取代的,在缓解和减轻患者痛苦的同时,体触往往还包含某些特定信息。例如:出差多日的父母返家对孩子的拥抱传递的是思念疼爱的信息;护理人员用手触摸小患者的头部,传递的是护理人员对幼儿的关心的信息;护理人员用双手搀扶年老患者,传递的是关怀和尊敬的信息。

(三)体触在护理工作中的意义

除了以上作用,在护理过程中,体触对于患者病情的缓解有其不可替代的效力。具体说来有以下三点。

1.评估和诊断健康问题

在实际护理工作中,护理人员可采用某些体触方式对患者的健康状况或病情进行评估。如患者主诉腹部疼痛时,护理人员可以通过触摸患者腹部的方法了解其病因、病灶,为医生诊疗提供帮助。

2.提供心理支持

体触不仅能减缓患者的痛苦,还是一种无声的安慰和重要的心理支持,可以表达关心、理解、体贴、安慰等情感。如:当患者痛苦时,轻轻地抚摸他的手或拍拍他的肩;患者发高烧时,摸摸他的额部;产妇在分娩过程中,护理人员可通过抚摸产妇腹部或紧握产妇的手等体触方式,并伴以擦汗、鼓励性的语言等,使产妇感到安慰,有助于顺利分娩;对烦躁、恐惧的婴幼儿抚摸、轻拍、搂抱等可以使幼儿安静,有助于患儿恢复稳定的情绪等。

3.辅助疗法

近年来,某些国家已经开始尝试将体触疗法作为辅助疗法运用到临床上。临床研究证明,对患者进行适当的身体接触能有效改善人体的免疫功能,减轻或缓解因焦虑、紧张而引起的疼痛、恶劣情绪等。相信随着研究的深入,这一新兴疗法会得到有效的运用,为广大患者带来福音。

(四)体触方式的选择

触摸是用以补充语言沟通及向他人表示关心的一种重要方式。护理人员对患者进行恰当的体触,其目的在于减轻或缓解患者的生理及精神痛苦,引起患者的良好反应,从而促进护患沟通,使患者早日康复。但是,受文化背景、个体差异、教育水平等因素的影响,人们对体触的理解、适应和反应程度不可避免地存在差异。也就是说,体触既可以产生积极的作用,也可以引起消极的反应。因此,护理人员在应用体触方式时,应考虑文化背景、沟通场景、双方关系以及被触摸对象的性别、年龄、被触摸部位等诸多因素。护理人员在运用体触方式时,应保持谨慎的态度,注意观察对方的反应并及时进行调整。具体来说,可参考以下方式。

1.根据沟通环境选择体触方式

在实际工作中,护理人员应根据具体环境采用与环境场合相适应的体触方式才能起到良好的效果。如患者家属被告知患者病情加重时,护理人员紧握患者家属的双手,或用手轻握患者家属的手臂就可以起到较好的安慰作用。

2.根据沟通对象选择体触方式

在实际工作中,护理人员应根据沟通对象的不同采取与其相适应的体触方式,从中国的传统习惯来看,同性之间比较容易接受体触沟通,而对异性却必须谨慎。对于女性患者或幼儿,护理人员可根据实际情况采取任何一种体触方式;对于老年男性患者,护理人员可采取适当的体触形式,如搀扶、捶背等;对于年轻的男性,护理人员应尽量避免对其进行抚摸等体触方式,以免引起误会或反感。

3.根据双方关系选择体触方式

在现实生活中,只有在护理人员与患者经过初步接触的情况下,护理人员才有可能采用体触方式促进护患沟通,反之,只会带来尴尬或使患者产生被冒犯的感觉。对于住院时间较长的患者,护理人员可从握手开始,根据不同情况逐渐进行拉手、拥抱等体触方式,以促进护患沟通。

4.根据文化背景选择体触方式

对于不同文化背景的患者,护理人员应具体对待。如蒙古族同胞很忌讳小孩被人抚摸头顶,认为这样会为小孩带来疾病或加重病情,欧美地区男女之间普遍采用拥抱方式表示友好、祝贺等。

总之,在选择和使用体触的沟通方式时,应十分注意观察对方的反应,及时调整,或结合使用语言交流来加以弥补或纠正。

五、副语言

副语言是指人体发声器官发出的类似语言的非语言符号,包括类语言和辅助语言两大类。

1.类语言

类语言即非语言声音,包括咳嗽、呻吟、叹息、哭泣、嬉笑、鼓掌声等,能够表达人们的情绪,表明其对待人或事物的态度。如朗朗笑声表示心情舒畅;叹息声表示心情不好,并伴有一种无可奈何的感觉;鼓掌声表示认同、支持等;有意咳嗽则可能是一种暗示信号。

2.辅助语言

辅助语言包括伴随语言而出现的语速、语调、音量、语气、发音等。

(1)语速:是指说话时的速度。语速过快会让听者抓不住重点,无法作出准确的回应；语速过慢，又会使听者失去耐心。因此，在说话时要注意语速的把握，做到张弛有度，使话语富有节奏和美感。

（2）语调：是指说话声音的高低，就是把语言的停顿、轻重、高低进行搭配，形成一种抑扬顿挫的感觉。说话时，如果缺少语调的变化，语言就会平淡乏味，缺乏感染力，使人不想再继续听下去。

（3）音量：是指说话时声音的大小。一个人说话时音量的大小与其个性、所处的场景、沟通对象等有关。性格内向的人说话声音柔和，而性格外向的人说话声音大且有力。人际交往中，与沟通对象距离的远近对音量的高低也有着相应的要求：距离远，声音相应增大；反之，则减小。

（4）语气：是指在语言表达过程中的情绪表现。语气附着于整个语句中。说话时，通常要将音调、语速、语调、停顿等进行协调处理，产生整体效应，使语言表达的效果增强。与人沟通时，切忌用高人一等、满不在乎、漫不经心的态度和命令式、惩罚式的语气。

（5）发音：是指说话时吐字的清晰程度。语音是影响沟通的一个重要因素，如果发音不清晰，则对方无法准确地接收信息，会导致沟通不畅。

人际沟通中，熟悉和掌握副语言，将有助于通过声音来判断对方的情绪，了解对方的需求，以便能及时作出反应，实施有效的沟通。

第三节　非语言沟通的策略

非语言沟通在人际沟通中的重要性和特殊性是不言而喻的。良好的非语言沟通可以美化人的形象，达到有声语言所不能达到的效果。另外，非语言沟通只能通过人的视觉和感觉来体会沟通的内涵，所以势必要受到沟通对象、环境、文化、民族等多方面因素的限制，如果运用不好，不但收不到预想的效果，反而会弄巧成拙。因此，以什么态度、技巧去运用非语言沟通，这是我们在人际沟通中需要注意的。如果护理人员能够敏锐地观察患者表现出来的内心的非语言信号，并留意自己的行为及其对护理工作的影响，那么就可以取得良好的沟通效果。应用非语言沟通时应遵循以下策略。

一、通俗准确

眼神、表情、姿态等的含义和感情色彩，有些是人们约定俗成的，有些则是特定情境规定的，有一定的时空范围。同样一个体态动作在不同的民族，不同的国度，不同的时代，有着不同的含义，所以使用时需因时、因地、因人准确选择，正确表达。例如，我们可以用一只手托在胸前表示"我"或"我们"，其实同样的动作，也可以用来表示"由衷感谢"和"心领神会"。同样是点头、摇头,我国是"摇头不是点头是",摇头表示否定,点头表示肯定;而有的民族就恰恰相反,"点头不是摇头是",点头表示否定,而摇头却表示肯定。又如,当我们伸开食指和中指时,一般是表示数目二;自从英国首相丘吉尔利用这个手势表示"victory"后,几乎全世界都用这个手势表示"胜利"及"和平"。因此,准确地运用体态语言,就必须根据内容表达的需要,既要通俗,又要注意时代特征和一定的社会习惯。

二、协调自然

受口语所制约的体态语言,应该与口语表达协调配合,如果表情动作游离于谈话内容之外,与内心感情变化脱节,便会使人感到莫名其妙,无法理解。同时,与其他非语言动作如眼神、面部表情紧密配合,使各种表现手段协调一致,才能达到良好的沟通效果,这方面体现了一个人的修养。非语言沟通要求自然真实,喜怒哀乐要根据实际需要含蓄而自然地流露,切不可矫揉造作、过分夸张,那会令人感到虚伪滑稽,也不可冷若冰霜、表情单一,那会使人感到枯燥压抑。

三、温和适度

非语言沟通要做到得体、高雅,符合生活美学的要求,符合大众的审美心理,就要做到适度。凡事"过犹不及",优美的举止总是自然适度的。超过一定限度,就会发生质变,由美变丑。例如,手势动作不可过大或过小,过大显得"张牙舞爪",过小又显得"缩手缩脚"。服饰、举止也应适度。如果某人蓬头乱发,衣着随便,皮鞋肮脏,举止粗鲁,以一副邋遢相出现,势必影响形象,令人反感;反之,如果服装与身份离异,过分追求华丽,则常会引起别人的非议。

四、灵活应变

护理实践中常会碰到一些意料不到的事情,如自己发言失态、对方反应不如预想的那么好、周围环境出现了没有考虑到的因素等。这些猝不及防的情况常常令人进退维谷,陷入窘境。如何运用非语言沟通的策略摆脱困境,避免尴尬?这就要求护理人员具备敏捷的思维,灵活应变的能力。

1.不动声色

尴尬局面的出现往往突然,如果缺乏镇静,大惊失色,手足无措,只会乱上添乱。这时要在心理上保持平衡与稳定,镇静自若地面对问题,不动声色,沉默片刻,才有可能巧妙机智地应付尴尬。

2.用体态语言来表示拒绝

如果面对请求想说"不",却又实难启齿,那么可不必开口而用一些体态和动作来暗示对方自己拒绝的意图。如：显示身体不适、疲劳，使对方不安；摇头；突然中断原有的微笑；目光有意避开对方，注视别处等；用体态语言进行委婉拒绝等。

第四节　非语言沟通的意义

一、非语言沟通在医护工作中的应用

（一）患者对非语言沟通的关注

护理实践中的非语言沟通无处不在。患者在环境陌生、人员陌生、语言表述陌生的医院里，常常会非常关注护士的非语言行为，并通过护士的非语言行为来推测自己检查治疗的结果和疾病的预后。

有的患者由于受到疾病导致的多疑心理的影响，会特别关注医护人员的非语言信息。如做超声波检查的时候，会把注意力集中在医护人员的非语言行为上，通过观察检查者的面部表情来推测自己的检查结果。

有的患者在怀疑自己的真实病情被医护人员掩盖时，也会格外关注医护人员的言谈举止。有的患者即使得到了护士告知的明确诊断，也还是会经常观察护士的面部表情，注意护士讲话的语调，以此弄清护士对自己疾病的真实看法。如焦虑等待孩子骨髓穿刺报告的父母，就会通过观察护士进入病房那一瞬间的面部表情来分析他们将要得到的信息的情况。

由此可见，护士的非语言行为是护患沟通中患者关注的重要内容，患者希望通过观察护士的非语言沟通行为，如触觉、视觉、声音、身体动作、面部表情等来解释心中的疑惑，获得医疗护理的相关信息，因此护士应高度注意自己的非语言沟通行为，避免产生负面影响。

（二）护士非语言沟通的关注

护士的非语言沟通能力能够展示现代护士的综合素质。临床护理工作中，护士可以通过观察患者的非语言行为来了解患者的病情和心理状态，增进与患者的沟通，尤其对婴儿、精神病患者、语言表述困难或意识不强等有沟通障碍的患者，护士可以通过加强观察这些患者的非语言行为来了解病情。所以说良好的非语言沟通能力是提高护理质量的重要能力。

非语言沟通在医护人员的沟通中也非常重要。当医护人员因工作繁忙而影响语言沟通时，非语言沟通就可以起到增补语言沟通不足的效果，增进医护之间的理解。此外，在一些紧急的情况下，如抢救危重患者时，医护人员的一个眼神、一个动作都可以达到传递信息的目的。

（三）有利于建立良好的护患关系

当我们观察护士和患者之间的关系时,就会发现非语言行为对促进护患关系有着非常重要的作用。护士第一次迎接患者时,双方都会通过某些非语言行为来认识和了解对方。如护士用关切的目光和微笑的表情迎候患者时,可以使患者感受到护士的关爱,有利于建立起良好的护患关系。在一些特定的场合,护士的非语言行为可以帮助患者树立战胜疾病的信心和勇气。如抚摸和体触等非语言沟通行为对婴幼儿、产妇和老年患者来说就非常重要。由此可见,恰当地运用非语言行为能够有效地促进护患关系建立。

二、医护人员非语言沟通的基本要求

护士在与患者的沟通中要注意自己的非语言行为,使之符合人际交往的行为规范。从心理学角度看,行为受到动机支配,不同的动机可以表现不同的行为。而动机又受到内、外因素的影响。要使护患交往的动机与效果一致,给患者留下美好的印象,护士就必须学习和掌握非语言沟通的基本要求。

（一）尊重患者

尊重患者就是要把患者放在平等的位置上,使处于疾病状态下的患者保持心理平衡,不因疾病受歧视,尊重患者的人格,尊重患者的个性心理,尊重患者作为社会成员应有的尊严,即使是精神病患者也同样应受到尊重。

（二）适度得体

护士的举止和外表常常直接影响到患者对护士的信赖和治疗护理的信心,影响着护患之间良好人际关系的建立。当与患者初次接触时,如果护士的举止仪表、风度等给患者留下良好的首次印象,就会为日后交往奠定良好的基础。在与患者交往中,护士的姿态要落落大方,面部笑容要适度自然,言谈举止要礼貌热情,称呼、声音、语气要使患者感到亲切温暖。与异性患者接触应消除邪恶,尊重社会习俗。

（三）敏捷稳重

护理工作是为了治病救人,对时间的要求很严格,特别是在抢救时,时间就是生命。延误时间就会贻误治疗,甚至危及患者生命。因此护士工作,特别是在抢救危重患者时,既要敏捷果断,又要稳重有序,只有这样才能真正做到维护患者的健康,赢得患者的信任,同患者建立起良好的护患关系。

（四）因人而异

患者是千差万别的,每个患者都具有其个性特点,非语言行为也各不相同。在护患沟通中,护士要站在患者的角度,通过倾听、提问等交流方式了解其真实感受。如果护士不能很好地理解患者的真实感受,体验患者的真实情感,就无法使自己与患者的交往行为具有合理性与应对性。护士只有在体验到患者情感状况的前提下，才能准确理解患者的非语言信息。护士在日常生活和工作中要善于观察不同患者在不同心态下的非语言行为，并努力寻找各种非语言行为之间的内在联系，总结出不同情绪状态下的非语言行为模式，这样才能有效地进行护患沟通，达到满意的治疗性沟通效果。

第八章　护患沟通技巧

第一节　护患沟通的基本原理

护士与患者的关系是护士职业生涯中最重要的一种专业人际关系。沟通是社会生活中人际交往的主要形式和方法，人们运用语言符号或非语言符号进行沟通，以达到传递信息、交换意见、表达思想及情感、建立各种人际关系、满足自身精神及物质需要的目的。护士通过护患之间有效的沟通来解决患者的健康问题，并促进护患关系的良好发展。

一、护患关系的性质与特点

护患关系是指在特定的条件下，通过医疗、护理等活动与患者建立起来的一种特殊的人际关系。这种关系的实质是帮助与被帮助的关系，即护士与患者通过特定的护理服务而形成的专业性的人际关系，是医疗服务领域里的一项重要的人际关系。广义的护患关系是指护士与患者及其家属、陪护人、监护人的关系。狭义的护患关系是护士与患者之间的关系。护患关系是护士职业生活中最常见的人际关系，是护士与患者之间的一种工作关系、信任关系和治疗关系，其实质就是满足患者的身心需求。构建和谐、平等、信任的护患关系是护理工作者的重要职责。因此，护患关系除了具有一般人际关系的特点外，还具有专业人际关系的性质和特点。

（一）帮助性的人际关系

护士对患者的帮助一般发生在患者无法满足基本需求时。护患之间通过提供帮助与寻求帮助形成特殊的人际关系。帮助系统包括医生、护士、辅诊人员以及医院的行政管理人员等；被帮助系统包括患者、患者家属、亲友和同事等。帮助系统的作用是为患者提供服务，履行帮助职责，而被帮助系统则是寻求帮助，希望满足帮助需求。在帮助和被帮助两个系统中，护士与患者的关系不仅仅代表单个护士与患者个人的关系，而是两个系统之间关系的体现。护士群体中任何一位个体对患者的态度、责任心等，都会影响患者对护理质量的整体评价。因此，良好的护患关系不仅要求护士与所负责的患者之间相互尊重、信任，建立良好的关系，而且要求护士对所有患者一视同仁,真诚帮助。

(二)专业性的互动关系

护患关系是护患之间相互影响、相互作用的专业性互动关系,不是护士与患者之间简单相遇的关系。这种互动不仅局限在护士与患者之间,也表现在护士与患者家属、朋友和同事等社会支持系统之间,是一种多元性的互动关系。互动双方的个人背景、情感经历、受教育程度、性格特点、对健康与疾病的看法以及不同的生活经验都会对相互间的感觉和期望产生影响,并进一步影响彼此间的沟通和护患关系的建立与发展。护患之间要达成健康行为的共识,就是一个专业性的互动过程。

(三)治疗性的工作关系

治疗性关系是护患关系职业行为的表现,是一种需要认真促成和谨慎执行的关系,是护士职业的要求,带有一定的强制性。不管护士是否愿意,也不管患者的身份、职业和素质如何,护士作为一名帮助者,有责任使护理工作起到积极的治疗作用,使护患关系成为一种治疗性的工作关系。良好的治疗性关系能有效地减轻或消除来自疾病、环境和诊疗过程中对患者形成的压力,有利于疾病的康复,与患者建立并保持良好的护患关系可起到治疗作用。

(四)护士是护患关系后果的主要责任者

在护患关系中,护士通过专业知识和技能为患者提供护理服务,处于护患关系的主导地位。因此,护士行为在很大程度上决定了护患关系的发展趋势。一般情况下,护士是促进护患关系向积极方向发展的主要推动者,也是护患关系发生错位的主要责任承担者,护士应对护患关系的建立与发展负主要责任。

(五)护患关系的实质是满足患者的需要

护士通过护理服务满足患者需要是护患关系区别于一般人际关系的重要内容,从而形成了在特定情景下护患之间的专业性人际关系。

二、护患关系模式

护患关系模式是医患关系模式在护患关系中的具体表现。根据1976年美国学者萨斯与何伦德提出的观点,可将护患关系分为三种模式。

1.主动-被动型模式

这是最古老的护患关系模式,也称支配服从型模式。此模式受传统生物医学模式的影响,把患者看作是一个简单的生物体,忽视了人的心理、社会属性,认为疾病是单纯地由生物或物理因素引起的,把治疗疾病的重点放在药物治疗和手术治疗方面。

主动-被动型模式的特点是"护士为患者做治疗",模式关系的原型为"母亲与婴儿"的关系。由于护士在此模式中处于专业知识的优势地位和治疗护理的主动地位,因此护士常以"保护者"的形象出现在患者面前。所有针对患者的护理活动,只要护士认为有用,无需征得患者的同意即可实施,而患者则一切听任护士的处置和安排,没有任何主动权。

这种模式过分强调护士的权威性,忽视了患者的主动性,因而不能取得患者的主动配合,严重影响护理质量,甚至使许多可以避免的差错事故得不到及时的纠正。主要适用于不能表达主观意愿,不能与护士进行沟通交流的患者,如全麻、昏迷、婴幼儿、神志不清、休克、痴呆以及某些精神病患者。

2.指导-合作型模式

这是近年来在护理实践中发展起来的一种模式,也是目前临床护理工作中护患关系的主要模式。此模式把患者看作是具有生物、心理、社会属性的有机整体,认为患者是有意识、有思想和有情感活动的人。护患双方都处于主动地位,护士决定护理方案和措施,指导患者掌握缓解症状、促进康复的方法;患者愿意接受护士的帮助,尊重护士的决定,积极配合医疗护理工作。

该模式的特点是"护士告诉患者应该做什么和怎么做",模式关系的原型是"母亲与儿童"的关系。护士常以"指导者"的形象出现在患者面前,根据病情决定护理方案和措施,对患者进行健康教育和指导,处于护患关系的主要方面。患者则根据自己对护士的信任程度有选择地接受护士的指导并与其合作,其主动性仍然是以执行护士的意志为基础,满足护士的要求为前提,包括叙述病情、反映治疗情况、配合各种护理措施等。在实际工作中,这种护患间的"合作"关系几乎存在于所有的护理措施中,如为患者注射、换药、测量血压等,都需要患者的"合作",否则护理操作将无法实施。

指导合作型模式比主动-被动模式有进步.但护士的权威性仍然起决定作用,患者还是处于"满足护士需要"的被动配合地位,护患关系仍然不平等。在临床护理过程中,这种模式主要适用于危急重症患者、重病初愈恢复期患者、外科手术或创伤恢复期患者,尤其是急性患者对疾病的治疗及护理了解较少,需要依靠护士的指导才能较好地配合治疗与护理。

3.共同参与型模式

这是一种双向的、平等的、新型的护患关系模式。此种模式以护患间平等合作为基础,护患双方同时具有平等权利,共同参与治疗护理讨论过程。在这种模式下,患者不仅与护士合作,还主动配合治疗护理、积极参与护理决策,自愿向护士反映病情,与护士共同探讨疾病的治疗护理计划和措施,在力所能及的范围内自己独立完成某些护理措施,如自己洗头、自己检测尿糖等。

共同参与型模式的特点是"护士积极协助患者进行自我护理",模式关系的原型是"成人与成人"的关系。护士常以"同盟者"的形象出现在患者面前,为患者提供合理的建议和方案,患者对自己的疾病过程有较强的参与意识。护患之间体现了平等合作的关系,患者的人格和权利受到尊重,积极性得到发挥,护患双方共同分担风险,共享护理成果。

这种模式与前两种模式有着本质上的区别,是一种理想的护患关系模式,对于建立良好的护患关系,提高护理工作质量有着重要的作用。在临床护理过程中,这种模式主要适用于有一定文化知识的慢性病患者。

需要注意的是:共同参与型护患关系模式的目的是发挥患者的主观能动性,帮助患者树立战胜疾病的信心,掌握自我护理的能力,绝不是让患者或患者家属来替代护士的某些工作。不能把患者的参与理解为把本来应由护士完成的工作交给患者或患者家属完成,如让患者家属自己更换液体、自行调整输液滴数、自己整理房间、自己取送药品等。

三种不同的护患关系模式在临床护理实践中不是固定不变的,可以根据患者的具体情况选择不同的护患关系模式。如抢救昏迷患者时,是不可能、也没有时间让患者参与意见或主动配合的,只能采取主动—被动模式;而对有一定文化知识的慢性病患者可以选择共同参与型模式,充分发挥患者的主观能动性,提高患者自我护理的能力。总的来说,在临床护理工作中,护士应根据每个患者的不同情况,选择正确的护患关系模式。

三、护患关系的影响因素

影响护患关系的因素是多方面的。由于护士与患者接触的机会最多、最密切,因此,护患之间也最容易发生关系冲突,从而影响护患关系的健康发展。分析影响护患关系的原因,主要有以下六个方面的因素。

1.信任危机

信任感是护患关系的主要内容,也是患者接受护士进行护理工作的先决条件,更是护患有效沟通的前提。

(1)服务意识:只有具有高尚职业情感的护士,才能在护理工作中体现以患者为中心,表现出良好的服务态度和认真负责的工作精神,是护患之间建立信任感的主要因素。如果护士在工作中态度过于急躁,可造成患者对护士信任感降低,甚至产生不满和抱怨情绪或护患纠纷。因此,端正服务意识,主动热情、细致周到地为患者服务是建立良好的护患关系的有效方式。

(2)专业水平与沟通能力:在护理工作中,护士用专业的行为体现专业的水平。扎实的理论知识和娴熟的操作技能是赢得患者信任,建立良好护患关系的重要环节。由于专业水平与沟通能力的欠缺出现的差错、失误,是患者难以对护士建立信任感的主要原因。如一位护士为患者输液时,连续2次均未成功,护士没有立即表示歉意,而是解释"因为你的血管不充盈而致失败";护士在实施治疗和护理的过程中如不能及时告知用药、检查治疗的目的与配合,也会影响患者对医院的信任感。信任感是建立良好护患关系的前提和基础。

2.角色模糊

角色模糊是指角色扮演者对其承担的角色行为标准认识不清或缺乏理解。任何一种社会角色,都应体现与其角色功能相适应的行为规范和角色期望的特定功能。只有角色群体中的每一个人都明确自己所承担的角色功能,并努力按照角色的功能特征去行动,才能使角色群体的行为与人们的期望相一致。如果双方对各自的角色理解不一致,就会因为对方的言行不能达到自己的期望值而出现关系紧张或沟通障碍。

(1)护士角色模糊:随着护理学科的发展,医学模式的转变,新型护患关系使护士角色的内涵和外延不断扩展,护士的专业知识水平不断提高,护理服务的对象不断拓展,在护理实践中肩负着多种角色功能。如果护士还是固守传统的护理观,对护士角色的认识还停留在单一的照顾功能方面,还认为护士工作仍然是机械执行医嘱和简单地完成治疗护理操作,不能全方位全面动态了解患者的身心以及社会需要,不能积极主动地为患者提供各种帮助,就是护士角色模糊的表现。

(2)患者角色模糊:一个人患病以后通常会发生行为模式的改变,如高度地以自我为中心,过分关注自己的健康状况,对医护人员及家人的依赖性增强等。如果患者不能转变观念,就会对患者的角色行为不适应,就会把自己当作一名被动的求助者,不能积极地参与医疗护理过程,该说的不敢说,该主动配合的不积极配合,如不积极参与康复护理,不服从护士的管理,向护士提出无理要求等与患者角色不相适应的行为表现,最终导致护患之间发生矛盾冲突。

3.责任不明

护士为患者提供帮助始终是护士角色功能的基本内容,而患者接收护理服务是所有患者主要的角色特征。当护患双方对自己的角色功能认识不清时,对自己应承担的责任和义务不了解而导致冲突。护患关系的责任不明主要表现在两个方面:一是由谁承担患者的健康问题;二是谁对患者的健康状况负责。对这两个问题护患双方都缺乏明确的回答。事实上,护患关系中的许多矛盾冲突经常是因为双方不能正确认识自己应承担的责任和义务而产生的。如果患者不知道不良的心理状态、生活习惯、社会因素等可以导致抵抗力下降和疾病发生,不知道自己应该对自己的健康状况承担什么责任,就会把疾病康复、健康问题和治疗护理的责任全部推给医生、护士,从而忽视自己应承担的责任。而有的护士受传统医学模式和功能制护理的影响,仍然单纯地认为医护人员不需要对患者因心理和社会因素引起的健康问题负责任。新的医学模式认为,患者的不健康行为是可以通过健康教育进行干预并得到纠正的,所以说解决由心理和社会问题引起的健康问题是现代护士工作的重要内容。

4.权益影响

每一个社会角色在社会活动中,都具有相应的权益。要求获得安全和健康的服务是患者的正当权益。但由于大多数患者不是专业人员,缺乏医学知识,加上疾病的因素导致全部或部分失去自我护理能力和控制能力,使其多数情况下不具备维护自我权益的知识和能力,不得不依靠医护人员的帮助来维护自己的权益。而护士则处于护患关系的主动地位,因此在处理护患双方的权益争议时,更容易倾向于护士的自身利益和医院的利益,忽视患者的利益。因而,护士在工作中不仅应主动提供护理服务,还应以热情友善的态度去对待患者,在工作中时刻注意维护患者的合法权益,只有这样,才能真正成为患者权益的维护者和代言人,使护患关系保持良性发展。

5.理解差异

由于护患双方的年龄、职业、文化背景和对疾病认知不同,在交往过程中容易产生理解差异。如患者对护士按照医院的规章制度实施病房环境管理,容易误解为缺乏同情心;对护士职业化的专业术语容易按照自己的思维方式去理解,如护士对一位胃溃疡患者说:"你这个病是幽门螺杆菌感染引起,需要遵医嘱坚持服用抗生素……",患者对护士解释的"幽门螺杆菌感染、服用抗生素"的信息产生理解差异,而自认为是饮食不当所致。另外,部分患者对护士的职业缺乏理解,不能理解和体谅护士繁忙的工作性质。少数患者甚至对护士的职业产生偏见,重医不重护,认为护士工作是低人一等的服务性工作。以上这些理解差异在护患之间都会影响护患关系的正常发展。

6.管理体制

有学者报告:我国医院护士的工作量大,工作负荷重,易产生疲劳。同时受护理体制和护士素质的制约,目前我国的护理服务水平和服务质量还不能满足患者的需要。护士编制的严重不足导致护理服务质量下降,护士没有充足的时间了解患者的所思、所想、交谈疾病的病因及预防,护理工作更多的是以完成日常的治疗护理工作为主,难以体现以人为本、以患者为中心的服务理念,无法满足对患者生理、心理、社会及文化等需求的护理。护士用于非直接护理的时间较多,对患者提供直接服务的时间少,护士工作很难满足患者的合理需求,从而影响护患关系的健康发展。

四、护患沟通中常见的问题

在护患沟通过程中,不当的沟通技巧会导致信息传递途径受阻,甚至产生信息被完全扭曲或沟通无效等现象,从而影响或破坏护患关系。因此,护士应尽量避免以下不良的沟通方式。

1.突然改变话题

这是沟通中最易出现的问题。在沟通过程中如果直接或间接地利用无关的问题突然改变话题,或转移谈话的重点,会阻止服务对象谈出有意义的信息。

2.虚假的、不恰当的保证

当患者表示对病情、治疗或护理的害怕或焦虑时,泛泛地讲些安慰话,如"你一定会好的","病情会越来越好,你放心好了",这会使患者感到你是在敷衍了事,并不真正想了解他的感受,也不能使患者安心。

3.主观判断或说教

在沟通过程中使用一些说教式的语言,并过早地表达自己的判断,使服务对象没有机会表达自己的情感,或觉得自己像学生一样在接受老师的教育。如护士对服务对象说:"如果是我,我会如何……","你不该这样想","你的想法是错误的",使服务对象感觉自己的感受对护士毫无意义,这会影响患者继续表达自己的感觉。

4.信息发出的量及速度超载

人患病时,由于身心的不适,会对沟通过程中的信息接受能力下降,而护士有时在工作繁忙的情况下,会急于求成,特别是在进行健康教育时,语速太快,信息量太大,会影响教育的效果。

5.不适当地隐瞒真情

如在患者为疾病而感到焦虑或恐惧时,护士不能根据具体情况分别对待,而说:"你的健康情况不错,血压也不高,吃的药也是最好的……"。这样会阻碍患者进一步谈出自己的顾虑及正确对待疾病。

6.调查式或过度提问

主要指对患者持续性提问,对其不愿讨论的话题也要寻求答案。这会使患者感到被利用或不被尊重,而对医护人员产生抵触的情绪。因此,医护人员应该及时注意患者的反应,在患者感到不适时及时停止互动,避免对患者采用调查式的提问,如"告诉我你妈妈去世以后,你是如何看待她的"等。

7.急于阐述自己的观点,过早做出结论

护士如果在沟通中没有经过思考而很快对一个问题做出回答,会阻断服务对象要表达的感情及信息,无法表达真正困扰他们的问题及感觉,将使服务对象有孤立无助、无法被理解的感觉。

五、日常护患沟通技巧

沟通技巧在护理实践中应用非常广泛,在对服务对象的评估、健康教育、护理实施、护理评价、健康咨询等几乎所有的护理环节中都需要护士应用沟通技巧，因此，护患沟通贯穿于日常护理工作的每个部分。日常护理中，护士应注意从以下几个方面应用沟通技巧。

1.移情

设身处地地为服务对象着想，理解服务对象的感受，体谅服务对象。生病及住院后服务对象及家属面临巨大的压力，特别当服务对象疾病比较严重时，甚至是一种很恐怖的经历。患者会有一系列的心理及行为表现，如情绪易激动，对周围的一切很敏感，也常从护士的言语、行为及面部表情等方面来猜测自己的病情及预后。因此，护士良好的、支持性的、明确的沟通技巧可以帮助服务对象度过这段痛苦的经历。如果护士能理解服务对象的感受，会减少服务对象的恐惧和焦虑。反之，如护士对服务对象漠不关心，会使服务对象产生不信任感，甚至敌意。

2.尊重患者的人格，维护患者的权利

在日常的工作中，应该将患者看成一个具有完整生理、心理、社会需要的综合体，认同患者的需要。在与患者沟通的过程中，应该注意维护患者的自尊和人格，平等地对待每一位患者，对患者说话时，尽量做到语气温和、诚恳，鼓励患者说出自己的想法以及积极主动地参与护理计划的制订，对患者提出问题时切忌使用审问的语气，避免粗暴地训斥患者，尊重患者的知情同意权。

3.主动提供帮助

随时向患者提供有关健康的信息，并进行健康教育。护士应在护理实践中，随时发现机会，向患者提供健康信息及进行健康教育。如患者即将面临痛苦的检查或治疗，会出现焦虑、恐惧及不安的感觉，护士应仔细观察患者的表现，并及时提供信息及指导。一些长期住院、伤残、失去工作或生活能力的患者，容易产生灰心，有些人可能会产生轻生的念头，并经常出现如角色强化、角色缺如等角色障碍。护士应经常与此类患者沟通，及时了解他们的情感及心理变化，帮助他们尽快恢复，或尽量做到生活自理，达到新的心理平衡，使患者在有残障的情况下有良好的生活质量。

4.对患者的需要及时做出反应

在一般情况下，医护人员与患者的沟通传递了当时特定环境下的需要及信息。医护人员一定要对患者所表现出来的语言或非语言信息及时作出反应。这样不仅可以及时地处理患者的问题，满足其需要，而且能使患者感受到医护人员对他的关心和重视，从而促进良好的护患关系的建立。

5.及时向患者提供有关健康信息

在日常临床工作中，医护人员应该随时利用各种机会，向患者提供健康信息和进行健康教育。如检查、治疗前，患者往往会表现出焦虑、恐惧、不安的感觉，此时，医护人员应该仔细观察患者的表现,并给予相应指导帮助。对于一些长期住院的患者或者失去生活自理能力的患者,他们易产生轻生的念头,常常出现角色缺如、角色强化等角色障碍,医护人员应该多与这些患者沟通,及时发现、疏导患者的心理问题,缓解患者内心中的压力,帮助他们尽快恢复,尽量做到生活自理,加强患者对于疾病康复的信心。

6.对患者的信息保密

有时候为了治疗和护理的需要,患者需要将自己一些隐秘的事情告诉给医护人员。医护人员不得将患者的信息透露给他人,若因某些特殊原因需要告诉他人的,要征求患者本人的同意。如果患者的隐私对康复没有影响或帮助,绝不应向其他人扩散或泄露患者的秘密。

六、护患关系冲突及护士在沟通中的作用

(一)护患关系冲突

护患关系冲突,即护患交往发生障碍,如同一切人际冲突是人际交往过程中经常会碰到的问题一样,护患关系冲突也常出现在护患交往的过程中,是影响护患关系健康发展的一种客观状态。因此,要建立和发展良好的护患关系,首先要分析造成护患冲突的主要症结,才能有的放矢地调控护患关系。

1.期望与现实的冲突

由于"白衣天使"的称誉在社会上广泛流传,许多患者往往以此来勾画较理想的护士职业形象,相应地产生对护士职业素质较高的期望值,并以此来衡量他们所面对的具体的护士个体,用较高的标准来要求那些客观上难以理想化的护士。当发现个别护士的某个职业行为与他们的过高期望值距离较大时,就会产生不满和抱怨,并出现程度不同的护患冲突,有的表现为冷漠,有的表现为不合作,有的还可能出现过激的言行。

在护士方面的确有个别护士不能准确了解患者的过高期望并给予适当的引导,或者完全不从自身查找可能引发护患冲突的原因,甚至表现出一种完全对立的态度,认为患者对自己过于苛刻,就有可能导致更激烈的护患冲突。

2.需求与满足的冲突

患者尤其是急症、重症、老年患者住院后,由于生活不能自理,各方面需要人照料,当亲属不在时更渴望护理人员的精心护理。但在护士相对不足,护理工作十分繁忙的情况下,要对所有患者做到精心护理,确有实际困难。另外,患者的需求是多方面的,既有治疗护理上的需求,又有饮食生活上的需求,还有休息环境、娱乐等方面的具体要求。一般说来,患者的这些要求多数是合理的,对康复都是有益的,我们应尽力满足。但是鉴于目前医院的物质条件、设备和医疗技术水平,又很难满

足患者的一切需求。在这种情况下,护理人员就不能埋怨患者挑剔,甚至与患者争吵。应耐心向患者解释,争取患者的谅解,妥善地解决这些冲突。

3.外行与内行的冲突

这类冲突,一般是由于患者出于对自身疾病转归的过分关注引起的。患者强烈的康复愿望驱使他们想全面了解自己疾病检查、治疗、护理过程的每一细节,常常缠着医师护士"打破砂锅问到底",一方面,患者由于对疾病知识了解不多,对护理专业理论多是外行,所提问题在护士看来常常是比较零碎的、重复的、无关紧要的;另一方面,作为内行的护士由于长此以往,已经司空见惯,习以为常,有时不能设身处地去体谅患者的急切心情,对患者的反复提问缺乏耐心,表现为懒于解释或简单敷衍等,这也是引起护患关系紧张的常见原因。

4.偏见与价值的冲突

来自社会各个层次的患者,对护士职业价值的看法总是受到他们自身的社会、心理、文化等方面因素的影响,有的患者很少与护士交往,对护士职业缺乏了解,只能根据一些道听途说来片面地认识护士,把对护士职业的社会偏见带到护患交往中来。少数患者有时以对护士个人关切的形式直言相劝,话语中流露出对从事护士职业的不理解。部分护士对他人对自己职业的消极评价特别敏感、反感,很容易就此与他人发生争执,导致护患冲突。

5.休闲与忙碌的冲突

在为患者实施护理的过程中,护士必须整天面对大量烦琐、庞杂的事务性工作,特别是随着整体化护理的推广,更突出了护士数量不足,常常是几个护士除了负责几十个患者的常规护理工作之外,还要随时去应付一些突发性的事情,其忙碌程度可想而知。相对而言,患者则处于一种专心养病,看似"休闲"的状态。然而实际上,疾病给患者造成的压力不可能使他们有真正的清闲,有些患者几乎把全部注意力都放在对自己疾病的考虑上,对外界的许多事物包括对护士的忙碌常"视而不见"。当个别患者的急需与护士的工作安排发生冲突时,患者可能对护士产生不满,指责护士不尽责;护士可能在疲惫忙碌的状态下埋怨患者不体谅。此时是否导致进一步的护患冲突,关键在护士。如果护士只是强调自己的理由而不能宽待身心失衡的患者,护患关系将进一步受到损害。

6.依赖与独立的冲突

这种冲突较多地发生在患者的疾病恢复期。一方面,患者经过较长的病程,已逐步适应了部分社会、家庭责任被解除的处境,形成了患者角色强化,在心理上对医护人员的依赖显著增强。有的患者甚至在躯体上已达到了基本康复时,出现了回归社会角色的心理障碍。因此护士在患者的疾病恢复期,必须遵循现代医学模式,全面帮助患者重建自信,增强独立意识,促使患者获得心理健康与躯体康复同步的最佳身心状态。在依赖与独立的矛盾中,要求护士有较大耐心和正确引导,如果护士不能就此与患者达到充分的沟通,护士的好意不仅难以被患者接受,反而可能引起患者的误解,导致护患之间的冲突。

7.伤残与健康的冲突

许多患者在与护士交往时,对自身健康丧失的沮丧、自卑和对他人健全身体、姣好容貌的羡慕嫉妒,常可引起他们内心激烈的冲突,特别是严重伤残或毁容的患者,更是在与他们形成鲜明对照的护士面前自惭形秽。有时把病残的恼怒迁移到护士身上。若护士不能理解患者的情绪反应,则可能出现互不相让的紧张气氛,甚至引发较强的护患冲突。

8.质量与疗效的冲突

护理质量与实际疗效,一般来说是统一的。护理质量高,实际疗效就好,反之亦然。但是,在某些情况下,如患者膏肓、误诊误治或漏诊漏治等,护理质量与实际疗效就不一致。护士精心护理,实际疗效却不一定显著,甚至病情恶化。在这种情况下,就产生了护理质量与实际疗效的矛盾,此时有的患者会错怪护士,使护理人员感到委屈,发生冲突。此时护士要理解患者的心情,宽容患者的责备,帮助患者分析疗效不理想的原因。对护理过程中的不到之处,应予以改进和弥补。

(二)护士在护患关系沟通中的作用

1.消除角色不明的影响

角色是指一个人在集体中依其地位所承担的责任和所表现的行为。护患双方角色不明是影响护患关系及其沟通的第一个因素。在护患关系的建立和发展过程中,如果双方对各自的角色理解不一致,便会觉得对方的言行表现不符合自己对于对方的角色期待,护患关系及其沟通便会发生障碍。特别是护理模式从功能制护理向整体护理转变的时期,更容易发生因护患角色不明而导致的护患关系问题。

在整体护理中,护士的角色功能是多方面的:是提供护理的帮助者、照顾者、安慰者;在对健康问题进行诊断处理时,是计划者、决策者;在实施护理干预时,是健康的促进者;在病区或一定范围内,是管理者、协调者,是患者权益的代言人和维护者;在卫生宣教和健康咨询方面,是教师和顾问。在以上范围内,患者对护士的角色期待都是正当而且合理的。

与护士相比,患者的角色要简单得多。被帮助者是所有患者最主要的角色特征。但在整体护理体制下,患者也不完全是消极被动的求助者,患者在护理过程的大多数环节中都可以积极参与。

但是在许多情况下,特别是整体护理没有实施或没有全面实施的情况下,护士与患者对于各自的和对方的角色功能认识并不很清楚,相互之间角色期待不一致的情况也会经常发生,因而影响了护患关系及沟通。如接诊一位刚入院的患者,护士将她带入病房,交代了一大堆关于医院的规章制度,然后就转身离去。患者呆坐在病床上,看着邻床刚手术过的老太太在痛苦中呻吟,1小时过去了,没有人与她说一句话,患者看着护士们匆匆地走来走去,不知该找谁询问,只感到一种失望,有一种度日如年的感觉。这首先是护士对自己的角色功能不清导致的结果。护士没有作自我介绍,其角色含糊不清,因此患者不知道谁是自己的责任护士,连向谁求助都不清楚。其次是患者对自己的角色特征也不清楚,因而不敢发问,不敢求助。这种状况对护患关系的建立和发展是很不利的,更不利于患者的身心健康。

在护患关系及其沟通上,护士首先要对自己的角色功能有一个全面而充分的认识,才能使自己的言行表现符合患者对自己的角色期待。而护士对患者的角色期待不应过高。因为对于患者来说,他们过去所熟悉的"社会常态角色"——工人、厂长、老师、父亲、妻子、女儿等,被"患者"这一新的角色所替代,医院和病房对他们来说,是一个新的环境,他们虽然也想成为一个"好患者",但是不知道该怎么做。

患者大多不明确医务人员的分工。即使都是护理人员,责任护士与非责任护士的角色功能也有较大的区别。对于这些患者是不清楚的,有时就可能提出一些与医务人员分工不相符的要求,这便是角色不明产生的问题。因此在护患关系建立初期(即认识期),护士应主动把自己的分工和角色功能介绍给患者,这有利于护患双方保持基本一致的角色期待,有利于发展护患关系和进行有效沟通。

患者一般不知道护理模式正在转变,对于整体护理中护士的角色功能更不清楚,往往从功能制护理的角度来理解护士角色,以为护士的工作仍然只是被动地执行医嘱和进行一些护理操作,所以许多心理和保健方面的问题,不知道向护士求助;或者当护士向患者了解一些属于心理、社会的情况时,患者甚至会感到突然,以为护士是"多管闲事"。这些也属于角色不明而产生的问题。因此护士应通过沟通向患者进行必要的宣教,使其了解整体护理中护士的角色功能,这对于建立新型的护患关系是有利的。

另外,整体护理提倡患者的积极参与和配合,但如何参与和配合,更需要护理人员随时加以指导。总之,在护患关系沟通中,护士具有主导性角色功能。护士对于患者的角色期待要从实际出发,不能期待患者样样都懂,个个通情达理,更不能对患者某些不适当的言行妄加指责,因为患者许多不适当的言行,往往是由于护士角色功能发挥不够而造成的。

2.减轻和消除责任冲突的影响

护患之间的责任冲突表现在两方面:一是对于造成健康问题该由谁承担责任,护患双方意见有分歧。如某患者血压高,按医嘱用药后仍未能控制,患者认为是医师用药有问题而有意见,但在护患沟通中,护士发现该患者喜食腌腊,摄盐太多很可能是导致血压控制不良的因素,也就是说,患者自己对血压控制不良负有一定责任。二是对于改变健康状况该由谁承担责任，护患双方意见不一致。如治疗一脑出血后遗症患者，右侧肢体偏瘫，正在接受理疗和针灸。护士告诉患者及其家属，要求患者多做下肢活动以配合治疗，但患者总是说自己下肢麻木无力，无法活动，难以配合。这就是护患双方在该由谁来负责改变患者的健康状况问题上发生争议。患者不愿进行积极的功能锻炼，只想单纯依靠治疗。也就是说，患者不愿意为改变自己的健康状况承担责任，而医护人员则持不同意见。这也需要通过护士发挥主导性角色功能，通过沟通，才能使双方取得一致。

许多疾病的发生，直接与人们的不健康行为有关，如吸烟、酗酒、不良的饮食习惯和生活习惯，甚至吸毒、嫖娼等。但在许多情况下，患者并不知道自己该对自己的健康承担责任。还有许多因心理、社会因素导致的健康问题，情况则更为复杂。在旧的医学模式和功能制护理体制下，对于患者因个人不健康行为和心理社会因素导致的疾病，医护人员一般是不负责任的。但事实上，患者的不健康行为可以通过医护人员的卫生宣教和健康指导而得到纠正；许多患者的心理问题，也可以通过有效的护患沟通得到解决。也就是说，医护人员在这方面是应该承担一定责任的，并可以起主导作用。

在护理服务中，护士不仅要注意技术操作的安全性，也要在文化安全性方面承担责任。所谓文化安全性，通俗地说，就是要求护士从文化传统的角度注意自己的言行举止对患者的健康产生的影响。现在认为用各种方法满足患者对于传统文化的需要以利康复，这本身就是一种护理，即"多元文化护理"，它不属于医师的治疗。整体护理要求护士正确评估不同患者的文化背景，以便加强护理的文化安全性。

文化安全性这一问题在护患关系沟通中表现尤为突出。护士的谈吐本身就是一种文化的体现，能生动地反映护士的人文修养和基本素质。护士的语言不当会给患者造成伤害。如某医大附属医院神经科曾因护士的一句刺激性顺口溜而导致患者跳楼自杀。由此可见，不注意文化安全性而给患者造成的痛苦与伤害，与不注意技术安全性一样，是可以致命的，护士应当对此承担责任。在医学不断进步和整体护理不断深入实施的过程中，会有许多新的责任问题，需通过研究来加以认识和明确。

3.减轻和消除权益差异的影响

要求获得安全而优良的健康服务是患者的正当权益。但由于患者大多不是医护人员，缺乏医学专业知识，而且疾病缠身，失去或部分失去自身控制和自我料理的能力，因此，在大多数情况下，患者不具备维护自己权益的知识和能力。也就是说，患者的许多权益不得不靠医护人员来维护。这种情况往往助长了护理人员的优越感，在处理护患双方的权益之争时，往往会自觉或不自觉地倾向于照顾医院或医护人员的利益，较少考虑患者的权益，有时甚至还会以服务的优劣作为"奖""罚"

患者的手段,致使患者有意见也不敢提,被迫采取"敢怒不敢言""逆来顺受"的态度。患者的这种"无权"状态虽然极不正常,也不合理,但却普遍存在。

随着人们的物质生活水平和精神文明水平的不断提高,人们的人文意识不断觉醒,对精神和文化的追求也越来越高,患者及其家属的权益意识也在不断增强,在医疗纠纷中,病家不仅对身体的损失提出赔偿,对精神损失提出高额赔偿的案例也屡见不鲜。如果医护人员继续忽视患者的权益,只把自己看成"专家""施恩者",不注重技术安全性与文化安全性,医患、护患纠纷将不可避免。医护人员对此应有清醒的认识,以认真和慎重的态度对待患者的权益,才能使护患关系保持良性发展。

4.减轻和消除理解分歧的影响

当护患双方对于信息的理解不一致时,要进行有效的沟通是困难的,而且这种理解上的分歧,最终将对护患关系造成损害。

(1)专业术语的影响:医护人员之间习惯于用专业术语进行交流,但这些专业术语对于患者来说是陌生的,很容易造成误解。如一位诊断为癌症的患者,听到医护人员说她"预后可能不很好",便忧心忡忡,以为"预后"就是"后事",自己快不行了,结果导致对治疗护理失去信心,采取消极甚至是拒不配合的态度,护患关系受到损害。其他如"禁忌证""探查""活检""电解质紊乱"……护士在与患者沟通时如不加以解释,便会妨碍患者对自己健康信息的了解,也会妨碍医护人员从患者那里得到应有的信息反馈。

(2)语言过于简单:医护人员常因自己心里有数,以为患者也一定清楚,有时语言过于简单,表述不清,也会造成误解。曾经发生过这样的笑话:药剂人员将一瓶口服药水交给患者,说"吃的时候摇一摇",结果患者服药时不是摇动药瓶而是摇动自己的身体。

(3)方言土语的影响:不同的方言土语也会造成理解的不一致。

为避免理解分歧,护理人员在进行护患沟通时,要注意反复释义,特别是对专业术语要进行通俗的解释,同时要创造一种平等交流的气氛,鼓励患者在不理解时能随时发问,以达到双方理解一致。

(三)护患冲突的处理策略

冲突本身是人际关系的一种现实状态,护士与患者的冲突,是临床客观存在的现象。面对冲突,护士作为护患关系的主导者,应冷静分析其原因,从责任与义务的角度去体谅、理解患者。处理护患冲突,主要可运用以下策略。

1.深呼吸法

冲突的处理最忌讳情绪激动、不冷静,而深呼吸是一种最有效控制情绪激动的方法。当护士感觉被患者激怒时,马上运用深呼吸法,可达到快速控制情绪的效果。深呼吸一种是简单易行的自我放松方法,不仅能促进人体与外界的氧气交换,还能使人心跳减缓,血压降低。它能转移人在压抑环境中的注意力,有助于重新控制情感,缓解焦虑情绪,提高自我意识。

2.冷处理法

一般说来,矛盾发生时,当事人往往情绪会比较激动,甚至不理智。冷处理法是指矛盾激化,矛盾双方失控时,先将矛盾控制住,暂时放置,待矛盾双方冷静后,再对矛盾进行解决。患者有时可因疾病导致情绪不稳定而迁怒于护士,此时护士应采取冷处理方式,待患者冷静后,耐心分析、解释,通常可有效避免、化解冲突。心急吃不了热豆腐,趁热打铁的工作方法并不适用所有情况,有时把矛盾放一放,冷静地观察和思考,或许矛盾化解起来容易得多。

3.换位思考

换位思考即"共情",是指面对冲突,主客体双方彼此能站在对方的立场上思考问题。护士若善于多从患者角度考虑问题,理解患者的感受,了解患者的感受,了解患者的需求,能真正维护患者的利益,化解护患冲突,促进护患关系。

七、市场经济条件下的新型护患关系

(一)护患关系的发展趋向

社会的进步和科学技术的发展,伴随医学模式的转变及一系列新技术新设备在医学上的广泛应用,护患关系也相应地发生了很大变化,近年来,出现了以下几方面的发展趋向。

1.护患关系的人机化趋向

随着越来越多的先进医疗仪器设备的应用,使得护患之间更多地增加了物的因素,护患关系由"人(护士)-人(患者)"模式向"人(护士)-机器-人(患者)"模式转变。人际关系被人机关系所阻隔或替代,护理人员与患者之间的直接交流被逐渐淡化,这种发展趋势不适应医学模式的转变,在护理实践中应避免和克服这种"高技术、低感情"的趋向。

2.护患关系的经济化趋向

随着社会主义市场经济的建立和发展,医疗市场和医院管理体制改革不断深化,医院在考虑社会效益的前提下,也重视经济效益,强调经济管理与优质服务统一起来,实行优质优价,把为患者服务与个人经济利益挂钩,使得护患关系中的经济关系因素明显增强。这种发展趋势,使少数护理人员忘掉了全心全意为人民服务的宗旨和应有的职业道德,见利忘义,一切向钱看,极大地损害了正常的护患关系。

3.护患关系的多元化趋向

护理学科的发展使护理人员的角色要求不再是医生的助手,而是独立地、主动地开展整体护理工作,以满足患者生理、心理多方面的需求;另外,随着人民生活水平的提高,人们对健康的要求已不仅限于对疾病的治疗和康复,而且对生命和生活的质量提出了更多更高的要求。护理人员为适应这种趋势,必须全面提高职业素质,以满足患者多元化的需要。

4.护患关系的社会化趋向

近年来,社区医疗保健、家庭护理保健、康复护理保健等快速发展,工作任务也越来越重,护理人员走出医院,走向社会、走向家庭的趋势已愈来愈明显。护患关系的这种社会化趋向,要求护士更好地学习医学知识,掌握更多的人文科学知识,以利于更好地服务于社会。

5.护患关系的法制化趋向

传统的医患关系中,医患双方的权利义务是约定俗成的,在很大程度上依赖于医患双方的道德自律。在此基础上,医患之间形成了以"负责-信任"为纽带的人际关系。但是随着这一纽带的不断解体,在当代医疗活动中,再期待仅仅通过道德自律来实现医患双方的权利和义务的可能性已经非常小。所以随着时间的流逝,医患双方的权利和义务可能越来越多地以法律规定的形式出现,这也是护患关系演化的必然趋势。

6.护患关系的民主化

传统的医患关系是医护人员凭借着对医疗护理技术掌握而具有权威性,而患者只能绝对服从。但是随着社会生活领域的诸多变迁,现在医患关系中医护人员的权威性不断下降,患者的权利在不断增长,在医疗护理活动中,已演变为医患共同参与医疗护理抉择的情形。医患双方地位越来越平等,患者不再是被动的接受体,而是在知情同意的前提下,主动参与治疗护理。医患关系变得越来越民主化。

(二)对患者角色的重新解读

长期以来,我们一直将服务对象局限于患者,而我们对"患者"的认识仅仅是"患病需求医的个体"。市场经济体制下的服务营销理论为医院引入了"顾客服务"的理念,即不再将患者单纯看作是"有病的人",而看作"顾客",顾客可以理解为接受服务的对象,包括组织和个人。所谓"接受"可以理解为已经接受或将有可能接受两种对象。因此,我们可以把医院顾客分为现实顾客和潜在顾客,现实顾客是指正在就医的患者和接受保健服务的健康人,潜在顾客是指尚未接受医院服务的所有的人。潜在顾客又可分为两类:一类是来到医院但不是来就医的人群,如患者的亲友、医院的供应商。对于医院来说,这类顾客很重要,他们在与医院接触中的感受和评价不仅影响患者对医院的满意度,也会影响其今后就医的选择。另一类潜在顾客是目前未到医院现场的人群,这些人可能是亚健康或健康人,人总是要生病的,健康人也需要保健服务,如何使他们成为医院的现实顾客,这是医院服务不可忽视的大市场。

无论从医疗服务提供者的角度,还是从服务对象(现在医院的服务对象已不仅仅局限于有病的人)角度,我们都应把到医院就医的人看作顾客。

将服务对象由"患者"转视为"顾客",可带来以下转变:一是角色心理的转变,医护人员可由心理上位改变为心理等位,消除心理上的优势感,多给患者一些平等和关爱。二是服务对象的转变,不仅为正在接受医院服务的患者提供服务,而且注意给予过去曾来接受医院服务的对象以持续的服务,更注意开发潜在的顾客。三是服务范围的转变,不仅限于医中服务,还包括医前和医后的许多服务,这些服务可能与医疗有关,也可能无关,但对于保持与顾客的关系,争取顾客的信任、满意、忠诚是有利的。四是服务内容的转变,医院服务主要是以核心服务为主(解除患者的生理疾病),这是最基本的要求;而顾客服务是在此基础上,尽可能多地提供附加服务,在附加服务上下功夫,为患者提供更多的附加利益,为核心服务提升价值。五是服务主动性的转变,由被动等待患者上门求医转变为出门寻找客源。六是服务联系的转变,由就医时的短暂联系转变为发动员工与顾客建立长期的紧密联系,以获得顾客的满意和忠诚。

毫无疑问,"就医顾客"概念的建立,将使医疗服务发生根本性的变革。

(三)建立新型的护患关系

随着人们道德、价值观念的变化,参与意识、法律意识、平等意识的日趋增强,医(护)患之间日益呈现出新的发展趋向。在医学现代化的同时,确立新型医(护)患关系是目前国际上先进医学思想强调的一个重要指导原则。在新型的护患关系中,护患之间不仅是服务与被服务的关系,而且是合作伙伴关系、教学相长关系、生存互赖关系、平等主体之间的合同关系。护士不仅担任照顾者的角色,而且担任帮助者、指导者或教育者的角色,患者的地位从消极、被动转向积极、主动。

这种新型的护患关系从"以疾病为中心"转向"以患者的健康为中心",从"以疾病诊疗护理为中心"转向"以满足患者的健康需要为中心",从"主动与被动的需求关系"转向"需要互补的积极互动关系",从"缺乏感情色彩的商业关系"转向"朋友式的互助关系"。这种新型护患关系充分体现了"以人为本"的思想,尊重护患双方的意志,从而提高了医疗护理服务的效果。护理人员应从"患者求医院"向"医院靠患者(就医顾客)"的认识转变,真正树立起"顾客至上""以患者(就医顾客)为中心"的理念。

1.患者是亲人,以人为中心

把就医顾客当亲人,所提供的服务就一定是认真负责、热情周到、体贴细致、关怀有加的。

2.患者是老师,工作当虚心

护士是患者的学生。除了患者在同疾病作斗争中表现出来的坚强意志值得医护人员学习外,更重要的是指患者亲身体验着某一疾病的不适和痛苦,他们对疾病的感受最具真实性,许多疾病的真实表现就是护士在患者身上慢慢积累而得到的。另外,在治疗上应认真听取患者的意见,注意患者对治疗的反应,在临床观察中积累经验。从这一意义上说,患者确实是医师护士的老师。医师护士的经验是患者给的,如果毕业后分配到一个几乎没有患者的卫生所或小诊所,一辈子也不可能成为优秀的医师或护士;另外"久病成医"的患者也会给护士许多帮助和指导。

3.患者是老板,服务当尽心

就医顾客是医院的服务对象,也是医院的"衣食父母",是顾客支付的费用养活了医院,有了顾客,医院才有了生存的基础,医护人员的工作才有意义。顾客是付款购买医院服务的人,作为护士没有任何理由不尽职尽责,全心全意。

4.患者是朋友,真诚换真心

要像帮助朋友一样帮助就医顾客,不仅给予高质量的技术服务,而且给予足够的尊重和交流沟通。

5.患者是自己,将心来比心

顾客(患者)是有血有肉有感情的人,有喜好、有厌恶,难免有偏见和偏好,护士要体谅顾客,理解顾客,用顾客的观点而不是只按自己的观点和医院的利益来分析考虑消费者的需求,要学会换位思考,多思考"假如我是患者",只有这样,才能真正理解和及时提供就医顾客所需的服务。

6.患者没有错,有理也耐心

我们都听说过一则商海古训:第一条,顾客永远是对的;第二条,如果顾客有错,请参看第一条。现在的观念是:每一个顾客未必永远是对的,但顾客永远是第一位的,顾客的需要永远是第一位的。我们应该在医疗服务中倡导"把对的留给患者"的服务理念。要学会巧妙处理纠纷,学会查找原因,把抱怨转变为信息资源。绝大多数患者是通情达理的,蓄意胡搅蛮缠的毕竟是少数。

7.患者无小事,处处要细心

这一理念反映了医疗服务的特殊性,医院服务无小事。小事如果处理不好会变成人命关天的大事。护士的任何一点疏忽麻痹,都有可能造成不良后果。患者的要求总是很多的,我们的责任是在互利的原则上,给每一位就医顾客提供迅捷有效的服务,满足他们的要求。

8.来者都是客,相待不偏心

医院不仅要对所有的就医顾客一视同仁,使来院就医的患者满意,也要给所有来访者留下良好印象,包括患者的亲友、员工的亲朋好友、来访的兄弟单位、医院的供应商等。这些人都是医院的潜在顾客,这次留下的美好印象,可能就成为下次就医时的选择理由。

第二节　护患沟通技巧

在护理人际沟通中,护士在护患沟通中占据着主导地位。良好的护患关系有助于患者维持、促进或恢复理想的健康状态,而良好的护患沟通是建立和发展护患关系的基础,它贯穿在护理工作的各个环节。良好护患沟通有助于建立和谐、合作的护患关系,加强护患之间的配合,提高患者对护理工作的满意度,防范或减少护患纠纷。

一、患者沟通能力的评估

患者沟通能力的评估是进行有效治疗性沟通的首要步骤。沟通能力因人而异,影响沟通能力的因素很多,除了社会、经济、文化背景和价值观等因素外,患者自身的生理和心理状况也会影响其沟通能力。只有充分了解患者的沟通能力,护士才能采取针对性沟通,达到预期目的。患者沟通能力评估内容主要包括:

1.听力

一定程度的听力是进行有效语言沟通的必备条件。患者若有听觉器官损伤,则会出现听力缺陷,直接影响其有声语言的沟通。除各种原因导致的耳聋或听力减退外,老年患者的听力下降,也是影响有声语言沟通效果的因素之一。

2.视力

人的信息80%以上是通过视觉获得的,良好的视力是提高沟通效率的重要条件。视力好坏,直接影响患者的书面语言和触摸以外的非语言沟通效率。如老年白内障患者视力下降、因各种原因导致的视力丧失,都会影响患者的阅读和书写能力及对身体语言的感知力。

3.语言表达能力

直接影响沟通信息的清晰度、及时性和准确性。如对同一件事情,有的人描述得既清晰又准确,而有的人却表述得含混不清,词不达意。语言表达能力因人而异,它受个体年龄、教育背景、人生经历等的影响,患者语言表达能力还受治疗方式等因素的影响,如行喉切除、气管插管或气管切开的患者,因发音器官发声障碍,其语言表达能力会受到严重影响。

4.语言的理解能力

有效的沟通不仅需要良好的表达能力,而且还需要良好的理解能力,准确理解信息的涵义是有效沟通的关键。人的理解能力受知识、经验、才能、个人素质等因素的影响,也会受到方言或语言类别的影响,如因为听不懂对方的外语或地方方言而出现护患沟通障碍。

5.病情和情绪

患者病情轻重和情绪好坏直接影响沟通效果。病情严重或情绪严重障碍的患者,因身心极度痛苦,身体虚弱,往往少言寡语,没有兴趣和精力进行沟通,甚至根本无法进行语言沟通,对护士一厢情愿的沟通内容也没法接收或不能记住。

二、护患沟通技巧

(一)语言沟通技巧

1.运用得体的称呼

语称呼语是护患交往的起点。称呼得体,会给患者以良好的第一印象,为以后的交往打下互相尊重、互相信任的基础。护士称呼患者的原则是:①根据患者年龄、性别、职业、身份等具体情况因人而异,力求恰当。②避免直呼其名,尤其是初次见面呼名唤姓不礼貌。③不可用床号或编号取代称谓。④与患者谈及其配偶或家属时,适当用敬称如"您夫人""您母亲",以示尊重。

2.巧避讳语

对不便直说的话题或内容用委婉方式表达,如耳聋或腿跛,可代之以"重听""腿脚不方便";患者死亡,用"病故""逝世""离开"等以示对死者的尊重;"癌症"改用"肿块"、"增生组织"等描述,避免给患者造成恶性刺激,导致情绪恶化。

3.善用职业性语言

职业性语言包括:①礼貌性语言:在护患交往中要时时处处注意尊重患者的人格,不伤害患者的自尊心,回答患者询问时语言要同情、关切、热诚、有礼,避免冷漠粗俗。②保护性语言:防止因语言不当引起不良的心理刺激,对不良预后不直接向患者透露,对患者的隐私要注意语言的保密性。某些诊断、检查的异常结果,以及对不治之症者的治疗,均应用保护性语言。③治疗性语言:如用开导性语言解除患者的顾虑,用安慰性语言给患者心灵抚慰。

4.注意语言的科学性和通俗化

科学性是指语言表述清晰准确,不说空话、假话,不模棱两可,不装腔作势,能言准意达。同时注意语言要通俗易懂,避免过多使用生僻词、书面语或医学术语,造成患者无法理解或误解沟通内容。

(二)非语言沟通技巧

1.善用肢体语言

以肢体语言配合口语,有助于提高语言的表现力,是护理工作中常用的非语言沟通技巧。如患者高热时,在询问病情的同时,用手触摸患者前额更能体现关注、亲切的情感。当患者在病室大声喧哗时,护士做示指压唇的手势凝视对方,要比以口语批评其喧闹行为更为奏效。

2.恰当的面部表情

护士亲切、自然的微笑,对患者极富感染力。患者焦虑时,护士面带微笑与其交谈,本身就是"安慰剂";患者恐惧不安时,护士镇定、从容的笑脸,能给患者以安全感。恰当地运用眼神,能调节护患双方的心理距离,如在巡视病房时,尽管不可能每个床位都走到,但以眼神环顾每位患者,能使之感到自己没有被冷落;当患者向你诉说时,你的凝神聆听,可让患者感到自己被重视、被尊重。

3.保持恰当的姿态和空间距离

工作中,护士的姿态和对护患沟通空间距离的把握是否恰当,会直接影响护士的职业形象和护患沟通效果。如当患者痛苦呻吟时,护士主动靠近患者站立,且微微欠身与其对话,紧握患者的手、适当的身体触摸或为其擦去泪水,会给患者以体恤、宽慰的感受。护士端庄、大方而得体的站姿与坐姿,轻盈的步履,稳重而敏捷的步态,都能体现出庄重、优雅和高效率,有助于提高患者对护士的专业信任度。

(三)倾听患者的技巧

有效的沟通始于倾听,要达到有效的护患沟通,护士首先需要学会倾听。

1.倾听的价值

倾听在护患沟通中具有以下重要的价值。

(1)有助于及时获得重要的信息:在医疗和护理活动中经常需要掌握大量的信息,病历、病情观察记录、著作、报刊、宣传栏、电视、网络等都是了解信息的重要途径,但这些途径常常受到时效限制,而倾听则可以及时获得大量的最新医疗信息和患者病情变化信息。

(2)有利于减少错误和误会:著名心理学家卡尔.罗杰斯说:"人之所以缺乏交流能力,乃是不善于听和误解他人的结果。"耐心倾听患者的讲话,可以获取其更全面的健康相关信息,帮助护士在医疗护理活动中形成正确的认识,避免过早做出错误判断或造成双方的误解。

(3)有助于获得患者的信任:倾听是一种能力。善于倾听往往能给患者留下良好的印象,有助于获得其信任,加深护患之间的感情。许多人不太受欢迎,往往与不善于倾听有关。有心理观察提示:人们喜欢善听者胜于善说者。倾听体现了对患者的尊重与理解,会使患者觉得自己被欣赏和有价值,有助于提高其自尊心与自信心。

(4)有利于发现说服患者的关键:通过认真倾听,护士可以从患者的谈话中了解其看法、依据、思路和观点等,从中找出问题关键所在。同时,还能帮助护士了解患者的性格特点,进而找到说服患者的更佳角度和方式。此外,倾听并适当反馈,还可以使患者感受到护士是充分考虑其需要和意见的,使其更容易接受意见。

(5)有利于掩盖自身的弱点。俗话说:"沉默是金""言多必失"。有时护士会因为对患者提出的问题一无所知,或者对问题尚未形成成熟的见解,或者由于自我见解与患者对立而不便于立即表态。此时,静静地倾听是最恰当的选择。倾听,可以使自己获得冷静思考的时间,避免不必要的矛盾。如果不善于倾听,不能保持沉默,冒失开口,很可能使沟通陷入僵局,使自己处境尴尬。

2.有效倾听的策略

以下策略将有助于护士提高倾听技能和护患沟通效果:

(1)明确倾听目的:即清楚为什么要倾听。护士应明确,倾听是为了与患者交流思想和观点,目的是增进了解、联络感情。护士不仅要尽力理解患者的谈话内容,还要支持、鼓励其畅所欲言,确保谈话的顺利进行。

(2)专注倾听对象:专注倾听对象是指将注意力集中在患者身上,听其言,观其色,力求准确把握患者的意图。专注是有效倾听的重要因素,不仅有助于理解患者的信息,还可以鼓励患者继续讲下去。

下列措施有助于培养护士在沟通中的专注能力,提高沟通效果:

①排除环境干扰:为保证倾听质量,在沟通中应尽量排除来自环境的干扰,包括:

选择合适的场所:场所合适与否直接关系到沟通双方的心理感受,影响倾听效果。应避免在噪音较大的地方与患者交谈,如医院门诊大厅、病区走廊、护士站等,尽量寻找安静、舒适、雅致的地方,同时尽量避免电话、手机和他人的干扰。如果是在病室内沟通,有必要将电视音量关小;若邻近街道,可适当关闭门窗。

选择恰当的时间:不同时间的环境氛围也会影响倾听效果,应注意尽量避开高峰期,减少环境的干扰,如 8:00—9:00 是晨交班和医护查房时间,16:00—17:00 是家属探视时间,17:00—18:00 是晚交班和医护查房时间,这些时间段因人多嘈杂,不利于护士专注于与患者的沟通。

保持一定的距离:交流双方的距离会影响倾听效果。护士应根据与患者的熟悉程度、患者的病情和个人空间要求等,与患者保持恰当的沟通距离。太远不容易听清楚,太近又容易使双方心理上产生不适感。一般情况下,在英美文化群体中,1m 距离的"个人空间"要求较普遍,而中国人对于"个人空间"的要求较英美文化群体小。判断距离恰当与否的最佳办法是看你与患者在距离上是否感觉舒适,若其向后退,说明距离太近;反之,则说明距离太远。在一对一交流的情况下,不要坐得或站得比患者高,保持与患者目光平视的位置有利于专注倾听。

②调整自身因素:在排除环境障碍的同时,护士还应注意调整自身因素,包括:

做做深呼吸:当察觉到自己开始出现用心不专或急于表态等影响有效倾听的行为时,可以试着做做深呼吸,有助于使头脑冷静下来,避免在沟通中打断患者,同时还可以使大脑供氧充足,保持清醒的头脑,专注于倾听。

寻找兴趣点:当患者的谈话内容杂乱无章,或未围绕你的沟通话题谈下去时,要善于从患者繁杂或不清晰的话语中发现你感兴趣或有价值的话题,并予以关注。

采取恰当的身体语言:积极、开放性的身体语言,如愉悦时一个会心的微笑、兴奋时的开怀大笑、惊奇时睁大的眼睛,既是专注倾听的技巧,又是专注倾听的结果,能激发患者交流的愿望,让彼此更有效地投入到沟通活动中。

保持目光交流:将目光专注于患者,不仅有助于集中注意力,也有利于使其感受到尊重和对其所讲内容的兴趣,使沟通更有效。

(3)理解倾听要素:有效倾听包括四大基本要素:听取信息、解释信息、评估信息和回应信息。

①听取信息:是指在沟通中护士调动自己的听觉、视觉等感觉器官去听取并选择患者的口头信息及与之相伴的非语言信息,它是倾听过程的开始。人的大脑首先通过耳朵接受到声音信息,然后通过眼睛等"倾听渠道"来寻求说话者非语言信息,如身体语言和语调等所给出的印证。有时,即使做出了倾听的选择,人们也可能因为噪音、困惑、愤怒、厌倦、悲伤或敌意等原因而影响对信息的接收,谓之"环境耳塞"或"情感耳塞"。在听取信息时,护士应努力调整心态,克服"环境耳塞"或"情感耳塞"的影响。

②解释信息:是指倾听者在听取信息的基础上,达成对说话者所讲内容意义的共同理解。但倾听者常常会在解释信息这一层面上遇到问题,因为很难有两个人会按照完全相同的方式解释同一个信息,而说话者也并不总是能确切地说出自己的意图,这就要求护士应注意捕捉患者没有说出的信息,也就是"弦外之音""言外之意"。为了尽可能准确地对信息做出合理的解释,避免曲解,护士需要移情地倾听。移情地倾听要求护士带着感情去倾听,想象自己处在患者的处境会有什么感受和想法,这有助于理解患者的真实意思,准确地解释信息。

做好以下两方面将有助于移情地倾听和正确解释患者的信息:

了解患者:患者有时不能确切地说出自己的意图,原因大致有以下几个原因:a.语言表达能力欠缺。b.持有不同观点又不便直说。c.带有不满情绪又不愿表达。d.因个性或面子不愿直说。e.由于特定环境而不能直说。这就要求护士在倾听时要善于分析患者说话的"背景",了解其身份、处境、经历、性格、心理状态等,听出其真实的意图、期望和观点等。在护患沟通中,护士并不需要完全同意或接受患者的所有观点,但需敞开胸怀去倾听,并尽力去理解所听到的信息。当护士对患者意图不能确定时,应该要求其重复或阐释。如:"您的意思是……""我这么理解您说话的意思……对吗？""我不敢确定是否明白了您的意思,能否请您说得更具体些?"。为了检查自己是否理解准确了,护士还应适时向患者表述一下自己对其所说内容的理解或猜测,询问自己的猜测是否正确,暗示自己在努力理解对方的话语。这不仅有助于理解信息,还使患者感觉受到关注,可以促使交流更深入地进行下去。

倾听非语言暗示:如身体语言常常更加真实可信。学会"倾听"身体语言是探测患者心灵、准确理解语意、听出"弦外之音"的有效手段。

③评估信息:是指在沟通中,倾听者在确保自己已获得了所需要的关键信息并理解的基础上,对信息做出价值判断。倾听时,评估信息的关键是提出问题、分析证据、不妄下结论。当护士对所有可得到的信息加以理性分析,并在此基础上进行评估时,这种评估常常是客观、公正的。为了保证信息评估的客观、公正性,在倾听时,护士应力求心境平和、冷静客观,而不是情绪偏激、心存偏见。

④回应信息:回应信息是指在沟通中,倾听者通过语言、非语言的反馈告诉说话者自己听到并理解了沟通的内容。适当的信息回应对于沟通的成功起着积极的作用。一名优秀的倾听者总是善于通过对信息的回应表达对说话者的关注、理解,以拉近彼此心灵的距离,激励说话者表达,使沟通顺利、深入地进行下去。回应信息的策略包括:

控制不良情绪:如果在护患沟通中,护士不能有效地控制自己的情绪,内心就会产生强烈的冲动要去打断患者的讲话,要插进去争辩,甚至会心急如焚、气急败坏、丧失理智,造成人为的沟通障碍。可借鉴的情绪控制方法包括:a.暂缓激烈的反应。冲动时,可以在心里默数数字,或者做深呼吸。b.试着在患者的话语中寻找与自己共同的兴趣点,而非仅仅关注双方的分歧,更不要将患者的想法一概抹杀。即便话不投机,也应该力求以冷静的方式结束对话,而不要任由情绪发作。

适当保持沉默:适当保持沉默常常能收到"此时无声胜有声"的神奇效果。但需运用得体,不能不分场合,故作高深而滥用沉默;而且,沉默一定要与一定的语言和非语言沟通方式相辅相成。在倾听中保持适当的沉默,可以获得如下效果:a.为患者留下充足的时间表达其观点和想法,让其感到被尊重。b.有助于护士控制情绪,避免因情绪冲动而开口失言,影响沟通氛围和双方感情。c.有助于缓和紧张气氛,使护患双方平复情绪。适当创造沉默的空间,还能给护患双方留下思考的时间和心灵沟通的机会。当患方情绪化地说了一些刻薄话后,往往会内疚、自省,若护士当场质问、反驳,则容易激化矛盾,但如果采用沉默来回应,则有利于缓解其愤怒的情绪,给患者以反省的时间,使双方能有效地继续沟通下去,澄清是非,加深了解。但也应注意避免沉默使用不当,使交流成为"一潭死水",影响沟通的顺利进行。护士可通过主动热情攀谈其关心的话题打破沉默,创造继续沟通的良好氛围。

必要的语言回应:倾听时,为表示听清了患者的意思或理解、认可其观点,护士应在适当的时候发出"嗯""哦""啊"等语音回应,还可以采用复述谈话内容的方式来回应患者,这样做不仅可以检验自己是否正确理解了所听到的内容,还可以表明自己正专注地倾听,鼓励患者更详细地解释自己的意思。此外,还应该对患者作出积极的语言反馈,使沟通更深入地进行下去。

适当的非语言暗示:倾听时,护士应运用诚恳、恰当的非语言暗示回应患者,如用点头、微笑、手势等作出积极的反应,使其感到你愿意听他讲话,专注与其交流,有助于拉近彼此心灵的距离。

第三节　住院不同阶段的沟通

随着医学模式的改变,护理模式由传统的"以疾病为中心"转变为"以患者为中心",强调人的生理、心理、精神、文化的统一整体,强调患者的整体,入院沟通是做好患者健康教育、心理护理的第一步。入院沟通是在患者办理住院后由责任护士向患者及家属讲解并示范病房环境、科室主要工作人员、医院规章制度等相关内容。它要求及时、准确、完整、语言通俗易懂,能够让患者及家属理解并掌握。加速患者对入院宣教的掌握,可以促使患者减轻焦虑、消除陌生感、尽快熟悉和适应医院环境,并以稳定的情绪积极配合治疗,还可以迅速建立良好的护患关系。因此,做好这一步工作,是取得患者信任,拉近护患距离,利于顺利开展医疗工作、减少医疗纠纷的关键。

一、入院沟通

(一)入院沟通的定义

入院沟通是指在患者入院时,医护人员通过口述、宣传册等介绍医院的住院环境,住院时的注意事情,医院的管理制度等,也可通过面谈的方式了解患者对疾病的认识,患者所处的心理状态,家属的应激状态。

(二)入院沟通的重要性

入院沟通是患者住院后的第一步,是患者日后能积极配合医疗、护理、管理等方面的前提,因此我们要积极、耐心、热情地为患者宣教,不要只是完成任务,三言两语就结束,不注重沟通的效果。还要让患者意识到入院沟通的重要性,以利于日后治疗的顺利进行。有的新入院患者,由于疾病痛苦的困扰,认为入院只是治疗疾病,其他都不重要,从而忽略医院、科室的规章制度等,因此,我们要耐心讲解入院沟通的重要性和必要性,提高患者的沟通意识。

1.促进患者了解和熟悉医院环境

医护人员通过向患者介绍医院的环境,住院时的注意事项,医院的管理制度等,使患者能够快速熟悉医院陌生的环境和适应医院的生活,缓解患者内心的焦虑,消除紧张等不良情绪,使患者能够感受到医护人员的关心和爱护,为疾病的下一步治疗奠定良好的心理基础。

2.满足患者的需求

在护患沟通链条中,通过医生与护士、医生与患者及家属、护士与患者及家属之间的沟通,可以了解患者对疾病的认知程度,满足患者的需求。如:提供舒适、安静的病房休息;及时有效地干预患者不良的生活卫生习惯;纠正和改善患者的营养状况等。

(三)入院沟通的目的及沟通流程

入院沟通主要是让患者尽快地熟悉医院环境并且能更好地配合医护人员的诊治与康复。首先要自我介绍,接着介绍医院的环境,治疗室、医护值班室、厕所、喝水和吃饭等地点。作息等规章制度、吃饭时间、查房时间、探视时间、睡觉时间等都要讲清楚。安全方面,注意讲解财产安全、人身安全、用电安全等。要说明患者的主治大夫是谁,责任护士是谁,再有就是要把科室主任和护士长介绍一下。另外要说一下与患者疾病有关的注意事项,如饮食运动等。

(四)入院沟通的内容及方式

1.了解患者的基本资料

医护人员通过与患者沟通,了解患者在入院以前的基本生活资料,包括患者的一般资料、情绪、饮酒、吸烟、运动等情况;确定患者当前的生活方式,疾病的认知能力和患者的学习能力,为治疗和护理提供依据。

2.介绍住院环境

由于社会角色的改变,患者被迫进入医院接受治疗,而医院陌生的环境会增加患者内心的焦虑和紧张,使得很多患者在刚入院时表现出失眠、不安、治疗不合作等现象。所以医院环境的介绍是患者能够快速适应医院生活和增加患者安全感的有效手段,在日常工作中,医护人员应注重这一方面。

3.取得患者及家属的信任

当患者进入医院这个陌生环境时,大多数人表现为不安、焦虑、恐惧。患者在心理上表现为需要关爱。在此时,医护人员能够以一颗真诚的、热心的为其服务的心,主动关心患者,满足患者的需求,是取得患者信任的重要途径之一,能够为良好护患关系的建立打下坚实的基础。

在与患者入院沟通的过程中,通常由护士承担沟通者的主要角色,通常入院沟通采用的形式是护士在给患者做入院护理的同时,采用口头教育和发放健康教育小册子、卫生报刊、住院须知等形式,既让患者了解了卫生科学知识又密切了医患关系,消除了患者入院时的陌生感和恐惧感,有利于安心配合治疗。

（五）入院沟通的注意事项

1.掌握沟通的原则

沟通的原则为诚信、尊重、同情、耐心。

2.医护人员正确的角色定位

医护人员可以是专家、长者、战友，不是家人、亲戚、朋友。需要建立专业的神圣感，在尊重患者的同时，也需要赢得患者的尊重和信任；需要建立长辈的威严感，以仁慈、仁爱、友善对待患者，既不能违反医疗护理规章制度，也不能在沟通中忽略对方的感受或随意应答；需要明确护患之间就是战友关系，是共同应对疾病的战友，不会成为亲戚、朋友。这样的关系才能防止患者提出超越医疗规章制度的要求。

3.学会倾听

掌握倾听的技巧，耐心听取患者或家属的病情介绍和有助于了解病情治疗的各种情况介绍，不要轻易打断，如果需要打断，要注意语气和用词；分析判断患者以及家属关心的问题，恰当地做出介绍，增进了解。

4.态度诚恳

护士要着装整洁规范，笑容诚挚温暖，态度亲切、举止端庄、言语温和。患者来到医院，最希望医护人员能够重视自己，关心自己，护士被称为"白衣天使"，要扮演好角色，把患者当作亲人一样，嘘寒问暖，选择适宜的宣教时间和顺序对患者进行宣教，既让他们能尽快消除陌生感，感受到爱心和真诚，感受到温暖和希望，减轻焦虑，又能在不知不觉中接受宣教内容，并能建立良好的护患关系，以稳定的情绪积极配合以后的治疗。

5.言语通俗易懂

在做入院宣教时避免使用医学术语，死搬硬套，语言要通俗易懂，根据不同素质、不同文化程度等情况，灵活选择不同的表达方式。例如，对于农村患者或文化程度较低者，用言语说明比较空洞，不易理解，可带患者熟悉环境、设施，必要时示范给患者看。对于年老患者，因其记忆力差，接受能力低，因此宣教内容应简洁，不宜过多，并反复进行宣教。

二、住院期间沟通

（一）住院期间沟通的定义

住院期间沟通是指患者住院期间，医护人员应以患者的疾病为中心，向患者或家属介绍患者的疾病诊断情况、主要治疗措施以及下一步治疗方案等，同时回答患者提出的有关问题。重点注意：患者病情变化时的随时沟通；有创检查及有风险处置前的沟通；变更治疗方案时的沟通；贵重药品使用前的沟通；发生欠费且影响患者治疗时的沟通;急、危、重症患者随疾病转归及时沟通;术前沟通;术中改变术式沟通;麻醉前沟通;输血前沟通;医保目录以外的诊疗项目或药品使用前的沟通等。

（二）住院期间的沟通原则

1.实事求是

医学是一门严谨的学科,在如今医疗情况复杂多变,护患纠纷频繁不断的时代,医护人员在与患者沟通时,应坚持实事求是的原则,把患者的病情、治疗方法、医院对患者疾病的诊治水平等如实告诉患者或患者家属,做到既不夸大也不隐瞒。

2.通俗易懂

由于医护人员与患者双方所处的社会环境和文化教育程度的差异,双方对医学知识的不对称,对语言的感受和理解不同,对疾病的理解和认知程度不同,所以在沟通时应尽量避免过多地使用专业术语,深入浅出,避免理解错误或误解。

3.换位思考

患者在患病的过程中,忍受疾病的痛苦,医务人员应该以诚恳、谦和、关爱的服务态度,帮助患者减轻痛苦和促进健康恢复。换位思考的核心包括两个方面:一方面是考虑患者的需求,满足患者合理的需求;另一方面是了解患者或医护人员的不足,帮助彼此找到解决问题的方法。

（三）影响住院期间沟通的因素

1.环境因素

良好的自然环境是沟通的重要保障。影响医护人员与患者沟通的环境因素主要表现在两个方面:①软件方面:医院秩序混乱,医务人员的服务态度差,给住院患者及家属带来众多的不便。②硬件方面:医院在整体上无规划,没有专门设定医护人员与患者沟通的场所,或已设定但由于病房床位不足被取代。因此,沟通时的环境选择应充分考虑患者对环境的要求,尽量从生物-心理-社会医学模式出发,创造有利于沟通的环境,从而提高医疗护理水平。

2.心理社会因素

患者自患病后,身体上的不舒适感、陌生的住院环境等,导致患者常常出现焦虑、恐惧、紧张,这是患者最直观的心理反应。这也成为影响医护人员与患者沟通的主要因素之一。

3.医护人员因素

医护人员是住院时沟通的主体,是沟通正常有序开展的主导者。但是在现在众多的临床工作中,医护人员却成为沟通中的阻力。具体表现在:缺少关爱和礼貌,例如,与患者沟通时态度生硬,甚至训斥患者及患者家属;缺乏语言沟通技巧,例如,在工作中多以床号代替患者的姓名,在治疗过程中过多地使用专业术语,使患者不能够全面、正确地理解病情;缺乏沟通意识,例如,护士仅仅为执行医嘱或治疗操作而与患者或家属进行简单的患者基本信息的沟通。这些不利于良好护患关系的建立,都是医护人员缺乏沟通意识的表现。

4.患者自身因素

患者对某位医务工作人员存在偏见或病态心理,使得患者不愿与医务工作人员交流沟通,出现当医务人员询问患者疾病治疗后的情况时,患者表现为不友好甚至不愿回答的态度。

(四)住院期间沟通的方式及地点

患者住院期间,责任医师和分管护士必须对患者的诊断、治疗检查目的及结果、某些治疗可能引起的严重后果、药物不良反应、医疗费用等情况进行经常性的沟通,并将沟通内容记载在病程记录、护理记录上。

1.首次沟通

首次沟通是在责任医师接诊患者查房结束后,及时将病情、初步诊断、治疗方案、进一步诊查方案等与患者或家属进行沟通交流,并将沟通情况记录在首次病程记录上。护士在患者入院2小时内,向患者介绍医院及科室概况和住院须知,并记在护理记录上。

2.分级沟通

沟通时根据病情的轻重、复杂程度以及预后的好差,由不同级别的医护人员沟通。如已经发生纠纷或有发生纠纷的苗头,要重点沟通。对于普通疾病患者,应由住院医师在查房时与患者或家属进行沟通;对于疑难、危重患者,由科主任、主治医师、住院医师和护士共同与家属进行沟通;对治疗风险较大、治疗效果不佳及考虑预后不良的患者,应由科主任提出,院内会诊,由科主任共同与患者沟通,并将会诊意见及下一步治疗方案向患者或家属说明,征得患者及家属的同意,在沟通记录中请患者或家属签字确认。在必要时可将患者病情报医务部,组织有关人员与患者或家属进行见证,签写医疗协议书。

3.健康教育讲座

利用公休座谈会或根据住院患者情况选定时间,由医生或护士进行集体讲解。内容带有普遍性,如个人卫生,公共卫生,饮食卫生,常见病、多发病、传染病的防治知识,简单的急救常识,妇幼保健、计划生育知识等。讲解时注意语言通俗易懂,宣传的方式除口头讲解外,还可以配以录像、幻灯片、模型,也可让患者现身说法,作床前训练表演、保健操传授等,以提高教育效果。

4.个别指导

在给患者做治疗、护理、查房时,结合患者的病情、家属情况、生活习惯提供咨询。例如:对于高血压患者,可以针对高血压的病因、发病机理、症状、用药方法、配合治疗的要领、并发症、生活起居、饮食、锻炼、自测血压技术等一系列内容进行沟通和指导教育,并根据患者的不同情绪分别给予相应的心理疏导。

5.手术患者的健康教育

对手术患者进行专题健康教育,向患者讲解手术的大致过程、术前准备、术中配合及术后康复知识,减轻和消除患者的恐惧、紧张感,以利于手术的顺利进行及患者术后的康复。

(五)住院期间沟通时间的选择

选择好沟通的时间是建立良好的、有效的沟通的重要途径之一,但是在临床工作中,由于医护人员不注重沟通时间的选择,造成了许多护患矛盾,使得临床工作难以有序地、顺利地推动进行。因此,医护人员需掌握以下的适宜沟通时间。

1.晨间护理

利用晨间护理的时机,既可以获得患者疾病的情况,又可以对患者进行一次仔细的检查,如引流管是否通畅、有无压疮、肢体的活动度及是否处于关节功能位等。询问患者不习惯的地方,听取患者对治疗和护理、病房管理的意见。积极为患者创造一个安静、整洁、舒适的环境。帮助患者解决生活上的困难。护士通过切实的行动获取患者的信任,在护患沟通中,与患者建立信任是护患沟通的重要内容和先决条件。

2.护理操作时

在操作过程中通过聊天的方式,采用开放式的提问使患者主动说出自己的主观感受,从而收集到内容丰富的信息,并可在此时进行健康指导,指导患者建立健康的生活方式,同时树立战胜疾病的信心。

3.午间护理

下午医院内大多数科室的一般治疗会基本结束,患者在用餐午睡后,精神状态一般良好,此时与患者沟通,了解患者的饮食情况、排泄、肢体功能锻炼和心理需求,是护理措施实施后效果评价的最佳时机。

(六)沟通障碍的应对技巧

1.学会语言沟通

在护患沟通中,应摒弃过去的"哑巴"模式,因为语言交流是最直接的护患沟通。语言沟通是完成日常治疗护理工作的基础,通过语言交流可以增进人们彼此的了解,调节患者的心理,促进康复。

2.学会非语言沟通

非语言沟通是以人的行为和肢体语言为载体而进行的。例如:在与患者沟通的过程中,两眼平视对方、面带微笑可以使其体会到温馨的感觉;当患者表现出痛苦或恐惧时握紧其手可以使其感到安慰和鼓励等。

3.学会倾听

倾听是沟通的基本技能,是建立良好人际关系的基础。在临床工作中,通过对患者的倾听,一方面表现了对患者的尊重,使患者对医务人员产生信任感,另一方面又可以了解患者的病情、治疗护理效果,了解患者各方面的合理需求。

4.学会换位思考

患病及住院后患者及家属面临巨大压力,特别是当患者病情比较严重时,甚至是一种恐怖的经历。因此,在临床工作中,医务人员应多站在患者的角度考虑问题,设身处地为患者着想,这样更能调动患者治疗的积极性。

5.保护患者的隐私

有时为了治疗及护理的需要,患者需要将一些涉及个人隐私的信息告诉医护人员,医护人员在任何条件下,都要对患者的隐私保密。在某些特殊的原因下需将患者的隐私告诉其他人时,也必须征求患者的同意。医护人员不得将患者的隐私作为茶余饭后的谈笑主题。

三、出院沟通

(一)出院沟通的定义

出院沟通是指患者病情稳定,康复出院前几天或出院时进行健康教育并指导。

(二)出院沟通的内容

针对患者的恢复情况重点介绍医治效果、病情现状,如何巩固疗效、防止复发的注意事项。帮助患者规划饮食、起居、活动方式、功能锻炼、用药方法,增强患者或家属自我保健、自我照顾的能力,使其养成良好的健康行为,以减少患者的后顾之忧及降低慢性患者的再住院率。

(三)出院沟通的步骤

1.了解患者的需求

和患者沟通能够了解病情,稳定患者情绪,医治心理疾病,让患者得到安慰,使患者得到健康指导。因此,护士需要熟悉患者病情、治疗进展情况,患者的性格爱好、家庭背景、经济状况等,只有在充分了解患者需要的基础上才能有针对性地开展护理活动。主动发现患者可能出现的问题,有针对性地做好解释工作,消除患者顾虑,使患者配合治疗。当患者有忧虑时,要出面劝慰,当患者诉说苦衷时,要给予倾听并表示同情,当患者悲痛时,要好言安抚,当患者受挫折时,要婉言疏导等。护士与患者沟通中要注重换位思考,可起到事半功倍的作用。在患者住院、抢救、留院观察过程中,医护人员应全面地、细致地观察和交流,了解和掌握患者对疾病和健康的生理需求及心理需求。在患者出院后,患者及家属需要从医护人员那里获得专业的疾病康复护理知识,包括出院后患者的饮食、生活起居、运动与休息以及性生活方面等知识。住院一段时间后,患者的病情得到了有效控制,症状也得到缓解。在出院时,疾病的缓解程度、疾病的严重性和预后、家庭的经济条件,家庭成员的关系和关注程度以及社会支持系统等都会不同程度地影响患者的心理,有的可能使患者产生消极的不良的心理,如自卑心理、怀旧心理、悲观心理、假视心理、厌倦心理、侥幸心理、绝望心理等。在患者出院时,患者和家属都希望从医护人员了解疾病的预后,康复训练的计划与方法、治疗方案的操作方法及变化、服用药物可能出现的副反应和并发症,复诊和检查的时间以及后续治疗费用等。

2.明确沟通的目的

通过对患者出院时生理需求、心理需求、期望需求等的了解,可以使医护人员根据患者的疾病,疾病所处治疗阶段和患者出院时的生理、心理状态等进行有针对性的沟通,减少和消除不必要的护患矛盾、护患纠纷,并指导患者的治疗和康复。

(1)解决问题:在患者出院后,患者缺少了专业医护人员的照顾,患者及家属会产生各种不适应的问题,通过医护人员在出院时的指导,能够增强患者及家属的信心。同时,在患者住院期间,往往会在抢救、诊断、检查、治疗、用药和康复训练的过程中产生误会、矛盾甚至冲突。因此,在出院时,通过医院相关部门的协调合作,提出解决问题的方法,及时有效地与患者及家属沟通,能够消除误会、化解矛盾,阻止冲突的发生。

(2)提供方案:在患者出院时,某些患者往往还处于疾病的恢复阶段,疾病并没有完全治愈,为了阻止病情的恶化或反复复发,在患者出院时,医护人员应该就患者治疗、检查、用药、康复、休息与运动、饮食等问题向患者及家属提供仔细、正确、全面的方案,以帮助患者正确地认识疾病,积极配合治疗。

(3)调整态度:由于受文化背景的影响,一些患者和家属往往对疾病的认识是肤浅的,对治疗、检查和用药时常是不合作、消极甚至是敌对的态度。因此,为了能够使工作有效地展开,迫切需要医护人员和患者及家属进行有效的沟通,调整患者和家属对疾病或医院服务的消极态度,建立和培养正确的心理。

(4)健康宣教:患者在医院经过一段时间的治疗后,病情得到了控制、缓解。为了提高患者出院后的生活质量与健康水平,要求医护人员在患者出院时对患者和家属进行必要的健康教育,促进患者疾病的康复。健康教育的内容主要有:①饮食:饮食可以分为普通饮食和特殊饮食,后者主要是指糖尿病饮食、高血压饮食、肝病饮食、肿瘤饮食等。②起居:强化健康的有规律的生活作息时间的意义,避免熬夜。③习惯:养成良好的生活习惯,改变和克服与疾病相关的不良嗜好,如吸烟、酗酒、嗜吃油腻食物等。④活动:向患者提供有益的、合理的运动指导,如帮助患者制定运动的时间、方式。⑤遵医嘱:明确告知患者出院后的治疗时间、检查时间和检查内容、药物服用方法及注意事项、康复训练的要求和方法,监测药物不良反应的表现。

3.出院沟通时的注意事项

(1)区分沟通对象:在同患者的交谈中,不同年龄不同消费层次的患者都期望医护人员扮演容易接纳的角色,进行恰当的交流,所以应根据患者职业、年龄、文化背景的不同,采用不同的交谈方式。比如:与文化层次较高、对医学知识有较多了解的患者进行交谈时,可以适当使用医学术语,言简意赅;与医学知识较少的一般患者尤其是农村患者交谈时,则语言要通俗易懂,细致入微;与老年患者交谈时,要视其为长辈,对他们既要尊重又不能急躁;与同龄患者交谈时,要注意平等相处,将他们视为兄弟姐妹。

(2)运用得体的称呼:语称呼语是护患沟通的起点。称呼得体会给患者以良好的第一印象,为以后的交流打下互相尊重、互相信任的基础。护士称呼患者的原则是:①要根据患者身份、职业、年龄等具体情况因人而异,力求恰当。②避免直呼其名,呼名唤姓不礼貌。③不可用床号取代称谓。④与患者谈及其配偶或家属时,适当用敬称,如"您夫人"、"您母亲",以示尊重。

(3)避讳语:对不便直说的话题或内容用委婉的方式表达,如耳聋或腿跛,可代之以"重听"、"腿脚不方便";患者死亡,应使用"病故"、"逝世",以示对死者的尊重。

(4)职业性口语包括:①礼貌性语言:在护患沟通中要时时刻刻尊重患者的人格,不伤害患者的自尊心,回答患者询问时语言要同情、关切、热诚、有礼貌,避免冷漠粗俗。②保护性语言:防止因语言不当引起不良的心理刺激,对不良预后不直接向患者透露,对患者的隐私要注意语言的保密性。③治疗性语言:如用开导性语言解除患者的顾虑;某些诊断、检查的异常结果,以及对不治之症者的治疗,均应使用保护性语言。

(5)注意口语的通俗性:与患者坦诚交谈,注意不使用医学术语,要通俗易懂。

第四节　治疗性沟通

一、治疗性沟通的含义与原则

(一)治疗性沟通的含义

治疗性沟通是医护人员为患者解决现存的或潜在的健康问题所进行的一系列特定的沟通。根据治疗性沟通的相关要素,从集合的观点来解释,治疗性沟通是应用系统理论、现代医学模式、整体护理理论、人际沟通和人际关系的基础理论、医学基础理论、心理学、伦理学、护理学等相关专业知识,以医护人员为主导,以患者及家属和相关社会人员为主导的双向互动。参照护理程序的方法和步骤,根据患者在疾病诊疗与护理的不同时间和不同需求确定每次的沟通主题,在约定的时间和环境中,为解决患者客观存在的生理、心理、精神、文化及社会支持系统中变化的或动态的健康问题所进行的一系列沟通活动,其目的是为了满足患者的各种需求,对其身心起到治疗性作用,称为治疗性沟通。

(二)治疗性沟通的原则

1.目的原则

治疗性沟通是通过沟通这一手段来以满足患者需求、促进患者康复的,且有其特定的专业内容。因此,治疗性沟通应围绕交谈的目的进行。

2.以人为本的原则

医护人员在与患者交谈过程中,应认真倾听患者的意见和建议,把握患者心理,针对患者心理,有的放矢地沟通并给予人文关怀,消除患者顾虑,充分尊重患者的选择权,不能把医护人员的主观意愿强加给患者或家属。

3.个性化原则

医护人员在沟通过程中要加强对患者认知情感的认识,根据患者的年龄、职业、性别、文化程度、个性、价值观、社会角色及社会支持系统等特点,运用不同的沟通方式,使治疗性沟通的内容适合个人需要,便于患者理解和接受。

4.诚信原则

医护人员应具备严谨、认真的工作作风,在与患者交谈时应以友善的态度、礼貌的语言与患者及家属建立良好的护患关系,创建和谐的沟通氛围。

二、治疗性沟通的分类与步骤

(一)治疗性沟通的分类

1.指导性沟通

指导性沟通是指由指导者(医护人员)向被指导者(患者)指出问题发生的原因、实质,并针对被指导者存在的问题,提出解决问题的方法等,让被指导者执行。治疗性沟通的特点是可以充分发挥护理人员专业知识的作用。护理人员承担了找出问题和解决问题的责任,所以交谈时用于磋商和协调的时间较少,交谈的进程较快,比较节省时间。但由于指导性沟通时,护士处于指导沟通的主动地位,因此护患之间的互动性较差,不利于患者积极主动地参与治疗护理过程。例如,在对一个血脂指标高并寻求控制的患者进行指导性沟通时,营养师就要为此患者决定需要何种食谱计划方能达到预想的指标,并向患者详细解释这一食谱。指导性沟通的前提是医护人员在评估评价健康问题、选择解决问题的方法上比患者具有更多的知识和技能。

2.非指导性沟通

非指导性沟通是一种商讨性的交谈,其基本观点是承认患者有认识和解决自己健康问题的潜能,鼓励患者积极参与治疗和护理过程,主动改变对自身健康不利的行为和生活方式。在非指导性交谈中,患者与护理人员处于比较平等的地位,患者有较多的自主权,感到自己受到尊重,参与了决策,因而能积极并自觉地按决策去实施,主动采取新的行为方式。另外,通过护患双方的商讨或沟通、相互了解,错误决策的机会也较少。非指导性交谈的唯一缺点是比较费时,在工作十分繁忙的情况下较难实行。

按照指导性交谈和非指导性交谈的不同特点,护理人员应根据不同场合和需要,机动地选择交谈方式。如在老年病区及康复病区等,有较充足的时间,运用非指导性交谈比较有利。而在另一些场合,如在十分繁忙的急诊科,则不太可能使用非指导性交谈。在某些情况下,医护人员需要对患者进行明确的指导,如指导饮食、糖尿病家庭养护等时,宜选用指导性交谈。而心理护理交谈,特别是涉及个人隐私的交谈,则选用非指导性交谈比较合适。非指导性沟通的前提是认为患者是最有能力认识自己和解决自己问题的人。

(二)治疗性沟通的步骤

治疗性沟通可分为以下四个阶段。

1.准备与计划阶段

在与患者交谈之前,护士应知道患者的姓名、性别、年龄、文化程度等一般情况,并初步明确此次交谈的目的。但要注意避免对交谈对象有任何预定的设想,或对交谈的结果抱有固定的期望。应做的具体准备工作如下。

(1)明确交谈目的:为什么要进行交谈,要完成的任务是什么,以及确定交谈所需要的时间。但要避免"先入为主"的偏差,也不要对交谈的结果抱有不切实际的期望。获取有关患者的信息,包括复习患者的病历记载,了解其过去的病史及诊断、治疗经过,以及有关本次疾病的诊疗情况、护理诊断、护理计划等,这有利于增强医护人员在交谈中的自信心。对可能出现的问题预先考虑对策,必要时向其他医护人员了解患者的有关情况或请教有效沟通的技巧等,使交谈更有把握。

(2)制定目标及书写交谈提纲:首先,最好以书面形式拟定交谈的特殊目的或目标;然后,根据目标写出交谈提纲,即列出准备询问患者的问题及说明,以引导交谈向正确的方向发展,使护患双方的交谈始终集中在主要问题上,最后写下几个准备提出的问题,以便集中话题,达到交谈的目的。

(3)选择交谈的时间、地点和环境:根据交谈的性质和目的,计划交谈时间的长短。时间恰当可以避免检查或治疗的干扰,根据患者的病情以及入院时间选择交谈时间,应选择护患双方均感到方便的时间进行交谈。地点、环境合适可以保护隐私,避免分散注意力。注意患者的体位、姿势是否舒适,能否坚持较长时间的交谈,有无当时要给予满足的需要(如口渴、排便等),如有的话可现行解决,以保证交谈的顺利进行。

(4)做好患者的准备工作:考虑患者的身体状况,如有无不舒适、是否口渴、是否需要排便等。此外,需为患者提供"心理上的稳定性"。

(5)做好的环境准备:首先,保证环境安静,减少环境内会造成患者注意力分散的因素,如关掉收音机和电视机。其次,为患者提供环境上的"隐私性",如关上门或挡好床旁屏风,可能的话,最好要求其他人离开交谈的地点。再者,交谈期间应避免进行治疗和护理活动,同时也要谢绝会客。

(6)护士的自身准备:护士在交谈前要做好身体上和心理上的准备。护理应衣着得体,举止稳重、端庄,态度和蔼,言谈得体,使患者产生信任感。

2.交谈开始阶段

为了能给患者一个良好的首次印象,护士除了做好以上准备以外,应创造和谐的气氛,并表示接受的态度,使患者愿意敞开心扉说出自己的想法。这时要注意的是:有礼貌地称呼对方;做自我介绍;为患者说明本次交谈的目的和大约所需的时间;告诉患者在交谈过程中,希望他随时提问和澄清问题。当患者已了解交谈的意义,并且已无紧张情绪时方可开始交谈。

交谈可以从一般性内容开始,如"今天您感觉怎么样?""您昨晚休息得好吗?""今天天气不错!"等。当患者感觉自然放松时便可转入正题,如果是与患者第一次交谈(如收集资料进行护理评估等),还应做自我介绍。总之,交谈开始阶段应努力给患者留下良好的"首次印象",这对于交谈的成功是十分重要的。

3.交谈进行阶段

在进行交谈时,护士的责任首先是鼓励患者说话,可采用以下技巧。

(1)提出问题:护士可提出一些开放式的问题启发患者谈话,如:"您有什么不舒服?""您能否说说您的病情?"等。为了使患者便于理解和回答,提问时应注意:一次只问一个问题;把问题说得简单清楚;根据患者的背景,用他能了解的语言提问;尽量少问"为什么"的问题,以免使患者因回答不出而感到紧张;尽量少问只用"是"或"不是"就能回答的问题。

(2)给以一般性的反映:如在倾听患者诉说时不时地点点头,或说"是""哦"等,表示对患者所说的感兴趣,希望患者能够继续讲下去。

(3)复述:可重复部分或全部患者所述的,以鼓励患者继续往下讲,让患者知道你已听到他所讲的。当复述你所感兴趣的内容时,可起到引导患者在这方面进一步阐述的作用。其次是协助患者表达他的思想和感受,护士要做好接受和应付患者所表达的感受的准备,使患者感到你是关心他的。

（4）分担观察所见：如护士观察到患者在发抖，护士可说："你在发抖吧"，以与患者分担所观察到的行为，这样既可说明患者是集中注意点，突出了患者的情况，也可表达护士对患者的关心和对进一步讨论的兴趣。

（5）理解患者的感情：护士应协助患者，使其感到他的感情是能被理解和接受的，并鼓励他继续表达。如患者说："我不喜欢医院里的感觉，我想回家"，护士应回答："我能理解你的心情……"

（6）选择性反映：指选择最重要的问题给予反映，如患者说："我感到很累，我的头很疼"，护士可问"你累了？"或问"你的头很疼，是吗？"以进一步探索。

（7）使用沉默：沉默可给患者一个考虑的机会，同时也给护士提供观察非语言性行为的时间。对有焦虑感的患者，温暖的沉默常常会使他感到体贴和舒适。

（8）给予信息：在交谈过程中，若能适当地提供一些有关信息，如回答一些问题，纠正一些错误的观念，讲一些维持营养以及自我调节的知识，会使患者感到有帮助。

（9）澄清：为了确保相互理解，即双方对语言或含意有一致的认识，护士对患者陈述中没有完全理解的部分要及时澄清，这不但能弄清问题，还有助于使患者觉得你是在尽力想理解他、帮助他。澄清的方法有：用举例的方法将一个抽象的或含糊的意思与一个具体的事例联系起来；提出可能遗漏的或前后不一致的内容，要求患者做必要的补充；用识别相同点或不同点的方法来澄清疑点；直接提问，问题应用词简单、明了，用患者能懂的语言，要求的答复也应是简单而肯定的。

在临床实践中，经常需要澄清的用词有：一些、有些、少许、通常、基本等，这些都不够具体，每个人可有不同的理解，应加以明确。例如，你可问："你说你每天饮少量酒，是否可以告诉我，你饮的是什么酒？每次饮的量是多少呢？"

（10）核实：为了核实资料，护士可向患者提出一些问题，如："我认为你的主要问题是……对吗？"

4.交谈结束阶段

本阶段的主要任务是为终止交谈，做一些必要的交代。例如，用看手表的方式提醒对方交谈已接近尾声，应抓紧讨论剩下的问题，对交谈内容、效果做简要的评价小结，必要时约定下次交谈的目标、内容、时间和地点等。

正式的专业性交谈（特别是治疗性交谈）要有记录。一般是在交谈结束后补做记录。如果需要在交谈中边谈边记，则应向患者做必要的解释，以免引起患者不必要的紧张和顾虑。记录时要注意保护患者隐私。

护士在结束谈话时应注意以下几个问题。

（1）告诉患者交谈快结束了。

（2）询问患者还有什么补充，这样可以弥补护士没有想到的内容。

（3）如果对方提出新的问题，则可另约时间。按预定计划结束交谈是很重要的，因为如果护士还有其他事要做却拖延时间的话，就可能会表现出注意力不集中、疏忽甚至烦躁不安，这些表现会影响护士与患者今后的交谈。

（4）有时候可以告诉患者，由于他的合作，护士已经获得很多有关他的健康方面的资料，这些资料对制订他的护理计划非常有益。

（5）最好在交谈结束前将谈话内容做一个总结。在总结过程中，通过观察患者的感觉可以验证一下总结是否恰当。

（6）交谈结束时护士可以将未来的治疗计划告诉患者。

（7）交谈结束时可为下一次交谈做准备，例如，护士可对患者说："还有两天你就要动手术了。"

三、治疗性沟通的影响因素

加强治疗性沟通与完善医护患关系密切相关。信息传递的各个环节受到多种因素的干扰，同时，医护人员的专业素质、护理人才培养方式和社会文化方面等因素也会对治疗性沟通的临床应用产生影响。影响治疗性沟通的因素主要有以下几个方面。

（一）医护人员的专业素质

实施治疗性沟通，要求护理人员具备疾病护理和沟通技巧等相关知识、人文科学如社会学、心理学、伦理学等的相关知识。有调查显示，临床护理人员虽已100％认识到护患沟通的重要性，但在沟通过程中仍存在着障碍，在障碍的来源调查中，沟通知识缺乏占45％，专业知识缺乏占30％。如果一名护士理论知识欠缺，那么在为患者提供服务时就会出现问题。如：对患者进行健康教育时，就会出现对疾病的发病诱因和药物作用机理或副作用说不清楚；回答患者询问的健康问题时，就会出现对相关的医学常识回答不上来的尴尬局面，因此而影响护士在患者心目中的地位和形象。

（二）医护人员的沟通技巧

从医护人员的沟通能力看，部分医护人员缺乏一定的沟通技巧。调查显示，有45％的护士对影响语言沟通的因素不完全知道或不知道，有29％的护士认为在执行护理操作时没有必要向患者解释说明，很多护士不善于应用有效的语言和非语言沟通，使护患沟通出现层层障碍。如护士在为患者做皮试后，利用帮助患者整理因治疗弄乱的被褥和衣服的时间向患者讲述有关药物过敏性试验的注意事项，使患者在接受治疗护理的同时，不仅掌握了相关的注意事项，还得到了护士的照顾与体贴，这样的沟通方式就比单纯使用口述方式的效果要好。

（三）医护人员的培养方式

人际沟通课程在医学专业教育课程设置上起步较晚。1993—1999年,在美国的护理教学机构中,沟通课程总学时超过36个学时的仅占39.9%,这提示对护理人员沟通能力的培养是一个逐步认识的过程。我国于1994年开设了本科生的沟通课程,沟通技巧于1997年才被纳入我国护理中等教育人际沟通课程,由于描述沟通技巧的教材十分有限,这使得护理人员在护理活动中的人际沟通能力发展和应用受到局限,影响了临床上护患治疗性沟通的开展。目前部分学校虽然已经开设护理人际沟通课程,但由于讲授的知识偏向理论,缺乏实践的积累,导致部分护理人员难以学以致用。国内的护理相关人士已经意识到由于教材偏重理论知识的讲解,因而治疗性沟通技巧的临床应用受到限制。

（四）社会文化的影响

社会文化不仅影响医护人员的沟通态度和沟通行为,也会影响患者对医护人员的看法。虽然生物-医学模式正在逐渐被生理-心理-社会医学模式所取代,但医护人员的观念转变是一个长期过程。一方面,传统以"任务"为中心的工作方式使护理行为受规章制度的约束,部分护士仍然固守着传统的护理观,仅强调完成医嘱和治疗,对沟通重要性的认识不深。调查显示,65%的护士长强调了沟通技巧的重要性,但偶有强调和没有强调的比例占35%,部分护士长的重视程度不足也导致了护士对沟通重要性的意识不强。另一方面,受传统观念的影响,患者对护理人员的认识还普遍停留在"医嘱执行者"这一角色定位阶段,加之部分护理人员的专业知识量有限,一旦患者想了解有关疾病及治疗用药的情况,部分护理人员往往无法回答,从而降低了患者对他们的信任度,影响了护患沟通。因此,减少传统社会文化对护患双方观念的负面影响有助于促进治疗性沟通的有效进行。

第五节 特殊患者的沟通技巧

护理工作中,会遇到有各种各样特殊情况的患者,他们的表现也千差万别,对于这样的患者,需要护士应用沟通技巧,灵活地与患者沟通。

一、与传染病患者的沟通技巧

准确掌握患者的心理活动是实施有效沟通的前提。护士应对传染科患者的心理活动特点及情绪变化准确掌握,理解、同情患者,通过细致观察患者的表情、言语及行为或与患者交谈,了解患者的心理活动,还可向家属了解患者提出了哪些问题及要求,间接了解其心理活动。然后把看到的、听到的、观察到的,能反映患者精神状态的情况加以分析、判断、推理,从而准确地分析,了解患者的真实心理。

护士应以自己优美、良好的语言影响患者，设身处地为患者着想，用亲切的口吻、尊敬的称谓和患者交谈，热情地向他们表示关心，劝导患者正确对待疾病，乐意给予各种帮助，只要患者能和医护人员密切配合，传染病是可以治愈的。

根据患者的不同情况，解释隔离治疗的作用与意义，做好传染病在隔离治疗期间的健康宣教，及时为他们传递相关信息，消除他们的顾虑和疑惑；耐心指导他们适应隔离期间的生活，鼓励他们积极配合治疗。由于传染病患者敏感且疑心较重，所以护士在进行治疗护理时，要特别注意自己的肢体语言，不要让患者产生护士嫌弃他们的感觉。

医务人员的一言一行要让患者感到真诚、可靠、温暖、可信、可亲、可敬。讲清楚医务人员作出某项决定是有一定的目的和意义的，让患者乐观地对待疾病，保持良好的心理素质。要严格执行医师制订的饮食标准，饮食要定时定量，营养和热量的配比一定要均衡，适当做一些户外活动，减少不必要的检查和刺激，以消除患者不必要的顾虑和猜疑，全心全意地配合治疗，并且激励患者树立战胜疾病的信心，同时积极地去治疗疾病，最后达到完全康复。

二、与肿瘤患者的沟通技巧

当患者看到化验结果或得知自己患了癌症时，瞬间方寸大乱，感到天塌地陷，不能相信自己的眼睛，觉得自己被判了死刑。患者对诊断结果极力否认，甚至去多家医院看病或假充患者家属找医师咨询；经多方证实，确认自己患了癌症后，患者则表现为恐慌、哭泣、警惕、挑衅行为、冲动行为及一系列生理功能改变，如颤抖、心悸、血压升高、皮肤苍白、出汗等；当患者经历了得病后的各种痛苦体验时，虽已能正视现实，但存在许多幻想，如希望能出现奇迹，希望能发明一种新药来根除自己的疾病；一旦幻想破灭，患者失去治疗信心，产生绝食、拒绝治疗等行为，甚至出现自杀念头；当各种治疗方法均不能取得良好效果、病情进一步恶化，甚至出现严重的并发症时，患者则产生绝望情绪，对治疗失去信心，听不进医护人员和家人、朋友的劝说，甚至产生自杀念头，患者表现为易怒、对立情绪、不服从、不遵医嘱等；当病情发展到晚期，患者已能接受现实，承认了患者角色，情绪平稳，配合治疗，对死亡已不太恐惧，患者处于消极被动应付状态，不再考虑自己对家庭与社会的义务，专注自己的症状，处于无望、无助状态，失去治疗和继续生活下去的勇气，神情沮丧，拒绝亲人探视及治疗，甚至觉得生活毫无价值，倒不如早死以求解脱。

在与肿瘤患者的沟通过程中，护士应以微笑迎接患者；为患者选择恰当的称呼以表示尊重患者；用真诚的心去抚慰患者，用关切的目光去关心患者，以愉快、积极的情绪感染患者，用适当的沉默去理解患者；鼓励患者说出内心的焦虑、恐惧及各种感受，以缓解内心的压力。护士应掌握更多的医学知识，及时将肿瘤治疗中的一些新进展、新方法和成功的病例告诉患者,帮助患者重新燃起生的希望;对需要手术的患者,应加强术前、术后的沟通;对采用化学药物治疗(化疗)的患者,可以通过一些预防或减轻不良反应如恶心、呕吐的暗示疗法,帮助患者减轻化疗中的不适感。

护士不但要掌握护理知识、护理技能,而且还要掌握人文知识及其他边缘学科知识,正确应对各种问题及难题,并做出恰当的处理,从而得到患者及其家属的信任。在与患者沟通的过程中,要在细微之处体贴患者,如在寒冷的冬天为患者关好门窗、灌好热水袋、开暖气设备后再去为其治疗和护理,为患者盖好被子,患者上厕所时为其穿衣服、脱鞋、提吊瓶等。护士应在工作中多思考、多观察,不断提升与患者之间的沟通技巧,更好地服务于患者,满足患者的需求。

三、与手术患者的沟通技巧

(一)手术前的沟通

1.与择期手术患者的沟通

巡回护士在手术前一天到病房对手术患者进行访视,访视过程中的重点内容如下:

(1)认真查看病历,根据病历记载了解患者的病情及相关信息:阅读病历,了解患者全身情况,各种检查结果如化验、血型、心电图、B超、X线等,了解患者病史及心理状况,进行准确的评估。

(2)到床前与患者进行有效沟通:护士可根据患者的年龄、文化程度、心理素质及个人对疾病的认知程度,有目的地进行信息交流。

①介绍自己。

②介绍与手术有关的信息,如手术室的环境、手术医师、麻醉医师的信息,手术采取的麻醉方法及麻醉前的注意事项。不要对手术解释得太清楚,以免加重患者的思想负担。

③做好心理护理及术前准备工作。耐心解答患者的疑问,讲解手术的重要性、必要性和安全性,介绍同种疾病患者术后的效果,消除患者的恐惧心理,使其有心理准备,树立康复信心。

④主动向患者说明术中可能存在的一些生理和心理上的感受,手术中需要配合的注意事项。这样可以减少患者的忧虑,加强医治疾病的信心。

⑤指导患者配合,向患者说明术前准备的必要性、程序及内容,嘱患者配合好术前准备工作,如清洗肠道,插胃管、尿管,更换干净衣服,保证睡眠,避免着凉。嘱患者术前12小时禁食,4~6小时禁水,戒烟酒。

⑥选择静脉,以备次日建立可靠的静脉通道。

在护患沟通中,要有恰当的目光交流,要认真倾听患者的讲话,耐心地解答患者提出的各种问题,有时可加一些体势语言,如表情、姿势等,尽量用通俗易懂的语言,巧妙地切入正题。不论是初次还是再次进手术室的患者,他们都感到紧张、担心、恐惧,他们从心理上、身体上都需要手术室护士的安慰,并且需要与手术室护士进行沟通。有效的沟通可以减轻患者的焦虑和不安,使患者处于一个最佳的适合手术治疗的生理、心理阶段,使患者对手术室护士产生依赖感。

2.与急诊手术患者的沟通

急诊患者对于突然发生的疾病或意外创伤缺少心理准备,大多会产生不同程度的不良情绪,如果不及时给予解决会导致病情加重,加上急诊患者本身病情较重、变化较快,患者突然面对手术,生理或心理上会产生强烈的应激反应。同时,患者还要忍受剧烈的疼痛,有的患者因外伤而出血不止,家属和患者都万分焦急,精神十分脆弱,情绪容易激动。患者入院后护士要及时了解患者病情及心理情况,以简洁、温和、稳重的言语,关心体贴的态度鼓励患者,使其增强治疗的积极性,并耐心细致地回答患者疑问,增强其对医护人员的信任感。告知患者该疾病手术的必要性及注意事项,鼓励患者积极接受治疗,坦然面对突发情况,以缓解其紧张、焦虑情绪。给患者以鼓励,用融洽的谈话转移患者对疼痛的注意力,减少其对手术的恐惧,增加其战胜疾病的信心,提高其手术耐受力。医护人员要理解患者急诊入院时紧张、焦虑,甚至悲观绝望的情绪,要对患者表示理解与同情。

患者术前及进入手术室后,护理人员应主动向患者介绍麻醉方法、手术程序以减少陌生环境带来的心理刺激;对于疼痛严重不配合麻醉者,应嘱其全身自然放松,同时握紧患者的手,或者抚摸患者的额头,和患者聊天来分散其注意力以减轻疼痛感;对于情绪极不稳定者,护士可以通过握手或轻拍患者肩膀表达关心、理解和支持,并以恰当的语言来疏导患者,鼓励其接受已经发生的现实。整个术前操作过程要熟练,避免多次穿刺,避免说笑闲谈,使患者感受到医护人员对其重视及治疗的专业性与安全性,以缓解患者的紧张情绪。

护士要重视与家属沟通,给予安慰并取得家属的配合。在沟通时尽量缩短时间,避免耽误抢救时间、加重病情。对于病情危重、随时都需要抢救的患者,应先抢救,过后再给予解释、沟通。

(二)手术中的沟通

当患者进入手术室后,尽管我们术前已和其进行过沟通,简单地介绍了手术室的环境,但他们来到这个陌生的环境还是会紧张、恐惧。这时护士应亲切地走过去迎接患者,并给予问候,使患者尽可能地消除紧张、陌生感。同时向患者说明每项步骤的注意事项,使患者有思想准备。为清醒患者束约束带时,应询问其感觉如何。全身麻醉手术的患者,麻醉前护士应和患者沟通,告知患者全身麻醉后需要插的管道如气管内插管、尿管等是手术需要,醒来后会感到不舒服,心理上要有准备,醒后要配合,待病情许可后会拔除这些管道。

清醒患者术中出现呕吐、疼痛,及时协助处理,耐心解释。对于术中清醒的患者,在病情许可的情况下,巡回护士站在患者头侧,与患者亲切交谈,采用正性暗示语,如"你现在舒服点了吗"等。

巡回护士应尽量谈一些与手术无关、患者感兴趣的话题,分散患者对疼痛的注意力。护士应设身处地地为患者着想,理解、体谅患者的感受,因为手术患者面临巨大的心理压力及身体上的痛苦,特别是当患者疾病比较严重时,患者会有一系列的心理行为表现,对周围的一切都很敏感,常从巡回护士及周围人的言语、行为及面部表情等方面来猜测自己的病情及预后。因此,护士良好的、支持性的、明确的沟通技巧可以帮助患者度过这段痛苦的经历。

(三)手术后的沟通

术后第一天下午护士应探视患者,了解患者术后的恢复情况,并通过与患者沟通,倾听患者此次手术过程的感受,如对环境的感受,以及对医师、护士的感受,术中的心理活动和需要护士帮助的地方。同时,应告诉患者手术非常成功、配合良好,应询问有什么不适,尽可能解释术后头痛、头晕等并发症的原因,鼓励患者树立康复的信心,使他们安全地度过手术期,使患者感受到护士关心、重视他们。

护士通过术前、术中、术后与患者有效沟通,取得患者的信任,获得有关患者的全面信息,并以此为依据,为患者制订个体化的护理计划,更好地为患者服务,促进患者早日康复。现代患者需要的不仅是药物、手术治疗,还需要被关心、被理解、被尊重,促进和发展良好的护患关系,满足患者的身心需要,使患者真正接受科学的、整体的、全方位的现代护理,以良好的心态和稳定的情绪度过围手术期。

四、与情绪不佳患者的沟通技巧

(一)愤怒的患者

一般情况下患者的愤怒都是有原因的,很多是由于医师的忙碌让患者久等而使患者认为自己患病后没有引起他人足够的重视,从而大发雷霆。护士应首先证实患者是否在生气或愤怒,可问他:"看来你很不高兴,是吗?"然后可说"我能理解你的心情",以表示接受他的愤怒。其次是帮助患者分析发怒的原因。最主要的是护士不能失去耐心,被患者的言辞或行为所激怒,要动之以情、晓之以理,视其愤怒为一种疾病反应,尽量让患者表达和发泄焦虑或不满,从中了解他们的需求,尽最大可能地与他们沟通,缓解他们心里的压力,解决他们的问题,稳定他们的情绪,使其身心尽快恢复平衡。

（二）病情严重的患者

患者病情严重或处于危重状态时，与患者沟通的时间要尽量缩短，一般不要超过15分钟。提问以封闭式问题为好，或更多地使用非语言的方式来进行沟通。对有意识障碍的患者，护士可以重复同一句话，以同样的语调反复与他说，以观察患者的反应。对这样的患者进行触摸是一种有效的沟通途径，在触摸前要告诉患者，要假设患者是能够听到的。同时应注意尽可能保持环境安静。对昏迷患者可以就具体情况增加刺激，如触摸患者、与患者交谈，以观察患者是否有反应。

（三）要求过高的患者

一般有过分要求的患者可能认为自己患病后没有引起他人足够的重视或同情，从而以苛求的方式引起他人的重视。此时，护士应多与其沟通，允许患者抱怨。在对患者表示理解的同时，可用沉默或倾听的方式使其感受到护士的关心和重视，对其不合理的要求要进行一定限制。

（四）悲哀的患者

当患者患了"绝症"或遇到较大的心理打击，认识到将永远失去自己所热爱的生活、工作、家庭、地位及宝贵的生命时，会产生失落、沮丧、悲哀等反应，在行为上有哭泣或退缩。护士可以鼓励患者及时表达自己的悲哀，允许患者独处。还可应用沟通中的鼓励、发泄、倾听、沉默等技巧表示对患者的理解、关心和支持，多陪伴患者，使其尽快度过悲哀期，恢复平静。

（五）抑郁的患者

此类患者一般是在被诊断为"绝症"或其他原因后出现抑郁反应，他觉得自己对家庭、社会已没有价值，悲观失望，往往语速慢、反应少和不主动。由于他们很难集中注意力，有悲观情绪，或者显得很疲乏，甚至有自杀想法，所以不容易进行交谈。护士要准确地分析患者的性格、气质和心理特点，注意他们不多的言语含义，主动关心和体贴他们，以亲切和蔼的态度提出一些简短的问题，对患者的需求及时作出回应，以实际行动使患者感受到护士的关心及重视。

（六）哭泣的患者

患者哭泣表明悲伤，有时哭泣也是一种对健康有益的反应。护士应首先了解患者哭泣的原因，可通过与其家属的沟通获得。当患者想哭泣时，应让他发泄而不要阻止，最好能与其在僻静的地方待一会儿（除非他愿意独自待着），可以轻轻地安抚他，片刻后给予一块冷毛巾和一杯温饮料。在哭泣停止后，用倾听的技巧鼓励患者说出流泪的原因，使患者及时调整悲哀心理，恢复平静。

（七）不合作的患者

某些患者在病情恢复进展缓慢时，易产生急躁情绪，恨不得立即服上灵丹妙药，于朝夕之间把病治好，一旦病情没有好转，容易产生抵触心理，不愿与医护人员合作。此时护士应主动与患者沟通,了解患者不合作的原因,帮助他们调节情绪、变换心境,不断安慰鼓励,使其不断振奋精神,顽强地与疾病作斗争。对于因病情反复和病程长而失去治疗信心的患者,更要多安慰、多鼓励;对垂危患者更要态度和蔼、语言亲切、动作轻柔,加强基础护理。

(八)对感觉缺失的患者

这类患者往往有自卑感,表现为不愿与医护人员配合治疗,不与人讲话,无法面对现实,失去生活的信心。此时,护士可运用亲切的语言、适当的关怀以创造良好气氛,然后采用具有针对性的有效方法,努力达到建立良好护患沟通关系的目的。如对听力丧失的患者,要想到他听不到护士进病房时的动静,可轻轻地抚摸让他知道你的来到。在患者没见到你之前不要开始说话,应让患者很容易看到你的脸部和口形,并可用手势和脸部表情来加强你的表达。可将声音略微提高,不能喊叫,要有耐心,不能着急或发怒。此外,护士可推荐患者上网或阅读他人的事迹,帮助患者重拾生活的信心,积极配合治疗与护理,争取早日重返社会。

大量临床实践证明,成功地与患者沟通能较好地解决患者在治疗过程中出现的各种负性情绪及心理需求,减少并发症的发生,对患者的康复起着非常重要的作用。

五、与特殊患者的沟通艺术

(一)与有感觉缺陷的患者的沟通途径与技巧

视听残障通常是指人体视觉或听觉传导系统某一环节器官出现功能性或器质性病变,导致视觉或听觉障碍。虽然视听障碍本身不至于造成任何生理上的痛楚,但常会给患者带来许多心理上和社交上的痛苦,因为视听障碍影响患者信息的接收,从而影响与他人的沟通。

1.与听力残障患者的沟通技巧

(1)疾病特点:根据国际通用的分级方法,可将耳聋程度分为轻度耳聋、中度耳聋、重度耳聋和全聋。轻度耳聋对远距离说话听不清或对一般距离的低声谈话感知困难,其听阈(能听到的最低分贝数)在 10～30dB 之间;中度耳聋对近距离谈话感知困难,需要别人大声讲话才能听到,其听阈在 50dB 左右;重度耳聋,其听阈在 60dB 以上,能听到耳边的大声喊叫;若听阈在 90dB 以上便可算作全聋。

轻度耳聋对儿童时期言语的形成影响不大;中度耳聋可导致言语不清,要到医院做听力分析仪检查,查明病因,进行治疗,并请医生帮助佩戴助听器,若治疗及时,可避免聋哑症;重度耳聋也可佩戴助听器,但应及早请特殊教育专家作指导,采用特殊方法进行早期言语训练。

(2)心理特点:耳聋患者丧失了听力,靠手势语言和别人进行交往,靠视觉器官的直观形式获得信息进行交流,因此视觉敏感,形象思维非常发达,而逻辑思维和抽象思维就相对较差。耳聋和由耳聋引起的语言障碍,会给患者某些心理特征的形成带来一定的影响,例如,聋童因为不会说话,在生活上会产生矛盾与乏味的感触,精神苦闷,无从发泄,所以待人的礼貌往往不周。因其缺乏判断力,如发觉有人在说笑,便会猜疑是在讥笑自己,而常有误会及暴躁的行为。

(3)与听力残障患者的沟通技巧:①缩短谈话距离。与听力残障患者交谈最好面对面,不要在另一房间或者听者看不见的地方讲话。与听力残障患者交谈时应选择安静的环境,注意避开探视时间,这样可近距离地与患者耳语交谈,也可适当地放大声音交谈,但应避免大声吼叫,以免使患者产生误会,还可采用写字板、卡片等其他方式沟通。②说话语调适中。与听力残障患者不需要特别大声叫嚷,尤其是已经佩戴了助听器的,大声叫嚷不但会扭曲语音,更容易使听者难以辨别意思,过大的声音也可能令听者感到不适。③语音简洁清晰。冗长而复杂的句子往往令人难以理解,最好运用简短、清晰的语句,或将一个复杂的句子简化成几个短句。④应用非语言方式沟通。应用目光、表情、手势、姿势等非语言方式沟通能使患者在无声的世界里感觉到护士对他的体贴和关心,如护士进病房时,可以轻轻地抚摸或拍拍患者,让患者知道护士的到来;在患者还没有看到护士进来之前,不要说话;与患者交谈时,面对患者,让患者能够看到护士讲话时的表情与口型;适当地增加肢体语言的表达,以弥补由于听力障碍引起的沟通困难等不足。

2.与视力残障患者的沟通

(1)疾病特点:视力残障俗称"盲",它涵盖了我们日常生活中所说的盲和低视力两类。眼睛是主要的视觉器官。人通过眼睛了解外部世界,而视力残障者只能感知部分或完全不能感知视觉信息,容易形成不完整、不正确的感知觉。"盲人摸象"的故事就说明了这个问题。同时,因视力残障者听知觉存在选择性,因而会对声音更加敏感,"盲人的耳朵特别灵",实际上并不是他们的听力比健全人好,而是他们更加注意听,形成较高的听觉注意力;对声音信息的分析也更为细致,达到较高的听觉记忆力。像盲人运动员借助领跑员的声音引导进行赛跑,通过声音辨别来球,进行门球比赛,就说明他们听觉非常灵敏。盲人利用回声,在路上独立行走不会撞到树上,也不会撞到墙上,利用回声衰减度可以估计房间大小,辨别房间内堆放东西的多少,这正是盲人充分利用听觉的结果,是对丧失视力的代偿和适应,也是视力残障者自身生理条件和生活条件所决定的,专业上称这种能远距离感知障碍的"奇怪"现象为"障碍觉"。

(2)心理特点:视力残障不仅仅对患者身体、运动、认知发展造成影响,同时还直接或间接地影响个性心理特征——人格的形成和发展。部分视力残障患者不能正确对待自己的缺陷而封闭自我,主观上不积极地与人交往,客观上受活动不便、活动范围小的限制,这种隔离于社会的生活方式,将会制约健康人格的形成。社会环境中缺少针对视力残障患者的无障碍设施等,都会影响视力残障患者的人格正常发展,导致其出现无助、自卑、焦虑、缺乏归属感等人格障碍。

(3)与视力残障患者的沟通技巧:①选择有声语言沟通。与视力障碍的患者最好选择有声语言沟通,尽量避免非语言方式,患者因视力障碍导致视物困难,对护士的突然出现和离去感到惊恐和不知所措,因此,当护士走进或离开病房时,都要向患者通报自己的名字和所处的位置,对于完全看不见的盲人,还应对发出的声音做出解释,这一点在与视力障碍患者的沟通中非常重要。②交谈语速适中。与视力障碍的患者交谈时说话的语速要慢,语调要平稳,要给患者留有足够的时间,使患者对交谈内容充分理解后再回答,切忌使用催促或厌烦的语气。与尚有残余视力的患者交谈时,要面对患者,并保持较近的距离,尽可能地让患者看到自己的表情。③尊重。对盲人忌讳"瞎说""瞎猜"等不文明、不尊重的词句,免得伤害他们的自尊。第一次见面可以尽量多地告知对方关于自己的信息,让对方有信任和安全感。④语言表述准确具体。指示方位要清楚准确。如"我把苹果放在你左手的前面",而不是"把苹果放在那儿";"在你右前方三步远的地方有张小桌子,别碰着了",而不只是说"小心,前面有张小桌子。"

(二)与老年人沟通的途径与技巧

1.老年人的生理变化、心理特点

世界卫生组织对年龄划分制定了新的标准:44岁以下为青年;45～59岁为中年人;60～74岁为年轻的老年人;75～89岁为老年人;90岁以上为长寿老年人。这五个年龄段的划分,将人类的衰老期推迟了10年,这对人们的心理健康将产生积极影响。但人到了45岁以后,身体形态和机能方面均发生了一系列变化,逐渐出现衰老现象。主要表现如下。

(1)感官的老化:老年人感觉器官的退化首先会对老年人的心理产生影响,使老年人不由自主地产生衰老感。进入老年期后,感觉器官开始老化,视力和听力逐渐减退,视野变得模糊,听觉障碍出现,"耳聋眼花"成为显著特征,其他感觉如触觉、嗅觉、味觉也在发生退化性变化。感官的老化使老年人对外界和体内刺激的反应大大减弱,如老年人对冷热温度和味道的反应变得迟钝,这会使老年人的心理产生消极和负面影响,具体表现在:一是老年人对生活的兴趣和欲望降低,常感到生活索然无味;二是老年人反应迟钝,感觉不敏锐,由此导致闭目塞听、孤陋寡闻;三是社交活动减少,老人常感到孤独和寂寞。

(2)疾病的增加:各种老年疾病的缠身也是身体老化对老年人心理影响的具体体现。随着老年人的心脑血管、呼吸、神经、运动、消化、内分泌等系统的生理功能的衰退,老年人对环境的适应能力和对疾病的抵抗力也在下降,易发生疾病,这给老年人的生活带来了极大的不便,老人们深感苦恼和焦虑。而老年人常患的冠心病、高血压、糖尿病以及各种癌症等,则会使他们感到恐惧、悲伤、绝望甚至产生轻生的念头。

(3)死亡的威胁:老年人心理障碍的发生与死亡的威胁和挑战有着密切的关系。尽管社会的进步和医学科学的发展使人类的平均寿命持续延长,但死亡仍然不可避免。身体的日渐衰退和疾病缠身使老年人觉得自己离死亡愈来愈近。面对死亡,有些人从容,有些人安详,但大多数人会表现出害怕、恐惧和悲观等情绪反应。死亡恐惧症就是一种常见的老年人的心理障碍。

(4)社会角色的变化:由于工作环境和社会角色发生改变,老年人往往因在思想、情绪、生活习惯和人际关系等方面不能迅速适应这些改变而产生种种不同程度的心理变化。因长期脱离社会而易产生隔绝感;由于生活压力事件的发生,如丧偶、退休、子女离家等多种因素影响容易使老年人产生焦虑、抑郁、孤独和忧伤感;由于身体衰弱和精力不足容易使他们产生没落感和低自尊,甚至因担心患病、旧病复发或疾病加重而产生恐惧感;长期造成家庭负担容易使老年人产生罪恶感,甚至出现自杀倾向。因此,全面准确地了解老年人的心理状态及需要,并运用恰当的沟通技巧与老年人交流是医护人员必备的能力。

2.与老年患者沟通的途径与技巧

(1)语言沟通的技巧

①注重老年人的语言表达特点。语言沟通分口语沟通和书面语沟通两种形式。口语沟通对外向性格的老年人来说是一种很好的表达情感、抒发感情的途径,并可以帮助老年人维系良好的社交互动,而书面语沟通更适合性格内向的老年人。随着年龄的增长,老年参加社会活动的机会逐渐减少,无论原来是什么性格特征的老人,都会变得比较退缩和内向,影响其有效的交流,甚至会产生寂寞和沮丧的情绪状态。最好的解决办法是经常向老年患者提供自我表达的机会,创造更多的适合老年人畅所欲言的交流环境,营造出老年人乐于打开心扉的交流氛围,鼓励老年人多进行沟通交流。

在与老年患者进行沟通时应尽量选择双方都能理解的交流方式。如果老人识字,就可以结合书面语沟通的方式,这既可以克服老年人记忆力不好的弊病,起到随时提醒的作用,又增加了老人的安全感和对健康教育的遵从性。

②充分利用语言艺术。

a.寒暄与称呼:寒暄是日常生活中说话的典型形式,是人际沟通的"桥梁",是人们见面时交流感情的重要手段。寒暄常常不是为了得到某些确切的答案而只是为了传递出友好的信息。与老年人打招呼时应选择合适的称谓,最常用的"刘老、李大娘"或者直接称呼"爷爷奶奶、大爷大娘"。护士执行"三查七对"时要核查床号、姓名,必须提前解释清楚,避免老人家多疑、失落。与老年人交谈时使用合适的寒暄与称呼会使老人如沐春风,感到人间的真情,为双方的交谈铺路搭桥,创造良好的交谈氛围。如:"张老,您昨晚睡得好吗?""李奶奶,您今天气色不错啊。"

b.语速:和老年患者交谈时,语速要适当放慢,要给老年人足够的时间理解、消化信息并做出反应。护士在沉默、等待时,可以配合鼓励的眼神、手势或动作。听完老年人说话后,护士可以配合地回答:"是,我明白,我了解,还有吗?"以等待进一步交谈。与老年患者适当地聊天和交谈可以很好地帮助老年人缓解孤独及失落感,所以交谈时护士还可以适当地引导老年人对往日生活、经历进行回忆,增加老年人对交谈的兴趣。

c.简洁与重复:与老年患者沟通时,应特别注意用词要简洁明了,但应避免使用专用术语、代名词、抽象词语等,保证老年人能听懂、理解。所以在向老年患者交代事情时要一件一件地说,不要一次说几件事,以免老年人混淆。而对一件重要的事情必须重复强调,直到老人理解、记住,必要时还可以配合用书面记录、提示或告知家属,让家属协助记忆。

d.关注老年人的情绪:随着年龄的增长,老年人的情绪变化较大,难以捉摸。在与老年患者沟通的过程中,应特别留心老年人的情绪反应。不同的情绪状态下护士要选择不同的处理方式。比如,遇到了心情极度沮丧的老年患者,护士应停止原来的话题,适当地转移注意力。如果在交接中无意引起老人的不悦,可以选择暂时结束交谈或改变话题。

e.尊重老年患者:人人都需要被尊重。尊重包括被认可、受重视、有好的印象、受人爱戴、有一定的社会地位和尊严。老年人因社交圈缩小、能力下降、心理障碍增加,有的甚至失去家庭的帮助,因而对被尊重的需要更加迫切。因此,在与老年患者交谈时首先要表现出对他们的尊重,护士应主动打招呼,仔细倾听,认真回答,尽力帮助解决患者提出的问题,使老年人感受到被尊重,帮助他们树立自信心。

(2)非语言沟通的技巧:相对来说,非语言沟通更适合老年患者,尤其是对因渐进性的认知障碍而越来越无法正确表达和理解谈话内容的老年人来说就显得更加重要。

医护人员要想和老年患者很好地进行沟通,要想了解老年患者的思想、需要与感受,就必须强化自身的非语言沟通的技巧。同时医护人员还必须提前了解一些与老年人沟通的原则。老年人可能会比较依赖非语言沟通,但这并不意味着其心智就回到了儿童时代,所以不能像对待孩子一样对待老年人,应尽量避免拍抚头部等让老年人不易接受的动作;要学会尊重和了解老年人的个别性和文化传统背景,以免触怒老年人;留心注意哪种沟通方式适合老年人,并予以强化和多加运用。

①触摸:非语言沟通的特殊形式,人人都有触摸他人和被触摸的需要,通过不

同形式的触摸可以传递各种不同的信息。如握手和适当地抚摸身体,可使老年人感受到被关怀和安慰;如老人受到了惊吓,可以轻拍他们的肩膀以传递陪伴和关怀之意。

已有研究证明,触摸是老年人与外界沟通的最佳方式。但触摸并非万能的,使用不当可能适得其反,可能会增加老年人的躁动感或触犯老年人的尊严。所以在运用触摸技巧时应注意以下几点:a.重视老年患者的尊严以及社会文化背景,如检查可能涉及老年人的隐私时,应事先征得老年人的同意,事先了解老年人的民族禁忌、风俗习惯和文化背景,以免事与愿违。b.进行性地展开治疗性触摸,并观察老年患者的反应,例如握手,就应先从单手逐渐过渡到双手,交谈的距离逐渐缩短。触摸的过程当中还应注意观察,如老年人的面部表情僵硬、肌肉紧张,表示老年人对触摸的否定;如老年人被触摸后显得自然或舒服,则是对触摸接受的表现。c.根据不同的情况选择不同的触摸形式和部位,只有采取与老年患者的情绪和环境场合相一致的触摸,才可能取得积极的效果。触摸最易被接受的部位是手,握手是最不受威胁的触摸,其次是前臂、上臂和肩部。绝大多数老年人都忌讳被触摸头部,护理人员应尽量避免。比如:老年人正受到一个坏消息的打击,此时护士将手放在老人的臂上能起到正面的效果;如遇到正在发脾气的老年人,触摸其手臂可能会适得其反,此时让其发泄比安慰他效果更好。d.让老年患者知道自己的存在才可触摸。很多老年患者因视力、听力的丧失,很容易被惊吓,所以应尽量选择从功能良好的健侧触摸老年人,绝不要突然从背后或患侧触摸。e.能接受老年患者通过抚摸我们的头发、手臂或脸颊来表达谢意这种方式。

②身体姿势:当言语不能有效沟通时,身体姿势就会适时起到辅助沟通的作用。与有认知障碍的老年人沟通前应让他们知道护士的存在。进行口语沟通时,应正面相对,以利于老年人读懂唇语,并加上缓和明显的肢体动作来有效地辅助表达。若老年人无法用口语表达清楚,也应鼓励老年人多用肢体语言辅助表达,以利于双向沟通。如模仿和加大动作以指出刷牙、梳头、洗手、喝水、吃药等活动;如搀扶老年人的手臂,或让老年人轻轻勾住护士的手臂,都会引导老年人察觉到我们要与他同行的方位等。

③倾听:有一些老年人喜欢一直说话,这是因为当他们听到自己的声音时会感到安全。虽然这样会使沟通的另一方无法满足有效的双向沟通的需要,但是护理老年人时的确需要耐心倾听。当护士专心倾听老年人的述说时,不仅能减轻老年人的心理负担,消除其紧张、焦虑等不良情绪反应,而且有利于沟通双方良好关系的形成与发展。沟通过程中护士应保持面部表情平和,不要板着脸或皱眉,说话声音要略低沉平缓且带有欢迎的热情,说话时身体略向前倾表示对话题感兴趣。可适时夸大面部表情以传达惊喜、欢乐、关心、担心等情绪。

④服务:老年患者因身体功能衰退导致生活自理能力下降,加之疾病缠身,使他们在住院期间需要得到更多的关怀和照顾。为老年患者提供细致的基础护理和生活照顾能进一步加强护患间的理解,为沟通和交流打下良好的基础。如发现老年患者在住院期间没有水果刀削水果,就及时为其送来,会使患者感到无微不至的关怀,从而对护士产生良好的印象,并愿意与之交流和沟通。面对老年人在生活上形成的一些不良的习惯,如吸烟、喝酒等,护士不应严格限制,应引导其减量到不构成对健康造成严重危害的程度即可。

(三)与儿童患者沟通的途径与技巧

1.儿童的年龄分期和生理、心理特点

(1)儿童的年龄分期:小儿处于生长发育的过程中,无论在机体的形态结构方面,还是各种生理功能方面,都在逐渐地向成熟、完善方向发展,年龄越小体格生长和智力发育的速度越快。

①新生儿期:从胎儿、脐带结扎后至满 28 天。新生儿期是胎儿出生后生理功能进行调节并适应宫外环境的时期,已具备了视、听、嗅、味、触等基本认识功能,具有了愉快和不愉快的情绪体验,常用哭声来表达其情绪体验。新生儿发生疾病多由于适应不良所引起,如环境过冷、过热等,其他的包括如先天性缺陷、早产、畸形等。新生儿期免疫功能不足,皮肤黏膜及其他屏障功能差,易于感染。

②婴儿期:自出生 28 天至 1 岁。此时期以乳类为主食,生长发育迅速,开始出现乳牙,能走,会爬并开始学走,大脑功能逐渐增强,会用简单的语言、动作与人交流,表达自己的需求与情感。其生理功能仍在发育中,需要足够的营养供应,但因消化功能不足,免疫功能差,易患急性感染性疾病及消化功能紊乱、营养不良等疾病。

③幼儿期:1~3 岁。该期生长发育速度减慢,大脑皮质功能进一步完善,语言表达能力逐渐丰富,模仿性增强,机能发育快,要求增多,能独立行走、活动,见识的范围迅速扩大,接触事物增多,但仍缺乏自我识别能力,易患感染性疾病及传染病。

④学龄前:3~6 岁。学龄前期儿童的体格发育迅速减慢,智力发育进一步加快,求知欲强,好问,好奇心强,具有极强的模仿能力,但自我控制能力仍较差。

⑤学龄期:6~12 岁。学龄期儿童除生殖系统以外大部分器官已发育成熟,脏器功能特别是大脑发育更加完善,记忆力强,智力发育迅速,基本接近成人,情绪仍不稳定,易波动,具有一定的独立性,机体抵抗力增强,患感染性疾病减少,但患变态反应性疾病如结缔组织病、肾炎、过敏性紫癜等增多,疾病的表现基本上与成人相似。

⑥青春期:身体迅速长高,每年增高 6~8cm。体重明显增加,每年平均增加 5~6kg,第二性征开始出现,生殖器官逐渐发育成熟。生理机能增强,脑的内部结

构和机能不断分化,思考能力进一步加强,理解、分析、判断能力加强,记忆更加深刻牢固等。

(2)儿童的生理、心理特点:由于发育水平有限,不同年龄阶段的儿童表达个人需要的方式不同。1岁以内的婴儿语言发育尚不成熟,多以不同音调、响度的哭声表示身心的需要,如饥饿、不适等;1~3岁幼儿开始学习语言,常因吐字不清而使他人难以听懂。随着年龄的增长,小儿的语言表达能力逐渐增强,3岁以上儿童可通过语言并借助肢体动作,形容、叙述某些事情,但缺乏条理性、准确性;儿童的好奇心特别强烈,对周围的一切事物都感兴趣,模仿性比较强,心理和行为具有一定的可塑性,易受外界的影响,具有动感或色彩丰富的东西对儿童有很大的吸引力;他们对形象具体的事物感兴趣,而对抽象的东西很少能够理解,直至学龄初期,才逐步过渡到以抽象逻辑思维作为主要的思维方式;儿童易对新环境、陌生人特别是医院或医护人员产生恐惧、焦虑感和回避行为。

2.与儿童沟通的途径与技巧

(1)语言沟通:儿童害怕医护人员是一种十分普遍的现象,因此,与患儿交谈时护士必须面带微笑,必须具有一颗"慈母心",要像妈妈对待自己的孩子一样去呵护他们,要把"小儿"当作成人一样看待,要给他们以同样的理解和尊重。交流时护士可以呼唤孩子的名字或昵称,声音要柔和亲切,语言要体现平等,要符合孩子的年龄要求。在问诊的时候护士一定要保持严谨,切忌不适当的说笑、恐吓。如果要为患儿做体格检查,之前一定要耐心地向他们解释,如为他们做什么检查、怎么做,虽然会有些不舒服,但不会有疼痛,不用害怕。护理人员应做到有针对性地消除他们的疑虑、恐慌,力求患儿能主动配合工作。

与患儿交谈时,我们应掌握一定的沟通技巧。如与患儿交谈时多用儿童语言:"小朋友,让我们认识一下好吗?""我已经知道你叫×××了,我是可以帮你治病的护士阿姨。""如果你愿意的话,阿姨可以陪你做游戏,还可以给你讲故事,你看好吗?"通过恰当的语言沟通技巧拉近与患儿的距离,少用"不许、不行、不能、不准"等命令性的语言,以免患儿受到惊吓或产生不愉快的情绪。在给患儿做治疗时,也要学会使用一些鼓励性的语言和商量的语气。

在上面这段对话中,护士营造了一个轻松和舒适的谈话氛围,注意到了尊重患儿的权利,选择了适当的语言在较短的时间里消除了患儿的恐惧感,使护理工作得以顺利地进行下去。

在与患儿交谈时也可以采用间接谈话。间接谈话对一些不大习惯交谈的孩子是很适用的。护士可以通过讲故事、做游戏等方式诱导孩子,间接地谈及他所关心的事情。

间接交谈可以让患儿觉得有趣,很容易将患儿引导到护士设置的情境中去,并不自觉地与自己的疾病联系到一块儿去。此时护士应注意不能让患儿知道说的就是他自己,以免引起患儿的害怕而中断交谈。

(2)非语言沟通:除了语言上的直接交流,护士还应善于了解患儿的肢体语言,并通过自身的肢体语言如抚摸、拥抱、轻拍等动作传递给患儿亲切感、信任感和安全感。同时护士必须学会通过患儿的情感特点,从患儿的面部表情和各种体态语言中发现患儿的病症。

(3)与家长沟通:从很大意义上来说,与患儿沟通实际上是和患儿家长沟通,护理婴儿时更是这样。从某种意义上来说疾病虽然生在孩子身上,家长却感觉比自己生了病还要痛苦,比自己生了病还要着急。与家长交谈时最好从一些普遍性问题开始,选择开放性的问题。如:"您孩子现在什么状况?"尽量让家长在轻松的气氛下进行交谈,只有这样护士才能从家长的交谈中得到更详细的信息。尽量避免使用闭合性问题,如"是不是""有没有"等。护士在与患儿家长沟通时,应灵活应用语言沟通和非语言沟通的各种技巧,应充分体谅患儿家长的心情。护士对患儿的护理和治疗当中稍有不妥,就会使患儿家长或亲属不悦。有这么一个真实的故事:一位年轻的护士在护理一位患儿时,因患儿哭闹不止,就小声地嘟哝了一句:"这小孩真讨厌,哭个不停。"患儿家长立刻反唇相讥:"哼!等你自己有了小孩就知道了。"从这件小事中我们可以看出护士在接诊患儿时,应理解患儿以哭、闹等形式表现出来的需求,应耐心地给予处理。必要时可以和患儿家长取得联系,以取得他们的配合。

第六节　护理人员与患者家属的沟通

患者家属是护理人员与患者沟通联络感情的纽带和桥梁,其言行举止对患者的情绪、情感,甚至对护理工作也造成了一定的影响,在促进患者的康复中起着非常重要的作用。在很多情况下,护理工作需要得到家属的配合、帮助,特别是遇到一些特殊的患者,如婴幼儿、高龄患者、危重患者、昏迷患者、聋哑患者、精神病患者等,因此护理人员与患者家属积极沟通尤为重要。护理人员与患者家属保持有效的沟通,协调好双方的关系,不仅有利于患者的康复,而且也会提高护理质量。

一、患者家属的角色特征

疾病的降临,不仅给患者带来痛苦和打击,而且影响患者的家庭,特别是家庭主要成员患病,影响更大。因此,为了照顾和支持患者,家庭成员原先所承担的角色功能不得不进行相应调整。作为患者的家属,其角色功能主要有如下几种。

1.患者心理的支持者

由于疾病的影响,患者往往出现紧张、焦虑、恐惧、急躁、愤怒等不良情绪,甚至出现严重的心理问题,如果不及时加以疏导,会严重影响患者的康复。而患者家属对于稳定患者情绪,排除其心理干扰具有其他人无法替代的作用。

2.患者生活的照顾者

由于疾病的影响,患者的自理能力出现不同程度的下降甚至丧失,需要别人的照顾才能满足自理的需要。在住院期间或回家休养后,患者家属责无旁贷地承担起照顾患者的责任。护理人员应指导患者家属学会科学地照顾患者,承担护理工作之外的生活照顾工作。

3.患者痛苦的承受者

疾病不仅给患者带来了痛苦,也给患者家属带来一系列心理反应,特别是一些危重病症患者和不治之症患者的家属。按照我国医疗保护的惯例,对于心理承受能力差的患者,医护人员一般采用"超越式"的沟通方式,不将病情及预后直接告诉患者而是告诉家属,因此,患者家属常常要比患者自身更早承受精神上的打击,并且要压抑悲伤,对患者隐瞒病情,独自承担痛苦。

4.患者治疗过程的参与者

整体护理的开展,需要患者的积极配合与参与,但如果病情严重,或者是婴幼儿、精神病患者等,患者的参与能力有限,就需要患者家属的积极配合。家属是最了解患者病情的人,能及时、准确地为医务人员提供可靠的疾病信息,为疾病的治疗与护理提供依据。对于不能配合治疗与护理的患者,护理人员应充分发挥患者家属的积极性,共同参与护理计划的制定与实施。

5.患者原有家庭角色的替代者

每个人在家庭中都有相对固定的角色以及角色功能,患者患病后,其原有的家庭角色功能就由其他家庭成员替代,否则患者无法安心治疗。因此,家庭成员角色功能的迅速调整、患者原有的角色功能妥善分担,对于消除患者心理压力,使其能够安心治疗是十分重要的。

二、护理人员在与患者家属沟通中的作用

1.接待作用

患者家属到医院探视患者时,护理人员应给予热情接待,因为陌生的环境同样会给患者家属带来心理压力。护理人员应主动向其介绍医院环境、相关规章制度,耐心听取他们的意见及要求,交代探视时间及其注意事项等,以取得患者家属的理解与合作。

2.咨询作用

患者家属到医院探视患者的主要目的是看望患者,稳定患者情绪,同时了解其治疗和护理情况。护理人员应主动向患者家属介绍患者的病情变化、情绪状态、主要的诊疗护理措施等,以使家属放心,并耐心解答患者家属的提问,以缓解其紧张焦虑心理。

3.协调作用

患者患病住院后,其正常的家庭生活秩序被完全打乱,患者家属面临许多新的实际困难,如为患者担忧、担心预后、经济紧张、时间紧张等,这些都给他们带来了很大的心理压力,从而渴望得到护理人员的理解和帮助。在不违反医院规章制度的前提下,护理人员应力所能及地主动帮助患者家属尽快适应目前的生活,共同承担起照顾患者的责任。对患者漠不关心的家属,护理人员还应主动与其取得联系,耐心细致地做好思想工作,让他们正确对待疾病,正确对待患者,协同护理人员稳定患者的情绪,帮助患者安心接受治疗与护理。

4.指导作用

一般情况下,患者家属都愿意积极参与护理工作,希望自己能更好地照顾患者,但他们大多数都缺乏相关专业知识,不知如何照顾患者,这就要求护理人员运用自己的专业知识、专业技能,指导家属学会照顾患者,如指导家属照顾患者的休息、饮食、锻炼、服药等。尤其是出院后,患者的院外治疗和护理主要由患者的家属来完成,当患者出院时,护理人员应与患者家属进行直接沟通,指导他们更好地帮助患者进行继续观察和修养。

三、护理人员与患者家属关系的影响因素

在为患者提供护理服务的过程中,护理人员与患者家属接触较为频繁。在频繁的交往中,难免产生矛盾、冲突而影响双方之间的关系。影响护理人员与患者家属关系的因素主要有以下几个方面。

1.角色欠缺理解

亲人生病,对于家属来说必然会产生心理压力,包括紧张、焦虑、烦恼等一系列心理反应。尤其是亲人突发重症疾病或患不治之症,家属往往难以接受,会感到极度的恐惧、悲伤和不知所措。他们会将亲人生还的希望完全寄托在医护人员的身上,希望医护人员能手到病除、妙手回春,甚至要求护理人员有求必应、随叫随到。护理人员应充分理解患者家属的心情,尽可能为患者提供优质的护理服务,减轻家属的心理压力。但有少数护理人员,由于长期处于权威性的帮助地位,养成较强的优越感,不善于移情,甚至对患者或其家属流露出厌烦情绪。另一方面,由于我国医疗机构护理人员普遍缺编,护理任务繁重,护理人员长期处于超负荷工作状态,

且因目前医学技术的局限性,护理人员不可能为患者解决所有的问题。种种因素导致很多患者家属不了解护理工作的特点,不理解护理工作的难处,护理人员工作稍有耽搁,就会对其埋怨、指责,甚至殴打护理人员。这种由于护理人员与患者家属之间缺乏相互理解的情况,很容易产生矛盾,导致双方关系紧张。

2.角色职责不清

患者家属是患者心理的支持者、生活的照顾者,也是患者护理计划的制定与实施的参与者,是护理人员的助手和支持者,家属与护理人员应共同为患者的健康负责。但有些家属对自己的角色特征认识不清,或不愿意承担对患者的护理、照顾责任,认为患者住院交纳了住院费用,医院就应该为患者承担全部责任,包括治疗、护理和一切生活照顾,而把自己摆在旁观者和监督者的位置上,不主动提供帮助;当某些护理措施的实施要求家属配合或协助时,便产生不满情绪。实际上,许多患者的护理需要家属的参与,并不意味着患者的护理都应由家属来完成。为患者提供优质的护理服务,满足患者的需要是护理人员的基本职责。有少数护理人员对此认识不足,把本应由自己完成的工作交给家属去做。由于患者家属大多不是专业人员,缺乏护理专业知识,往往难以保证护理质量,甚至引起护理差错、事故。此时,护理人员不但不检讨自己,反而责怪患者的家属,这都是引起护理人员与家属矛盾冲突的常见原因。另外,护理人员在为患者提供护理服务的同时,也应该充分理解患者家属,为他们提供帮助和指导,如向他们介绍患者家属的病情,及时传递信息,指导他们照顾患者等。但有少数护理人员因工作繁忙,把回答患者家属的问题看作负担,采取冷漠的态度,或不理不睬,或敷衍了事,或干脆推给医生,给人冷若冰霜的感觉,这也会引起护理人员与患者家属之间的矛盾。

3.角色期望冲突

人们称护理人员为"白衣天使",这是对护理人员职业的肯定,也是对护理人员美好形象的期望。许多患者和家属也以此来勾画理想护理人员的形象,并对护理人员的职业素质产生较高的期望。他们认为护理人员就应该有求必应、有问必答,能为患者解决一切问题,操作应无懈可击。他们经常用这种理想化的标准来衡量现实中的每一位护理人员。当他们发现个别护理人员的某些职业行为与他们的期望不相符,或患者的某些问题通过某些护理措施不能解决时,就会对护理人员产生不满或抱怨,少数家属甚至采取过激言行,从而导致护理人员与患者家属之间的矛盾冲突。

4.经济压力过重

随着医疗卫生体制改革和医疗保险制度的运行,原有的公费医疗制度逐渐被取消,取而代之的是自费和保险公司支付医疗费用。随着新的诊疗技术的推广和新药的不断开发使用,医疗费用不断提高,患者家庭的经济承受能力与医疗费用之间的差距越来越大,收费成了患者和家属最为敏感的问题。尤其是当某些患者花费了高昂的医疗费用,而治疗效果却不明显,甚至病情恶化时,患者家属往往难以接受而产生不满情绪,这种不满常常会因为护理工作的微小不足而暴发出来,引起患者家属与护理人员之间的矛盾,影响双方关系的正常发展。

5.违规陪护探视

患者的陪护一般为患者的家属或亲人。他们出于对住院亲人的不放心,常常要求陪伴患者。然而,病房的容量是有限的,陪员多了,势必造成病房的拥挤、嘈杂,从而既影响患者的休息,又增加医院感染的机会。因此,医院对陪护有严格要求,这样就产生了矛盾。如果护理人员缺乏耐心的解释,语言简单生硬,就可能发生冲突。适当的探视是必要的,它可给患者带来欢乐和温暖,但是过多的频繁的探视则既影响患者的休息,又影响医疗护理工作的进行。为了保障患者的治疗护理和充分休息,护理人员应当限制家属的探视。但是,有些家属,只顾自己的探视心切,不管病房和患者的承受负荷,有时挤得水泄不通,有时谈到深夜不归,有时高声喧哗,有时声泪俱下,完全忘记了自己探视的对象是患者。当护理人员进行规劝时,探视者往往觉得护理人员无情或苛刻、不能"将心比心",而护理人员则容易感到委屈、厌烦,于是双方心里都不愉快,这些就难免产生矛盾冲突。

参考文献

1.魏巍,刘碧岩,曾菲菲.护理礼仪.镇江:江苏大学出版社,2019.

2.李晓玲,单伟颖.护理人际沟通与礼仪.北京:高等教育出版社,2017.

3.吴玲,韩景新.人际沟通与护理礼仪.南京:江苏凤凰科学技术出版社,2018.

4.杨青敏,邱智超.护理文化与职业道德修养.上海:上海交通大学出版社,2018.

5.李辉,李嘉.护理礼仪(第2版).北京:高等教育出版社,2019.

6.刘淑霞.护理礼仪与人际沟通.北京:中国医药科技出版社,2018.

7.李秋萍.护患沟通技巧(第3版).北京:科学出版社,2018.

8.韩琳.护患沟通典型案例解析.北京:人民卫生出版社,2018.

9.阐玉英,许志玉,姚文英.儿科护患沟通指南.北京:人民卫生出版社,2015.

10.刘均娥、孟庆慧.护理人际沟通.北京:中国医药科技出版社,2018.

11.谢虹,王向荣,余桂林.护理人际沟通与礼仪.武汉:华中科技大学出版社,2017.

12.史瑞芬.护理人际学.北京:科学出版社,2016.

13.孙元儒,谢凤香,杨运霞.护理礼仪与人际沟通.武汉:华中科技大学出版社,2012.

14.张宏,钟平,张松青.人际沟通.武汉:华中科技大学出版社,2014.

15.任建新,李代强.护理人文素养.成都:西南交通大学出版社,2012.